Liz Goldwyn

SEX UND BEWUSSTSEIN

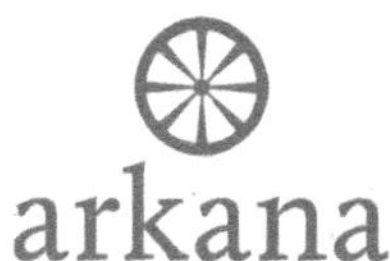

LIZ GOLDWYN

sex UND BEWUSSTSEIN

Intimität und Lust in ihrer ganzen Fülle entdecken

Aus dem amerikanischen Englisch von Andrea Panster

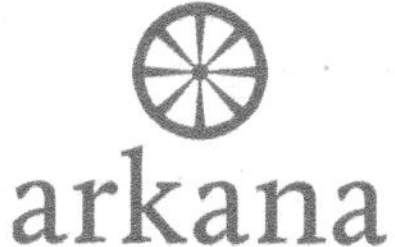

arkana

Die amerikanische Originalausgabe ist 2022
unter dem Titel »Sex, Health, and Consciousness« bei Sounds True,
Boulder/Colorado erschienen.

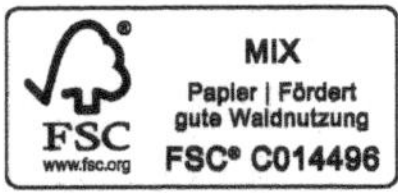

Penguin Random House Verlagsgruppe FSC® N001967

1. Auflage
Deutsche Erstausgabe

Originally published in 2022 by Sounds True, Boulder/Colorado
Lektorat: Pascal Frank
Umschlaggestaltung: ki 36 Editorial Design, München,
Daniela Hofner
Umschlagmotiv: © stocksy/Robert Kohlhuber
Satz: Buch-Werkstatt GmbH, Bad Aibling
Druck und Bindung: GGP Media GmbH, Pößneck
Printed in Germany
ISBN 978-3-442-34307-2

www.arkana-verlag.de

In Liebe und Dankbarkeit für
alle früheren, gegenwärtigen und zukünftigen Versionen
von Ihnen, von mir, von uns

INHALT

EINLEITUNG

Woran denken Sie, wenn Sie die Worte *Sex und Bewusstsein* lesen? Halten Sie dies für grundverschiedene Dinge? Falls Sie dieses Buch im Laden oder im Internet gekauft haben, wo haben Sie es gefunden? Im Bereich Ratgeber/Spiritualität, Gesundheit/Wellness oder Sexualität? Haben Sie sich wie ich schon einmal gefragt, wie es zur Trennung zwischen diesen Kategorien kommt? Wir alle neigen eher dazu, unsere Sexualität von unserem Geist, unserem Körper und unserer Seele zu isolieren, als sie zu integrieren. Das finde ich widersinnig – ist doch der Sex (genau wie die Liebe) die treibende Kraft in beinah allen Bereichen der menschlichen Existenz.

Ich glaube, dass wir als Kultur radikal neu definieren müssen, wie wir über Sex denken und sprechen. Wir müssen uns ehrlich ansehen, wie oft wir unsere Sexualität abspalten und wie sehr wir von der Urenergie (oder Lebenskraft) unserer Sexualität und des sexuellen Akts selbst abgeschnitten sind. Wir müssen sogar die Vorstellung infrage stellen, dass Sex eine Aktivität ist, zu der es eines anderen Menschen bedarf oder die zum Orgasmus führen muss.

Sex kann ein Verb sein; ein Substantiv; eine Geisteshaltung; eine Energie; ein Gefühl; eine Quelle der Macht für die einen, der Traumatisierung für die anderen. Er kann der Fortpflanzung, der Lust und sogar der Transzendenz dienen. Können wir uns unabhängig von unserer aktuellen Einstellung darauf einigen, dass der sexuelle Akt, eine sexuelle Handlung oder Erfahrung große Macht besitzt? Beim Wort *Gesundheit* ist es leichter, eine allgemein akzeptierte Bedeutung zu finden: der

Zustand des Wohlbefindens. Was tun wir für unsere Gesundheit? Achten wir darauf, was wir essen, wie viel Bewegung und Schlaf wir bekommen? Wie steht es um unsere Körperfunktionen, Geschlechtsorgane, Orgasmen, Masturbation, Intimität und Kommunikation mit Sexualpartnern? Darum, welche Inhalte wir uns zu Gemüte führen und welchen Sex wir haben? Wie passt unser Verhältnis zu Technik, Pornografie, Dating und Liebe dazu? Ich glaube, dass alle diese Aspekte des menschlichen Lebens im 21. Jahrhundert unseren Gesundheitszustand beeinflussen. Das Bewusstsein ist der Bereich, in dem die meisten Menschen ganz individuellen Ideologien anhängen. Einfach gesagt bezeichnet der Begriff *Bewusstsein* einen Zustand der Wachheit. Sie verstehen darunter vielleicht den Versuch, im gegenwärtigen Augenblick präsent und sich Ihres Körpers, Ihrer Umgebung und der Menschen um Sie herum wirklich gewahr zu sein. Andere denken dabei vielleicht an Meditation, Yoga, Spiritualität oder Religion. Es wäre auch möglich, dass Sie keinerlei Beziehung zu einem der genannten Begriffe haben. Das ist in Ordnung. Im Rahmen dieses Buches wollen wir Bewusstsein als gesteigerte Aufmerksamkeit verstehen.

Auf den Seiten dieses Buches werden wir uns intensiv mit der Schnittmenge von Sex und Bewusstsein und der ganzheitlichen Ausrichtung auf diese Bereiche auseinandersetzen. Ich betrachte die aktuellen kulturellen Ansichten zur Sexualität ein wenig so, als würde man mit einer 12er-Schachtel Wachsmalkreiden malen. Verstehen Sie mich bitte nicht falsch: Ein ROGGBIV(Rot, Orange, Gelb, Grün, Blau, Indigo, Violett)-Regenbogen ist eine tolle Sache. Aber was, wenn Farben fehlen, mit deren Hilfe wir ein Meisterwerk erschaffen könnten? Ein Meisterwerk, das alles bisher Dagewesene in den Schatten stellt? Dieses Buch soll Ihnen helfen, Zugang zu dem inneren Michelangelo zu bekommen, der in jedem von uns steckt.

Um Sie auf Ihrem Weg zu unterstützen, werden Sie in diesem

Buch auch Hausaufgaben finden – Übungsvorschläge, die Sie in Ihre tägliche/wöchentliche/monatliche Routine einbauen können. Bereits vorhandene religiöse oder spirituelle Überzeugungen lassen sich in den von mir aufgespannten Rahmen integrieren, und wenn Sie sich als Atheistin oder Atheisten betrachten, sind Sie ebenfalls herzlich willkommen! Alle Übungen sind ein Angebot – unabhängig von Ihrer bisherigen Beziehung zu Sex und Bewusstsein; und selbst wenn Sie sich noch nie mit diesen Themen beschäftigt haben. Ich möchte Sie ermutigen, die angebotenen Übungen zu personalisieren. Nur Sie wissen, wie Sie Ihren Körper und Ihre Seele am besten bewegen, würdigen und ihnen Vergnügen bereiten können.

Wieso ich die richtige Führerin auf diesem Weg bin?

Ich nehme Sie mal mit auf einen Abstecher in meine Vergangenheit …

Ich war ein furchtbar neugieriges Kind mit einem unstillbaren Verlangen nach Wissen, das nicht unbedingt als altersgemäß erachtet wurde. Das mysteriöse Wörtchen *Sex*, das die Erwachsenen nur im Flüsterton aussprachen, faszinierte mich ganz besonders. Ich erkannte sehr früh, wie stark dieses Wort das Verhalten der Erwachsenen motivierte. Doch niemand wollte oder konnte mir erklären, was es genau bedeutete, warum alle so besessen davon waren und warum sie ein solches Geheimnis daraus machten bzw. sich dafür schämten.

Mit elf Jahren fing ich an, mir die *Playboy*-Hefte meines Vaters auszuleihen. Der Auslöser dafür war die Abbildung meines damaligen Idols Madonna auf dem Cover. Es war Tradition, dass wir jeden Sonntag ins Café des Beverly Hills Hotel zum Frühstücken gingen. Anschließend wartete ich, während sich Papa beim Herrenfriseur nebenan die Nägel schneiden ließ. Ich wurde dabei erwischt, wie ich bei seinem wöchentlichen Maniküretermin das Heft mit Madonna auf dem Cover aus dem Salon mitgehen ließ. Die Handpflegerin war Ende 70 und wies mich zurecht, weil ich mir Fotos von nackten Frauen ansah. Ich verstand nicht, was falsch daran war, mir Körperteile anzusehen, die auch ich bald haben würde. Wie sollte ich irgendetwas verstehen, wenn mir die Erwachsenen Informationen vorenthielten?

Ich fand schnell heraus, wo Papa seine Pornohefte versteckte, und fädelte einen Besuch des süßesten Jungen meiner Klasse ein, um mit ihm den *Playboy* anzuschauen. Ich nahm ihn mit in mein vor neugierigen Blicken geschütztes Geheimversteck im Garten und zog ein Centerfold – eines der Ausklappposter in der Mitte der Hefte – heraus. Er flippte total aus, und ich steckte das Heft verlegen weg. Später gingen wir zum Eisessen und begegneten dort zufällig zwei Jungen aus unserer Klasse. Sie machten sich lustig über unser »Date« und fragten, ob ich schon »Besuch von Tante Rosa« bekäme. Sie waren sehr stolz auf ihre Witze, nachdem sie erst vor ein paar Wochen an dem einzigen Tag Sexualkunde, den wir in der Mittelstufe gehabt hatten (eine offensichtlich erfolglose didaktische Aktion), zum ersten Mal etwas von der Menstruation gehört hatten. Einer echten schulischen Aufklärung kam ich in der siebten Klasse im Unterricht über die Entwicklung des Menschen am nächsten. Unsere Lehrerin – ein Hippie mit einer positiven Einstellung zur Sexualität – trug uns auf, nach Hause zu gehen und mit einem Handspiegel unsere Vagina zu betrachten.

Wenn ich spezielle Fragen zur Sexualität hatte, gaben sich meine Eltern große Mühe, bei ihren Antworten auch die kulturellen und politischen Zusammenhänge zu berücksichtigen. Ich weiß noch, dass ich mit ungefähr neun Jahren von meiner Mutter wissen wollte, was eine »Geschlechtsumwandlung« ist (wird heute als »körperliche Geschlechtsangleichung«[1] oder »Transition« bezeichnet). Sie erzählte mir, dass die Tennisspielerin Renée Richards die Transition zur Frau vollzogen habe und zur Transgender-Aktivistin geworden sei, nachdem sie dafür gekämpft habe, im Jahr 1976 bei den US Open antreten zu dürfen, und damit einem Grundsatzurteil des New York Supreme Court zu ihren Gunsten den Weg geebnet habe. Meine Mutter war im Vorstand von Planned Parenthood (dt. »Geplante Elternschaft«) und setzte sich aktiv für die reproduktiven Rechte von Frauen ein. Und obwohl sich meine Eltern für sehr emanzipiert hielten, führte weder meine Mutter noch mein Vater ein persönliches Aufklärungsgespräch mit mir, in dem intimere Fragen aufgegriffen wurden wie »Wann soll ich meine Jungfräulichkeit verlieren? Wird es wehtun?«, »Woher weiß ich, dass ich verliebt bin? Wird es ebenfalls wehtun?« oder »Ist es normal, sich selbst zu befriedigen? Wie macht man es richtig?«.

Mein erster echter Job war ein bezahltes Praktikum bei Planned Parenthood. Ich war dreizehn. In meinem Freundeskreis verloren die meisten bereits ihre Jungfräulichkeit, aber ich hatte noch nicht einmal geblasen, geschweige denn »es getan«. Trotzdem arbeitete ich im Büro der Klinik in Santa Monica, wo man sich auf sexuell übertragbare Erkrankungen (STIs)[2] testen lassen konnte und Abtreibungsgegner vor der Tür demonstrierten. Was meine professionelle Sexualerziehung anging, war es ein Sprung ins kalte Wasser. Ich spielte online Solitär, während ich Telefondienst schob und oft Abtreibungsgegner anriefen und der Klinik und ihrer Belegschaft mit Bombenanschlägen drohten.

Achtung: Unmittelbar vor Drucklegung dieses Buches wurde Roe v. Wade gekippt, die Grundsatzentscheidung des Obersten Gerichtshofs der Vereinigten Staaten aus dem Jahr 1973, die US-Amerikanerinnen das Recht auf eine legale Abtreibung eingeräumt hatte. Dank meiner Mutter, die im Vorstand von Planned Parenthood Los Angeles für den Bereich Bildung zuständig war, weiß ich um die düstere und blutige Geschichte der Abtreibung vor Roe v. Wade, seit ich denken kann. Mit ungefähr neun Jahren nahm mich meine Mutter zum ersten

Mal mit in eine der Planned-Parenthood-Kliniken, wo ich mithelfen sollte, die Frauen sicher durch die Schar der Demonstrierenden ins Haus zu geleiten. Ich schnappte ihre Gespräche über verzweifelte Frauen auf, die zu Hause mit Drahtkleiderbügeln abtrieben; über die hohe Sterblichkeitsrate, als Abtreibung illegal war; über die Märsche und den Schweiß und die Tränen ihrer Generation im Kampf für unser Recht auf eigene Entscheidung. Ich verstand, was nötig gewesen war (und wie viele Frauen unterdessen bei den oft gefährlichen illegalen Abtreibungen ihr Leben gelassen hatten), um den Kampf um das Recht auf die Entscheidung über den eigenen Körper zu gewinnen. Ich hätte niemals gedacht, dass ich einmal darum trauern würde, dass uns dieses grundlegende Menschenrecht genommen wird, während ich ein Buch vollende, zu dem ich den Anstoß bekommen hatte, als ich vor so langer Zeit zum ersten Mal in einer Planned-Parenthood-Klinik arbeitete. Während ich diese Seiten an meinen Verlag schicke, werden wir mit weiteren Bedrohungen unserer sexuellen Freiheit und unserer Geschlechterfreiheit konfrontiert – durch erwartete Einschränkungen bei der Empfängnisverhütung; bei unterstützten Reproduktionstechnologien wie der In-vitro-Fertilisation und dem Einfrieren von unbefruchteten Eizellen; beim Recht auf sexuelle Privatsphäre, gleichgeschlechtliche Ehe und mehr. Der Gedanke, wo wir sein werden, wenn Sie dieses Buch in Ihren Händen halten, lässt mich erschauern. So wütend, unglücklich und müde ich in diesem Moment auch bin, werde ich doch niemals aufhören, für diese Rechte zu kämpfen. Ich werde niemals aufhören zu glauben: Je besser die Information und Aufklärung über diese Themen, desto größer unser menschlicher und kultureller Fortschritt und unsere Entwicklung.

Bei Planned Parenthood beriet ich andere Jugendliche zu Themen, mit denen auch ich mich gerade beschäftigte. In der Mediathek der Klinik musste ich die Literatur und die Filme über Sexualität und Geschlechtskrankheiten organisieren. Alleinerziehende Väter kamen, um Aufklärungsmaterial auszuleihen, und fragten mich, wie sie mit ihren jugendlichen Töchtern über Sex reden sollten. Auf Highschoolpartys und in den Schulpausen stellten mir andere Jugendliche Fragen über Harnwegsinfekte, Blowjobs und Empfängnisverhütung. Mein Rat, Cranberrysaft gegen Harnwegsinfekte zu trinken, hatte den zusätzlichen Vorteil, dass sich dadurch auch Spuren von Marihuana aus dem Urin entfernen ließen. Dies machte mich besonders bei Mitschülerinnen und Mitschülern beliebt, die einen Drogentest bestehen wollten. Es gab viele Themen, bei denen ich nicht weiterhelfen konnte. Es waren die frühen 90er-Jahre, und wir konnten nicht einfach »Der perfekte Blowjob« oder »Kann man von Analsex Geschlechtskrankheiten bekommen?« googeln. Nicht einmal die Leute bei Planned Parenthood waren bereit, die eher persönlichen und emotionalen Fragen zu beantworten, die meine Freundinnen und ich zum Thema Sex hatten.

Ich wusste, dass es eines Tages einfach einen zentralen Ort geben MUSSTE, an dem man stets die besten und aktuellsten Informationen zum Thema Sex bekam, die auf eine gut zugängliche, achtsame Weise präsentiert wurden. Und wie ich von der »Pausenberatung« in meiner Schulzeit wusste, würde ich diesen Ort selbst schaffen müssen.

So entstand The Sex Ed.

Die im Jahr 2018 gegründete Plattform TheSexEd.com und der Podcast *The Sex Ed* haben eine Kernphilosophie: *Sexueller Genuss und sexuelle Gesundheit sind nicht nur für das Überleben, sondern für eine positive Entwicklung unerlässlich.* Ich glaube, dass wir unsere Sexualität ganzheitlich betrachten und uns inzwischen allgemein anerkannter Achtsamkeitstechniken bedienen müssen, wenn wir über Sex nachdenken, sprechen, aufklären und ihn haben.

Wir glauben vielleicht, wir hätten in puncto Sex das Rad erfunden. Aber so gut wie alles, was man sich vorstellen kann, existiert seit Anbeginn der Menschheit in der einen oder anderen Form. Der sexuelle Akt ist seit Jahrhunderten mehr oder weniger gleich.

Der älteste bekannte Steinphallus – der große Ähnlichkeit mit einem Dildo hat, obwohl es sich dabei wohl um einen Gegenstand ritueller Verehrung handelte – ist zwischen 27 000 und 28 000 Jahre alt. Dank Bluetooth-Technik verfügen wir heutzutage über ferngesteuertes Sexspielzeug und Liebesroboter. (Die menschlichen Wünsche verändern sich nicht sehr, die Technik dagegen schon.) In diesen zigtausend Jahren ist nur die spirituelle Entfremdung unseres Bewusstseins von der Art und Weise, wie wir uns der Sexualität nähern, gleich geblieben. Meine Mission ist es, dies zu ändern. Wir neigen dazu, unseren Körper und vor allem unsere Geschlechtsorgane von unserem Geist und unserer Seele abzuspalten – dabei stecken wir die Sexualität in eine enge Schublade, sodass wir uns weder voll ausdrücken noch ihre unglaubliche Kraft als Energie- und Kreativitätsquelle nutzen können.

Von frühester Kindheit an absorbieren wir Scham über unseren Körper und unsere animalischen Gefühle, statt die Botschaft zu vernehmen, dass sexuelles Verlangen in Ordnung ist und wir ihm gesunde Grenzen setzen können. Wir lernen nicht, uns zuallererst mit der eigenen Sexualität, dem eigenen Körper und den eigenen Wünschen wohlzufühlen. Stattdessen bringt man uns bei, unseren Wert, unsere Lebensberechtigung und unsere sexuelle Attraktivität mit den Augen anderer zu sehen.

Wie sollen wir unser Verständnis von Sex und Bewusstsein integrieren, wenn die »sexuelle Aufklärung« in unserer Kultur in erster Linie durch das Streamen von Pornos stattfindet, ohne dass wir lernen, das Gesehene zu entschlüsseln?

Dieses Buch ist die radikale Vision einer Einführung in die Aufklärung. Wir werden gemeinsam analysieren, was wir über

Sex zu wissen *glauben*, um ein neues Fundament zu legen. Ein Fundament, das auf der Erkenntnis beruht, dass die Schnittmenge von Sex und Bewusstsein unser Verständnis von uns und der Sexualität prägt. Ich bin hier, um Ihnen zu zeigen, dass sich Sexualität und Spiritualität sehr wohl überschneiden – und die Verbindung aus beidem ein gesünderes, sexuell emanzipierteres Leben ermöglicht. Durch diesen Prozess, in dem wir die Bedeutung des Wortes *Sex* zurückerobern und neu definieren, werden wir entdecken, wie wir authentischer sein, mehr Lust erleben und erleuchtetere Beziehungen mit uns, unseren Liebhaberinnen und Liebhabern führen können!

Seit ich ein Teenager bin, stelle ich mir vor, dass ich irgendwann alles verstanden haben würde. Dass ich wissen würde, wer ich war, und mich in meiner Haut rundum wohlfühlen würde. Ich würde weder an mir zweifeln noch es mit Ängsten, Depressionen oder Unsicherheit zu tun bekommen. Mein Leben würde laufen wie am Schnürchen.

Jahrelang beobachtete ich Freundinnen und Freunde, Verwandte, Mentorinnen und Mentoren wie auch Menschen, die ich bewunderte, aus der Ferne und wünschte, ich wäre ebenso selbstbewusst, sicher, erfolgreich, hätte ebenso glückliche Beziehungen oder alles ebenso gut »im Griff« wie sie. Ich wollte hinter ihre Geheimnisse kommen. Wie konnte ich zu der gesunden, selbstbewussten, sexuell emanzipierten Frau werden, die ich sein wollte? Wie sollte ich an dieser Grenze zu neuen sexuellen Rollen oder Geschlechterrollen und Regeln mit meinen Beziehungen umgehen? Wie konnte ich am besten für meine Gesundheit, meinen Körper und meinen Geist sorgen?

Als geborene Forscherin wandte ich mich an die Expertinnen.

Die wissenschaftliche Arbeit hatte mir stets als Zuflucht gedient – als ein Ort, an dem ich Unsicherheit und Ängste ausblenden, mich in Stapeln von Papier und Büchern und meiner blühenden Fantasie verlieren konnte.

Als junge Ehefrau war ich in meinem Freundeskreis und meiner Altersgruppe die Ausnahme, weil ich mit Mitte 20 in einer monogamen Beziehung lebte und außerdem von Berufs wegen Sexualforschung betrieb. Mit 18 Jahren hatte ich an der School of Visual Arts in New York City studiert und damit begonnen, auf Flohmärkten Burlesque-Kostüme zu kaufen und sie zu sammeln. Für eine wissenschaftliche Arbeit fotografierte ich mich selbst darin und versuchte dabei, die glamourösen Posen der Königinnen der Burlesque aus den 1930er- und 1940er-Jahren nachzuahmen. Ich wollte aussehen wie sie: starke Frauen, denen ihre Sexualität Macht zu verleihen schien. Meine eigene verwirrte mich noch immer.

Ich spürte die letzten überlebenden amerikanischen Burlesque-Königinnen des 20. Jahrhunderts auf und hielt ihre Geschichten fest, während ich sie am Ende ihres Lebens zu Hause, in ihren Geschäften und Krankenzimmern besuchte. Ich lernte die verloren gegangene Kunst der Burlesque aus erster Hand, als sie mich in ihre alten Kostüme kleideten und mir typische Bewegungen beibrachten. Einige von ihnen hatten den Wunsch gehabt, ins Showbusiness zu gehen; andere waren missbraucht worden; und wieder andere hatten sich abseits der Bühne mit sexuellen Gefälligkeiten etwas dazuverdient. Alle wussten viel über Sex, heterosexuelle Männer und die Auswirkungen des Strippens auf ihre Psyche zu erzählen. In gewisser Weise erlebte ich mein sexuelles Erwachen als verheiratete Frau mit der Hilfe von 80-jährigen Stripperinnen, die ihre hart erarbeitete Weisheit an mich weitergaben.

Meine Erfahrungen verarbeitete ich in dem Dokumentarfilm *Pretty Things* (HBO, 2005) und dem Buch *Pretty Things: The Last Generation of American Burlesque Queens* (HarperCollins, 2006). Gegen Ende der Lesereise löste sich meine Ehe allmählich auf – ein Prozess, der einige Jahre dauerte. Mir wurde klar, dass ich noch viel zu lernen hatte, wer ich war und was ich mir vom Leben, ganz zu schweigen von einer Beziehung wünschte.

Nach der Scheidung erforschte ich meine Sexualität und neue Beziehungen. Gleichzeitig durchforstete ich wissenschaftliche Archive und Bibliotheken auf der Suche nach Informationen über Prostituierte, Zuhälter und Bordellbetreiberinnen für mein zweites Buch *Sporting Guide: Los Angeles, 1897* (Regan Arts, 2015), das in der Welt des Lasters und der Sexarbeit angesiedelt war.

Während ich die Volkszählungsunterlagen aus den Jahren 1840 bis 1910 analysierte und mir Notizen für mein Buch machte, betrieb ich eigene Recherchen – ich ver- und entliebte mich und experimentierte mit neuen Erfahrungen. Ich befragte mein persönliches Netzwerk aus »Sexpertinnen« und Freunden, wie ich in meinen Dreißigern mit Sex und Dating umgehen sollte. Oft staunte ich über die Parallelen zwischen dem 19. Jahrhundert und der Gegenwart; die Zeit hat die menschliche Erfahrung von Liebe, Trauer und Sex nicht verändert.

Im Jahr 2012 lud mich eine Freundin, Pornofilmstar und Autorin Nina Hartley, zu ihrer Gastvorlesung im Rahmen eines Seminars für Sexualkunde, -therapie und -verhalten an der University of California in Los Angeles (UCLA) ein. Als ich eintraf, beschlossen die vorherigen Dozentinnen, eine Pornodarstellerin und eine Pornoproduzentin, gerade ihre Vorlesung und verteilten Recherchematerial (ihre Porno-DVDs) an die Studierenden – eine hochinteressierte Schar von lizenzierten und praktizierenden Sexualtherapeuten und Assistenzärztinnen.

Seminarleiter war der inzwischen verstorbene Professor Walter Brackelmanns, Direktor des paar- und sexualtherapeutischen Trainingsprogramms. Er unterrichtete seit 50 Jahren an der UCLA und war Vorsitzender und Mitbegründer der American Association for Couples and Sex Therapists (AACAST; dt. etwa »Amerikanische Vereinigung der Paar- und Sexualtherapeuten«). Bei der Begegnung mit Walter und seiner Mitvorsitzenden Wendy Cherry hatte ich das Gefühl, im Sexualforschungshimmel zu sein. Dr. Brackelmanns und Dr. Cherry hießen mich in dem Seminar willkommen, das ich später viele Jahre besuchen (und wo ich schließlich selbst Gastvorlesungen halten) sollte. Sie wurden zu meiner Mentorin und meinem Mentor, meiner Kollegin und meinem Kollegen und meiner Freundin und meinem Freund.

Inzwischen beschäftige ich mich seit 30 Jahren sowohl beruflich als auch privat mit dem Thema Sexualität. Meine privaten Erfahrungen sowie meine gesamte akademische und anekdotische Recherche bestätigen mich in der Überzeugung, dass die Integration von Körper, Geist und Seele für das sexuelle Wohlbefinden unverzichtbar ist.

Ich habe Ärztinnen und Ärzte, Professorinnen und Professoren, Wissenschaftlerinnen und Wissenschaftler wie auch Therapierende aus den Bereichen der physischen und psychischen Gesundheit, Sexualität, Bondage, Yoga, Meditation und Weltraumforschung interviewt. Ich habe Gespräche mit den unterschiedlichsten Freundinnen und Freunden geführt, darunter Surferinnen, Highschoolschüler, Botaniker, Historikerinnen, Kulturschaffende und Sexarbeiter. Dabei habe ich viele hilfreiche und praktische Ratschläge zu Sexualität, Gesundheit und Bewusstsein bekommen. Alle konnten etwas Hilfreiches dazu beitragen.

Ich fand heraus, dass Glück und sexuelles Vergnügen nicht unerreichbar sind. Jeder besitzt die Fähigkeit, sich so zu lieben und zu akzeptieren, wie sie oder er gerade ist, im gegenwärtigen Augenblick und mit allen Fehlern.

Warum also fällt uns dies so schwer?

Liegt es daran, dass wir in unserer Kultur als junge Menschen nicht lernen, unseren Körper, unsere Sexualität und unsere psychische Gesundheit zu lieben und zu feiern? Liegt es daran, dass sich so viele Gelegenheiten bieten, uns und andere niederzumachen, statt liebevoll und freundlich zu sein?

Warum suchen wir, wenn es uns besonders schlecht geht, außerhalb von uns selbst nach Sicherheit? Wir sind auf der Suche nach Bestätigung oder flüchten uns in andere Menschen oder Dinge – Sex, Essen, Drogen, Alkohol, elektronische Geräte. Nicht dass es an einem gesunden Eskapismus oder dem einen oder anderen Laster etwas auszusetzen gäbe. Aber wir können leicht in einen Sumpf selbstzerstörerischen Verhaltens geraten und uns dann für Dinge schämen, die wir eigentlich nicht tun »sollten«. Warum schaffen wir es nicht, behutsamer mit uns umzugehen?

Ich sehnte mich nach einem Ratgeber für den Umgang mit meinen Problemen – der Scheidung mit 31 Jahren von einem Mann, den ich kannte, seit ich 18 war; einer posttraumatischen Belastungsstörung infolge mehrerer Traumata; der Krankheit und dem Tod meines Vaters. Ich weiß noch, wie ich an einem besonderen Tiefpunkt eine meiner besten Freundinnen fragte, wie lange es wohl dauern würde, bis es mir wieder besser ging, und ihre Antwort frustrierend fand: »Es dauert, solange es eben dauert.« Ich wünschte mir eine Wunderpille, die meine Einsamkeit, meine Unsicherheit, mein gebrochenes Herz und meine Trauer heilte.

Ich beschloss, alle schwierigen Momente als Gelegenheiten zu betrachten, um mich, meine Einstellung und mein Leben zu verändern. Nach der Scheidung zog ich in meine erste eigene Wohnung und trank morgens meinen Tee aus den Tassen, die wir zur Hochzeit geschenkt bekommen hatten. Ich ver- und entliebte mich. Ich fing an zu meditieren. Ich ging berufliche Risiken ein. Ich definierte die Beziehung zu meiner Sexualität neu. Ich lernte Geduld, Vertrauen und Vergebung. Ich verbrachte so viel Zeit wie möglich mit meinem sterbenden Vater, um jedes bisschen von ihm festzuhalten.

Ich verstand, dass Menschen in unser Leben treten, um uns zu lieben, zu verletzen, zu lehren, zu verlassen und zu heilen. Dass Situationen entstehen, damit wir daraus lernen können. Dass alle gleich viel oder wenig wissen. Und vor allem, dass ich, wenn ich mir meiner Wünsche, Grenzen, Beziehungen und Sexualität voll *bewusst* bin, mit einem erfüllteren Sexualleben dafür belohnt werde.

Das Tolle ist, dass wir sämtliche Mysterien des Universums in uns tragen. Aber irgendwann haben wir aufgehört, auf unseren Instinkt und unsere Intuition zu hören. Wir haben vergessen, wie wir uns selbst lieben, schätzen und akzeptieren können.

Ich behaupte keineswegs, ein Oberguru in Sachen Sex und Bewusstsein zu sein. Letzten Endes sind Sie sich selbst der beste Führer! Aber das Leben und meine beruflichen Recherchen haben mir Instrumente und erfahrene Autoritäten beschert, auf die ich zurückgreifen kann, wenn es schwierig wird. Ich habe dieses Buch geschrieben, um die praktischen Tipps weiterzugeben, die ich auf meinem Weg gesammelt habe. Und um mich – und Sie – daran zu erinnern, dass wir nicht immer alles im Griff haben müssen, um den Guru wecken zu können, der in jedem von uns steckt.

Sie wollen wissen, was das nun wieder mit Sex zu tun hat?

Beginnen wir mit einer einfachen Übung.

Schließen Sie die Augen und atmen Sie tief ein. Halten Sie die Luft an, zählen Sie bis drei und atmen Sie langsam wieder aus. Dabei darf sich Ihr Bauch vollkommen entspannen. Super. Wiederholen Sie diesen Atemzyklus noch zweimal. Sind Sie zur Ruhe gekommen? Dann machen wir es gleich noch einmal, aber nun konzentrieren Sie sich beim Ausatmen auf Ihre Geschlechtsorgane. Wie fühlen sie sich an? Spüren Sie ein Jucken? Sind sie feucht? Trocken? Klebrig? Kribbelig? Taub? Alle Adjektive sind in Ordnung, um den Zustand dort unten zu beschreiben! Indem Sie ihn einfach wahrnehmen und benennen, machen Sie den ersten Schritt auf dem Weg zu einer wunderbaren neuen Beziehung zu Ihrer sexuellen Gesundheit.

Sind Sie noch dabei?

Der erste Schritt besteht darin, uns *bewusst* zu werden. Er besteht darin, dass wir unser *Bewusstsein* einsetzen, wissen Sie noch?

Sex und Beziehungen sind ein großer Teil dessen, was uns antreibt. Oft beurteilen wir uns und andere auch nach sexuellen Standards, die Sex mit Selbstwert gleichsetzen. Kommen dann noch die sozialen Medien und die einfache Verfügbarkeit von Pornografie hinzu, können wir problemlos sehen, warum Sex in unserer Kultur meist als eine Transaktion ohne Verbindung zur Spiritualität und einem höheren Bewusstseinszustand betrachtet wird.

Lassen Sie uns ein paar Fakten klären.

Zum Sex braucht es nicht unbedingt eine Partnerin oder einen Partner.

Sex kann auch dann eine kraftvolle Erfahrung oder »gut« sein, wenn er nicht in einem Orgasmus gipfelt.

Der Sex beeinflusst alle Bereiche Ihres Lebens, einschließlich Ihres Entscheidungsfindungsprozesses – ob Sie ihn nun vom Rest Ihres Lebens abgrenzen oder nicht.

Ihre sexuelle Energie ist identisch mit Ihrer kreativen Energie. (Von den Yogis und in östlichen Kulturen wird sie oft als »Prana«, »Qi« und so weiter bezeichnet.) Sportlerinnen und Sportler wie auch Kunstschaffende (unter anderem William Shakespeare und Mae West) enthielten sich häufig des Geschlechtsverkehrs, während sie ein kreatives Werk vollendeten oder für ein wichtiges Match trainierten.

Wenn es uns gelingt, unsere Vorstellungen von Sex, unserer Sexualität und ihrem Potenzial zu erweitern, können wir sie allmählich als Quellen der Kraft und des persönlichen Wachstums nutzen.

Ich würde es vorziehen, bewusstseinsverändernden und transzendenten Sex zu haben und in einer Gesellschaft zu leben, die das gesamte Spektrum von Sexualität und Geschlechtsidentität achtet und schätzt. Ich möchte in einer Kultur leben, die aktiv die Scham und Angst, die Traumata und Tabus rund um die Sexualität beseitigt und in der eine umfassende, integrative Einstellung zur menschlichen Sexualität die Normalität ist.

Wie können wir dies erreichen? Indem wir eine neue Art von Aufklärung entwickeln, die auf der harmonischen Verbindung von *Sex und Bewusstsein* basiert. Damit Sie die bestmögliche Beziehung zu Ihrer Sexualität – und folglich auch den bestmöglichen Sex – haben können, müssen wir dafür sorgen, dass Körper, Geist und Bewusstsein im Gleichgewicht sind und harmonisch zusammenarbeiten.

Wir müssen uns darüber klar werden, wie wir diese Bereiche angehen *und* sie integrieren können. Dies ist die Grundlage für wahrhaft transzendenten Sex – und das, was dieses Buch vermittelt. Eine einfache Analogie, um meine Philosophie zu erklären, ist das Chakrasystem. Allgemein verständlich ausgedrückt sind Chakras Energiezentren, die über den ganzen Körper verteilt sind, vom unteren Ende der Wirbelsäule bis zum höchsten Punkt des Kopfes. Sie können sie als Ihr energetisches Nervensystem betrachten. Die Chakras sind (von unten nach oben):

- Wurzelchakra: am unteren Ende der Wirbelsäule im Bereich des Perineums (Damm)
- Sakralchakra: unmittelbar unterhalb des Nabels
- Solarplexuschakra: im Bereich des Bauchs unterhalb der untersten Rippe
- Herzchakra: im Bereich des Herzens
- Halschakra: im Bereich der Kehle
- Drittes Auge: zwischen den Augenbrauen
- Kronenchakra: am Scheitelpunkt des Kopfes

Wir werden das sexuelle Wohlbefinden von der Basis oder Wurzel aus betrachten. Wir werden zunächst das Fundament prüfen, das aus unserer Empfindung von Sicherheit (Wurzelchakra) und Sexualität (Sakralchakra) besteht. Wie sieht unser aktuelles Verständnis von Sexualität, Intimität und sexueller Lust aus? Welche tief sitzenden gesellschaftlichen »Normen« verhindern, dass wir uns in unserer Haut wohlfühlen? Welchen Traumata müssen wir uns stellen, über welche müssen wir sprechen und welche müssen wir würdigen, um die Beziehung zu uns und unseren Partnerinnen und Partnern zu verbessern? Wenn wir beim Wurzel- und Sakralchakra beginnen, werden wir dazu aufgefordert, das bisher Gelernte über Bord zu werfen und unsere Vorstellung von Normalität neu zu definieren.

Ohne echtes Verständnis für diese grundlegenden Elemente unseres Seins können wir nicht zum zweiten Punkt übergehen, mit dem wir uns in diesem Buch beschäftigen: der Gesundheit. Dieser Abschnitt beschäftigt sich mit unserer Mitte (unserem Solarplexus- und Herzchakra), die unsere Sicht auf uns selbst, unser Selbstwertgefühl, das Maß unseres Selbstvertrauens und unsere Beziehungen zu anderen prägt. Die Arbeit mit unserer Mitte sorgt dafür, dass wir alle Dinge einer Prüfung unterziehen: Wie wir Sex in unserem Leben benutzen, was unsere tiefsten Sehnsüchte sind, ja sogar wie wir Liebe erleben und zum Ausdruck bringen.

Zuletzt kommen wir zum Bewusstsein, das seinen Sitz in unseren oberen Chakras hat – dem Halschakra, Dritten Auge und Kronenchakra. Nachdem wir über unsere Sexualität und unser Wohlbefinden nachgedacht haben, mehr Bewusstsein für unsere Person und unsere Bedürfnisse entwickelt haben und uns ihrer sicherer sind, können wir uns ansehen, wie wir kommunizieren, vertrauen und uns mithilfe unserer Intuition auf unser höheres Selbst einstimmen. Bewusstsein ist unsere Aufforderung zum Spielen!

Ohne ein umfassendes Verständnis von Sexualität und Gesundheit ist Bewusstsein unmöglich. Stellen Sie sich die sieben Chakras als eine Reihe von gut geölten goldenen Rädern vor, die sich im besten Fall alle mit der gleichen Geschwindigkeit in die gleiche Richtung drehen. Unsere Erfahrungen, Beziehungen, Familiengeschichten, kulturellen und religiösen Hintergründe spielen allesamt eine Rolle, wenn es darum geht, wie die einzelnen Räder funktionieren und zusammenspielen. Trauma, Scham, Exzess, Angst oder ein Mangel an Aufklärung in einem Bereich (etwa die kulturell erworbene Vorstellung, die Menstruation sei eklig, schmutzig und nicht sexy) kann unser ganzes System aus dem Gleichgewicht bringen. Dies kann unser Selbstwertgefühl (wir fühlen uns eklig, schmutzig und nicht sexy) und unser sexuelles Erleben beeinträchtigen (wir meiden Sex während der Periode und verzichten damit auf die entkrampfende Wirkung eines Orgasmus!).

Wir sind kulturell so stark auf eine sofortige Befriedigung all unserer Wünsche gepolt, dass wir die einzelnen Schritte am liebsten überspringen und SOFORT zum Ergebnis kommen würden! Ich werde ständig nach schnellen Tantra-Tipps gefragt, und meine Antwort ist oft frustrierend für diejenigen, die lieber eine Pille schlucken oder ein kurzes Youtube-Tutorial anschauen würden. Man muss die ganze Arbeit von Grund auf machen, um umwälzende Veränderungen zu erzielen.

Das Spannende (und manchmal auch Schwierige) an der Sexualität ist, dass kein Mensch dem anderen gleicht. Die sexuelle Identität ist wie ein Fingerabdruck – absolut einzigartig! Niemand wird seine Sexualität auf die gleiche Weise erleben oder sich genau gleich identifizieren. Außerdem entwickeln wir uns ständig weiter – von dem Moment, in dem wir auf die Erde kommen, bis zu dem Moment, in dem wir sie wieder verlassen. Dies gilt auch für die Art und Weise, wie wir mit uns und anderen sexuell in Beziehung treten. Dieses Buch und die Internetplattform The Sex Ed sollen Ihnen (und mir!) helfen herauszufinden, wie wir uns in allen Phasen unseres Lebens im eigenen Körper wohlfühlen können, wie wir lieben können und wie wir Sex haben wollen.

Eine der größten Herausforderungen auf unserer sexuellen Reise ist es, das loszulassen, was wir über Sex zu wissen, daran zu mögen oder darüber zu denken *glauben*. Dies schließt auch unsere vorschnellen Urteile, angeborenen Vorurteile und kulturellen Konditionierungen zu Scham und Tabu ein. Ich verspreche nicht, dass es einfach wird. Dieses Buch verschnürt die Sexualität weder zu einem hübschen Paket in Millennial Pink, noch beseitigt es die damit verbundenen Peinlichkeiten und Grauzonen. Womöglich werden Sie feststellen, dass sexuelle Fetische oder Lebensstile behandelt werden, mit denen Sie sich wirklich unbehaglich fühlen. Doch wenn Sie entschlossen sind dazuzulernen (und auch nach Beendigung der Lektüre damit weiterzumachen), kann ich Ihnen versprechen: Ich werde Ihnen helfen, sich für Möglichkeiten der Lust zu öffnen, auf die Sie bislang vielleicht noch nicht gekommen sind.

Ich möchte Ihnen Macht verleihen: die Macht, gut informierte Entscheidungen zu treffen, Ihr sexuelles Repertoire zu vergrößern, Ja oder Nein zu sagen, bessere Orgasmen zu erleben – und sogar Ihr spirituelles Bewusstsein durch das integrative Gewahrsein Ihres Körpers und Ihrer Sexualität zu erweitern.

Wenn es um die Sexualität geht, hört das Lernen niemals auf. Mehr Informationen und mehr Kommunikation über Intimität und Sex münden in eine gesündere Kultur und ein gesünderes Selbst. Wir stehen an der Schwelle zu einem neuen sexuellen Paradigma, das die Fähigkeit, uns ehrlicher auf unsere tiefsten Sehnsüchte auszurichten, enorm verbessern wird – damit wir mehr *Lust* leben können.

Lassen Sie uns deshalb alles über Bord werfen, was Sie über

Sex wissen, und das Fundament für eine *orgasmischere, überwältigendere, erfüllendere, authentischere Erfahrung sexueller Gesundheit und sexuellen Bewusstseins* legen. Nichts davon wird einfach. Ganz egal, was Promis, Technikgurus oder spirituelle Heilerinnen und Heiler versprechen: Es gibt kein Seminar, keine von Medizinpflanzen ausgelöste schamanische Reise, kein tiefes Gebet, das alle Menschen im Handumdrehen »heilt«. Es ist ein lebenslanger Prozess, unsere Sexualität, unsere Gesundheit und unser Bewusstsein in Einklang zu bringen. Es wird Zeiten geben, in denen die alten Programmierungen und die alten Geschichten wieder zum Vorschein kommen. In diesen Momenten werden Sie behutsam mit sich umgehen müssen. Es ist in Ordnung, um die alten Gewohnheiten zu trauern und gleichzeitig den Glauben an das Neue zu bewahren.

Während wir uns auf diesen Weg machen, sollten wir die folgenden wichtigen Punkte im Gedächtnis behalten:

SIE bestimmen über Ihre Lust.
SIE bestimmen über Ihre Gesundheit.
SIE bestimmen über Ihre Erfahrung von göttlicher Liebe, Sexualität und Intimität.

DIE NEUE NORMALITÄT

1

Wissen Sie noch, wie alt Sie waren, als Sie das Wort »normal« zum ersten Mal im Zusammenhang mit Sex, Körpertyp, Geschlechtsorganen, sexuellem Verlangen, Liebe oder Verhalten gehört haben? Haben Sie es von Ihren Eltern, in den Medien oder von Freundinnen und Freunden gehört? Können Sie in Ihrer Erinnerung zurückgehen, um festzustellen, wann Ihre Definition von normal entstanden ist?

Jeder von uns hat eine andere Version der Dinge, die wir normal finden – je nachdem wo und wie wir aufgewachsen sind, welche Schönheits- und Verhaltensstandards uns von frühester Kindheit an vorgelebt wurden und wie wir diese Information aufgenommen haben. Es ist höchst unwahrscheinlich, dass jemand mithilfe des kritischen Denkens überprüft hat, ob diese Botschaften zur »Normalität« auch tatsächlich korrekt sind. Stattdessen haben wir akzeptiert, dass wir bei der Körpergröße, dem sexuellen Verlangen, den körperlichen und emotionalen Entwicklungsprozessen und so weiter »erwarteten« oder »typischen« Normen zu entsprechen haben.

Es ist merkwürdig, dass wir unabhängig davon, wer wir sind und woher wir kommen, alle gelernt haben, uns an einer standardisierten »Norm« zu messen. Wenn jeder Mensch Farben anders wahrnimmt (was für mich Blau ist, bezeichnen Sie vielleicht als Türkis, Petrol oder Violett) und unsere Fingerabdrücke (und sexuellen Identitäten) einzigartig sind, warum verwenden wir dann alle den gleichen Normalitätsmaßstab?

Statt ein eigenes Bezugssystem für das aufzubauen, was wir normal finden, lernen wir unbewusst, uns im Hinblick auf

Sexualität, Liebe und den eigenen Körper mit anderen und an kulturellen Erwartungen zu messen. Und das tun wir *pausenlos.*

Was wäre, wenn wir beschlössen, dieses unsichtbare »Normalitätsbarometer« über Bord zu werfen, und lernten, uns mit unserer Sexualität, unserem Körper, unseren Gefühlen und Wünschen wirklich wohlzufühlen? Jeder Körper, jedes Gehirn ist anders, und jeder von uns besitzt individuelle Maßstäbe für Wachstum, Körperform und Stimulation. Äußere Einflüsse veranlassen uns dazu, uns dafür zu schätzen, zu verurteilen und zu schämen, wer wir sind und wie »normal« wir sind.

Leider ist Scham ein wesentlicher Bestandteil des Prozesses, mit dem wir etwas über die Sexualität und das lernen, was wir als »normal« definieren. Von Kindheit an sorgen Sex und unser Körper oft dafür, dass wir uns schämen, schlecht und töricht fühlen. Wir geraten in eine Endlosschleife des Urteilens über uns und andere, basierend auf dem, was wir für »richtig« halten – also was uns nicht in Verlegenheit bringt oder uns aus der »Norm« herausstechen lässt.

In einer Kultur, die uns keinen Zugang zu authentischen Informationen über Sex, das Aushandeln von Beziehungen, Kommunikation oder Verlangen gewährt, ist es sehr verwirrend herauszufinden, was für uns persönlich normal oder richtig ist. Wir bekommen in erster Linie explizite pornografische Bilder zu sehen – aber erhalten nicht das emotionale Instrumentarium, sie zu entschlüsseln. Wir bekommen bereits in jungen Jahren oft unabsichtlich von unserer Familie und Gleichaltrigen beigebracht, uns für unseren Körper zu schämen. Und wir bekommen von den Massenmedien und der Literatur Bilder eingetrichtert, die uniforme Ideale untermauern, denen es nachzueifern gilt.

Ab wann hatten Sie eine bewusste Idealvorstellung davon, was bei der Penisgröße »normal« ist, oder vom Zeitpunkt, wann man Sex haben sollte? Viele Jungen lernen in ihrer Jugend aus der Mythologie der Popkultur und aus Pornos, dass ihr Penis zwischen 15 und 18 Zentimeter lang sein sollte. Statistisch korrekter wäre ein Durchschnitt von 13 bis 14 Zentimetern. Weist irgendjemand sie darauf hin? Oder ihre Sexualpartnerinnen, die sie nach diesen Maßstäben beurteilen? Wenn man bedenkt, dass sich die meisten, wenn nicht sogar alle frühen sexuellen Aktivitäten – einschließlich der Masturbation und der sexuellen Experimente im Freundeskreis – ohne jede Kommunikation (und oft im Geheimen) abspielen, wie sollen wir dann die zahllosen Lügen rund um die »Normalität« entwirren, auf deren Akzeptanz wir konditioniert sind?

Das ständige Vergleichen und Verzweifeln,[1] wenn wir uns an dem messen, was »normal« ist, erzeugt eine massive verinnerlichte Scham, die uns erstickt. Sie hindert uns daran, zu der am stärksten verwirklichten, freudvollsten und orgasmischsten Version unserer selbst zu werden.

Lassen Sie uns analysieren, welche Normalität uns als Standard dient.

Haben Sie sich bei der Entscheidung darüber, was normal ist, mit Ihren Freundinnen und Freunden verglichen? Mit Filmstars oder Sportlerinnen und Sportlern? Pornostars? Den Kardashians? Haben Sie sich geschämt, weil Ihr(e) Pussy/Schwanz/Titten/Po zu klein/groß/behaart/unbehaart waren? Waren Sie besorgt, Ihr Körper oder Ihre Sexualität würden nicht der Norm entsprechen? Mit wem haben Sie über diese Unsicherheiten gesprochen?

Ich habe meine Eltern jedenfalls nicht gefragt, ob ich normal bin oder ob es in Ordnung ist zu masturbieren oder ob mein Körper begehrenswert ist. Als Kind hat mir niemand gesagt, dass es normal und gesund ist zu masturbieren, dass mein Körper schön ist oder dass es besser für mich wäre, keine Vergleiche zur Physiologie und sexuellen Entwicklung anderer zu ziehen.

Wann haben Sie zum ersten Mal etwas von Pubertät, Menstruation, Schambehaarung, Ejakulation, Blowjobs und Intimhygiene gehört? Hat sich jemand mit Ihnen hingesetzt und ein »Aufklärungsgespräch« geführt? Vielleicht haben Sie – genau wie ich – ein paar Comics von Peter Mayle in die Hand gedrückt bekommen: *Wo komm' ich eigentlich her?*, das von Babys und ihrer Geburt handelt, und *Was ist bloß mit mir los?* über die Pubertät. Ich weiß noch, dass ich mir die Abbildungen von Körperteilen in der Entwicklung angesehen und mich gefragt habe, wann ich wohl den ersten BH brauchen würde und ob meine Vagina im richtigen Tempo wuchs.

Nick Kroll ist Mitschöpfer und Autor der mehrfach für den Emmy nominierten Netflix-Comedy-Zeichentrickserie *Big Mouth* über die peinliche Zeit der Pubertät. Er erzählte mir, dass ihn diese Bücher als Kind tief beeindruckt hätten. So sehr, dass sie ihn beim Schreiben der Figuren für seine Serie beeinflussten. Nick sagte: »Wir haben *Was ist bloß mit mir los?* im Büro, und ich habe es nur angeschaut und gedacht: ›Oh wow.‹ Diese Bücher waren prägend für mich im Sinne von: Okay, so sieht ein Penis in diesem Alter aus, in der Entwicklung vom Kind zum Jugendlichen, zum jungen Mann, zum Mann, zum alten Mann. Und ich weiß noch, wie ich Männer und Frauen abcheckte und mich fragte, an welchem Punkt ich mich gerade befand.«[2]

Als Kinder lernen wir nicht, dass unser sexuelles Verlangen in Ordnung ist oder wie wir in Bezug auf den eigenen Körper und die eigenen sexuellen Wünsche Grenzen setzen können. Ist es da ein Wunder, dass es auf der Welt nur so wimmelt von verkorksten Erwachsenen, denen es schwerfällt, Kontakt zur eigenen Sexualität aufzunehmen und sich einen Reim darauf zu machen, geschweige denn Liebe, gesunde Beziehungen und großartigen Sex mit anderen zu finden?

Die meisten allgemeinen Aufklärungsbücher vor 2016, Lehrpläne zur Sexualerziehung (falls vorhanden) und medizinischen

Lehrbücher – ja eigentlich das gesamte medizinische System – basieren auf einem patriarchalischen,[3] *white supremacist*,[4] heteronormativen und binären Modell von Geschlecht und Sexualität. Geschlechtsverkehr wird als etwas beschrieben und bezeichnet, was ausschließlich zwischen einem Mann und einer Frau zu Fortpflanzungszwecken stattfindet. Innerhalb dieses Paradigmas gibt es nur zwei Geschlechter und zwei Identifikationsmöglichkeiten.

Innerhalb des (alten) »normalen« sexuellen Systems, mit dem die meisten von uns aufgewachsen sind und in dem sie sich noch immer bewegen, wird nicht berücksichtigt und erst recht nicht verstanden, wie man Menschen unterstützt, die nicht in den engen Rahmen passen: Mann. Frau. Vögeln. Missionarsstellung.

In Wahrheit existieren Geschlechtsidentifikation und sexuelle Identifikation auf einem sehr breiten Spektrum. Wenn wir unsere Geschlechtsidentität und unsere sexuelle Identität durch eine einschränkende Brille betrachten, können wir ihnen nicht erlauben zu fließen und sich zu entwickeln. Es ist anders als beim Ausfüllen eines Krankenhausaufnahme- oder Zensusformulars, wo wir nur bestimmte Kästchen ankreuzen können. Ich identifiziere mich derzeit vielleicht als heterosexuelle Frau, aber inwiefern berücksichtigt dies, dass ich mich zu Frauen hingezogen fühle? Halte ich mich für 100 Prozent hetero? Nein, und oft kämpfen Menschen (für gewöhnlich Heteros), die vehement behaupten, zu 100 Prozent am einen Ende des Spektrums verortet zu sein, gegen internalisierte Verdrängung und die Angst, dass ihre Identität weiter in der Grauzone liegen könnte, als sie sich eingestehen wollen. Wenn wir versuchen, unsere Einzigartigkeit in eine hübsche kleine Schublade zu stecken, damit die anderen oder die Kultur im Allgemeinen uns leichter einordnen und damit »verstehen« können, beschränken wir uns auf eine Ideologie, die ohnehin nicht funktioniert.

Ich sage, *pfeif auf die alte Normalität.* Wenn sie funktionieren würde, gäbe es keinen Markt für Bücher wie dieses über Selbsthilfe, Spiritualität oder eine bessere sexuelle und emotionale Gesundheit.

Die (alte) »Normalität« beruht auf Idealen von Patriarchat und weißer Überlegenheit, die zugelassen haben, dass die Fortschritte im Bereich der reproduktiven Gesundheit mit dem Missbrauch versklavter Menschen und freier schwarzer Frauen als »Forschungsobjekte« verbunden sind. Man muss nur ein wenig an der Oberfläche kratzen, und schon entdeckt man, dass der amerikanische Arzt James Marion Sims, der »Vater der modernen Gynäkologie« und Erfinder des Spekulums, im Namen der »Medizin« Operationen an den Geschlechtsorganen schwarzer Frauen vorgenommen hat. Eine seiner »Patientinnen« soll vor ihrem Tod 300-mal operiert worden sein. Säuglingssterblichkeit, Risikoschwangerschaften und Schwierigkeiten im Bereich der reproduktiven Gesundheit sind bei schwarzen Müttern (vor allem in den Vereinigten Staaten) selbst heute noch ein massives Problem.

Auch die (alte) »Normalität« des Körpertyps, der in der westlichen Kultur als »ideal« galt, war dem Diktat der *white supremacy* unterworfen – ob wir nun die (von weißen Europäern gemalten) üppigen, nackten Schönheiten der italienischen Renaissance oder Barbies »perfekte« Brust-, Taillen- und Hüftmaße (90–60–90) betrachten. Wenn man verstehen möchte, wie die Körper von Women of Color von der westlichen Kultur erotisiert, ausgebeutet und oft abgelehnt werden, muss man sich mit der tragischen Geschichte der »Hottentottenvenus« vertraut machen. Anfang des 19. Jahrhunderts verdiente sich Alexander Dunlop, Militärarzt in einer Sklavenunterkunft in Kapstadt, etwas dazu, indem er britische Schausteller mit Tieren versorgte. Er verschleppte eine südafrikanische Khoikhoi (auch bekannt unter dem Namen Sarah oder Saartjie Baartman) und nötigte sie dazu, sich zur Schau zu stellen. Sie wurde nur spärlich bekleidet in der Öffentlichkeit präsentiert, um die perverse Schaulust europäischer Betrachter und Wissenschaftler zu befriedigen, die ihre Kurven und die Hautfalten ihrer Schamlippen »studieren« wollten. Sie starb nach fünf Jahren, in denen sie diese schrecklichen »Studien« der Männer über sich ergehen lassen musste. Nach ihrem Tod in Frankreich wurden Baartmans sterbliche Überreste (vor allem ihre Geschlechtsorgane) als Exemplare von »wissenschaftlichem Interesse« einer reißerischen Obduktion unterzogen. Erst 2002, über 200 Jahre nach Sarahs Geburt, gab Frankreich ihre sterblichen Überreste zurück, damit ihre Gebeine in ihrer Heimat beigesetzt werden konnten. Also nein – es hat sich nicht allzu viel verändert. Genau genommen befinden wir uns erst am Anfang der Überprüfung weiter Teile der geschichtlichen, wissenschaftlichen und medizinischen Lehrbücher, deren Inhalt wir für »Fakt« halten.

Es ist nicht leicht, ein gutes Verhältnis zur eigenen Sexualität aufzubauen, wenn unser grundlegendes Selbstwertgefühl damit verbunden ist, dass wir uns mit den Früchten eines kaputten Systems und den Erfahrungen anderer mit Pubertät und Sex vergleichen. Wenn wir uns ansehen, was seit Jahrtausenden beim Sex, in der Liebe, hinsichtlich der Geschlechtsorgane und des menschlichen Körperbaus als »normal« gilt, müssen wir uns auch fragen, wer diese Ideale von »Normalität« definiert hat und wem diese Vorstellungen dienen.

Bevor wir unseren Eltern, Großeltern, unserer Religion oder unserer Kultur den vermeintlichen Mangel an sexueller Aufklärung oder den Schaden durch ihn zum Vorwurf machen, sollten wir bedenken: Es ist höchst unwahrscheinlich, dass einer von ihnen das Instrumentarium für eine gesunde Kommunikation über diese Themen besaß.

Gehen wir einmal von der Annahme aus, dass unser gesamtes bisheriges Wissen über Sex von Menschen und Organisationen stammt, die Selbstbefriedigung und Sex außerhalb der Ehe in Scham, Angst und Tabu hüllen oder aber weder zugelassene Sexualwissenschaftlerinnen und -wissenschaftler noch Therapierende oder Sexualerziehende sind. In diesem Fall *müssen wir alles hinterfragen*, was wir für bare Münze nehmen.

Unsere kollektiven sexuellen Altlasten reichen so weit – buchstäblich Jahrhunderte – zurück, dass wir alle Vorurteile über das, was wir im Hinblick auf unsere sexuellen Wünsche oder Hemmungen für »normal« halten, über Bord werfen und völlig neu anfangen müssen.

Mehr als 80 Prozent meiner Zeit bei The Sex Ed verbringe ich damit, die Fragen von Menschen in aller Welt zu beantworten, die in irgendeiner Form wissen wollen, ob ihre Körper, ihre sexuellen Wünsche, Körperflüssigkeiten (oder der Mangel daran) oder sexuellen Erfahrungen »normal« sind. Diese Fragen reichen von der Besorgnis, ob es die »richtige« Vulva- oder Penisgröße gibt (nein, gibt es nicht; Ihre Geschlechtsorgane sind vollkommen, und solange Sie sie lieben, werden es auch andere tun), bis dahin, ob es »normal« ist, wenn in Langzeitbeziehungen die Lust verloren geht. (Allerdings! Sie müssen sich schon ein wenig anstrengen, wenn Ihr Sexualleben besser werden soll. Sie müssen ja auch für einen Marathon trainieren. Ich sage den Leuten gern, dass sie regelmäßig Zeit für Sex oder gar Petting einplanen sollen. Es ist ziemlich heiß, seinem Partner eine iCal-Erinnerung ans Vögeln zu schicken. Seien Sie kreativ.) Wenn es eher kinky wird, gibt es ebenso viele Fragen in der Art: »Werden andere mich normal finden?«

Da ich tagtäglich solche Fragen gestellt bekomme, bin ich zu folgenden Erkenntnissen gelangt:

1. Offenbar messen wir uns alle an einem »normalen« Standard oder mit sexuellen Goldmedaillengewinnern.
2. Wir setzen »normal« mit »gut« gleich. Wann und wie haben wir diesen Normalitätsstandard definiert? Wer ist

diese imaginäre Person, die immer den perfekten Wahnsinnssex hat und deren Körper stets in vollkommener Weise funktioniert? Vergleichen wir uns mit dem, was wir in den Medien (Märchen) oder in Pornos (noch größere Märchen) sehen? Vielleicht halten wir auch die Erfahrungen in unserem Freundeskreis für die »Normalität«, nach der wir streben sollten?

3. Wir sorgen uns so sehr, was andere denken, und um unsere verinnerlichte Scham, dass wir im Bett lange nicht so wild sind, wie wir es gern wären.

Wir müssen zurück zu den Anfängen, um herauszufinden, ob unsere Muster und Überzeugungen *tatsächlich* hilfreich sind. Anschließend müssen wir uns neu programmieren, neu beeltern und unser Leben zurückerobern, um wahre sexuelle Freiheit zu erleben. Versetzen Sie sich in den Kopf eines Kindes, das gerade das Lesen lernt. Es ist ein wenig schwierig, manchmal frustrierend, aber auch aufregend, weil Sie es nicht erwarten können, die spannenden Bücher für die Großen zu lesen. Aber zuerst müssen Sie das Alphabet lernen.

Jeder von uns hat die Möglichkeit, eine endlose erotische Bibliothek zu erforschen (eine meiner persönlichen sexuellen Fantasien), und wir werden gemeinsam mit dem ersten Stapel beginnen, indem wir die sexuelle »Normalität« neu definieren. Dabei gibt es einige Dinge, die ABSOLUT NICHT GEHEN:

1. Nicht-einvernehmlicher Sex.
2. Sex mit Minderjährigen, Toten oder Tieren – sie können ihre Einwilligung nicht geben.
3. Missbräuchliches oder gewalttätiges sexuelles Verhalten.

Abgesehen von den genannten klaren Verboten wünschen sich 99 Prozent aller Menschen auf dieser Erde (zu denen auch ich gehöre) die Bestätigung, dass sie mit ihrer Erfahrung oder ihren

Unsicherheiten nicht allein sind. Wenn Sie so viele Nachrichten bekämen wie ich, wären Sie überrascht, wie verbreitet (ja normal) Ihre Neurosen sind. In diesem Augenblick stellen sich viele weitere Menschen auf der ganzen Welt *genau die gleiche* Frage wie Sie! Falls Sie glauben, der einzige Mensch mit einem Kuchen-, Fuß-, Windel-, Beinprothesen- oder [fügen Sie Ihre Vorliebe hier ein]-fetisch zu sein, sollten Sie sich ein wenig auf FetLife, alias Tinder/Grindr für die Fetisch- und Kink-Community, tummeln.

Die Sexualität des Menschen entwickelt sich ständig weiter. Als Teenager faszinieren uns andere Aspekte des Körpers und der Sexualität als mit 20, 30, 40 oder 80. Nicht zu vergessen, dass die sexuelle Identität einzigartig ist. Kein Mensch gleicht dem anderen. Deshalb müssen wir die Vorstellung von »Normalität« aufgeben und aufhören zu bewerten, wie viel und welche Art von Sex wir im Vergleich zu anderen haben. (PS: Alle lügen.)

Sogar eine Frau wie ich, die fast den ganzen Tag über Sex redet, liest und schreibt, muss sich die Frage stellen, was für sie »normal« ist. Die meisten Menschen erwarten, dass ich als sexpositive Wissenschaftlerin und Historikerin ein richtig wildes Privatleben habe. Eine gute Freundin gestand, sie hätte bei ihrem ersten Besuch bei mir erwartet, ich würde in Leopardenmuster gehüllt von der Decke hängen, wenn die Haustür aufging. Ich zähle Leomuster zwar zu den »Neutrals« und habe tatsächlich ein Faible für Schaukeln. Aber ich entspreche eher dem Archetyp der monogamen Hausfrau der 50er-Jahre und bin am glücklichsten in einer festen Beziehung, während ich zu Hause in Dessous das Abendessen koche und Rosen schneide, statt wilden Gelegenheitssex und mehrere Liebhaber zu haben.

Die erste Person, mit der ich gleich am ersten Abend geschlafen habe, habe ich geheiratet. Zugegeben, ich war erst 18 Jahre alt und hatte zum damaligen Zeitpunkt weniger als eine Handvoll Sexualpartner gehabt. Aber ich bin nie besser darin geworden, Sex und Liebe voneinander zu trennen.

Nach 13 Jahren näherte sich meine Ehe ihrem Ende (sie schloss meine Zwanziger ein – eine Zeit, in der alle Menschen, die ich kannte, alle anderen vögelten, die ich kannte). Damals war ich so unglücklich und einsam, dass ich dachte, die Lösung bestünde darin, die Ehe sexuell zu öffnen. Ich stand voll hinter meinem Ehegelübde und unserem Versprechen sexueller Monogamie. Gleichzeitig suchte ich nach einer Möglichkeit, meinen Mann um Erlaubnis zu bitten, dass ich auch mit anderen schlafen durfte. Ich hatte sogar schon jemanden im Sinn, der mir eindeutig zu verstehen gegeben hatte, dass er romantische Gefühle für mich hegte. Ich hatte zwar noch keine körperliche Grenze überschritten, aber ich kam ihr allmählich ziemlich nahe.

Eines Abends waren mein Mann und ich auf dem Heimweg von einem Konzert im Troubadour in West Hollywood. Wir sprachen darüber, dass die Band eine sehr gute Show geboten hatte, und vor allem darüber, dass der Frontsänger und die Frontsängerin miteinander verheiratet waren. Er erwähnte, dass sie Swinger seien. Mein Interesse erwachte, ich stellte Unmengen Fragen, fasste mir schließlich ein Herz und platzte heraus: »Und was hältst du davon?« Er hielt an einer roten Ampel, wandte sich mir zu, sah mir geradewegs in die Augen und sagte: »Wenn es unsere Ehe rettet, wäre es in Ordnung für mich, dass du mit anderen Männern schläfst.«

Das brachte mich zum Schweigen. Mir wurde klar, dass ich auch Nähe, Partnerschaft und Liebe wollte. Es würde mich nicht erfüllen, mal schnell einen anderen Menschen in mir zu spüren. Das Problem, das ich zu lösen hatte, ging viel tiefer.

Bei unserer Scheidung waren alle schockiert, dass wir die ganze Zeit monogam gelebt hatten. Ich weiß nicht, wie oft ich den Satz gehört habe: »Um über jemanden hinwegzukommen, musst du unter jemand anderem kommen.« Ach, was habe ich nicht alles versucht!

Wieso konnte ich nicht fröhlich polyamor leben oder einen Haushaltssklaven haben, der meine Sachen aus der Reinigung holte und mein Geschirr spülte? Warum hielt ich mich bei all den supersexy weiblichen Pornostars zurück, die mich besser kennenlernen wollten? Ich war eifersüchtig auf diejenigen in meinem Freundeskreis, die mir Geschichten von Hingabe und Lust mit Fremden erzählten. Ich liebe Pornos mit einer guten Story, aber jedes Mal, wenn ich jemandem begegnete und mir dachte: »Dich möchte ich vögeln«, steckte ich einige Wochen später in einer Beziehung.

Wenn ich dann nach ein paar Wochen in einer festen Beziehung süchtig nach dem sexuellen High war, ignorierte ich bewusst die Signale meines Herzens und meines Kopfes – *das hier entspricht nicht dem, was du dir von einem Partner wünschst, Liz* – und versuchte stattdessen, die sexuelle Beziehung so zu verändern, dass sie meinen Vorstellungen von einer festen Beziehung entsprach. Weil ich nicht in der Lage war, meine Sexualität und mein Herz voneinander zu trennen, gelang es meiner Libido immer wieder, mich zu überwältigen – mit den immer gleichen enttäuschenden Folgen.

Die Sexfantasie von der schnellen Nummer mit einem Fremden finde ich heiß – dabei gehöre ich zu den Leuten, bei denen man zu Hause sogar die Schuhe ausziehen muss. Ich reagiere so empfindlich auf die Energien anderer Menschen, dass ich gar nicht anders kann, als Sex mit emotionaler und romantischer Bindung zu verwechseln, obwohl ich es besser weiß. Ich brauchte lange, um meine Grenzen und meine tiefsten Sehnsüchte im Hinblick auf Sex und Liebe zu verstehen (ehrlich gesagt brauchte ich dazu die Beziehungen in meinen Dreißigern und Vierzigern).

Um an diesen Punkt zu gelangen, musste ich aufhören, mich mit der »Norm« zu vergleichen, die das Gegenteil von dem ist, was ich mir wirklich wünsche. Früher war ich unsicher wegen meiner altmodischen Vorstellungen von Monogamie. Wenn man bedenkt, womit ich meinen Lebensunterhalt verdiene und wie hoch der Prozentsatz an sexueller und Genderfluidität bei den Menschen meines Alters ist, empfand ich mich oft als prüde. Jedenfalls bis ich aufhörte, mein Sexualleben mit dem von irgendjemand anderem als mir selbst zu vergleichen.

Nina Hartley dürfte die wohl längste Karriere aller Frauen im Pornogeschäft haben. Nina hat seit vielen Jahren Sex – mit und ohne Kamera – und deshalb schon jetzt mit mehr Menschen geschlafen als die meisten anderen in ihrem ganzen Leben. Sie bezeichnet sich als »ziemlich kinky«, hatte schon dominant-submissive, polyamore und queer-homosexuelle Beziehungen … und gestand mir, dass sie mich trotzdem um meine Fähigkeit zu multiplen Orgasmen beneidete! Da sehen Sie es. Sogar diejenigen, die wir für Trägerinnen sexueller Goldmedaillen halten, tappen in die Falle, sich zu vergleichen und zu verzweifeln.

Die neue Normalität dehnt die aktuelle Definition von Sex über die engen Grenzen der Penetration mit einem Orgasmus am Ende aus. Sex kann Küssen, Lecken, Streicheln, Spanking, Fingern sein – die Möglichkeiten sind mannigfaltig –, und bei all diesen Dingen kann man auch Intimität und Lust kultivieren.

Eine neue Normalität erlaubt es Ihnen festzulegen, wie groß Ihr Sandkasten sein soll und womit Sie spielen möchten – in dem Wissen, dass Sie die Spielsachen, die Ihnen nicht mehr gefallen, jederzeit rauswerfen und etwas Neues ausprobieren können. Und mit »Spielsachen« meine ich keine anderen Menschen. Wenn man sexuell mit anderen spielt und sie dann wegwirft, ist das schlechter Stil und außerdem ziemlich gemein.

Wenn Sie sich öffnen und über die Grenzen hinwegsetzen, die Sie selbst, die Familie, die Gesellschaft und/oder die Religion Ihren erotischen Träumen stecken, entdecken Sie vielleicht eine Vorliebe für Shrimping (das Saugen an Zehen) oder dass Sie gern Sahnetorten ins Gesicht bekommen oder vor Lust erschauern, wenn Sie ausgepeitscht oder fest in Ihr Korsett geschnürt werden. Höchstwahrscheinlich haben Sie, was Ihre Kinks angeht, noch nicht einmal an der Oberfläche gekratzt. Ist es nicht aufregend, dass Sie den Rest Ihres Lebens immer wieder neu entdecken können, was Sie antörnt? Es ist wie beim Besuch einer Eisdiele mit unendlich vielen Sorten und Toppings. Denken Sie nur daran, wie viele süße und cremige Köstlichkeiten Sie noch kosten können!

Sexualität ist eine persönliche Reise. Was bei mir, bei Nina, bei diesem oder jenem funktioniert, lässt Sie möglicherweise kalt. Sie müssen sich unbedingt zuerst mit den eigenen Wünschen wohlfühlen. Außerdem sollten Sie sicherstellen, dass Sie die Entscheidung, sexuell etwas Neues auszuprobieren, selbst treffen und sich zu nichts überreden lassen. Wenn Sie nicht sicher sind, sprechen Sie nicht mit Ihrer Partnerin oder Ihrem Partner darüber, sondern mit einer anderen Person Ihres Vertrauens. Führen Sie vor, während und nach einer neuen Erfahrung Verhandlungen über Ihr Einverständnis. All diese Aspekte gehören untrennbar zu einer sexuellen Begegnung. *Perfekter Sex passiert nicht einfach auf wundersame Weise wie im Film, und wenn man vorher darüber spricht, macht ihn das nicht weniger sexy.*

Zu einer neuen Normalität gehören Selbstwertgefühl, Grenzen und eine klare Kommunikation über Sex. Eine neue Normalität will uns vom derzeitigen Standard abbringen, in erster Linie dissoziativen Sex zu haben, bei dem unser Körper von unserem Geist und unserem Herzen abgeschnitten ist. Eine neue Normalität verbindet unsere Spiritualität und unser Bewusstsein mit unserer Sexualität. Eine neue Normalität ermutigt uns zu einem spielerischen Umgang mit unserer Sexualität!

Ich möchte mit der inneren Einstellung leben, dass ich vielleicht eines Tages mit über 70 zum Zirkus gehen werde. Ich habe zwar ein paar klare Grenzen, aber ich bin auch offen dafür, über meine Fantasien und die meines Partners zu sprechen, bevor ich entscheide, ob ich etwas Neues ausprobieren will. Wir entwickeln uns ständig weiter, und unsere sexuellen Wünsche entwickeln sich mit uns.

Asa Akira ist ein legendärer Pornostar, Regisseurin, Autorin und Podcasterin. Sie hat in über 500 Filmen mitgewirkt, gilt als die »Königin des Analsex« und gewann im Jahr 2013 als dritte asiatischstämmige Frau die von der *Adult Video News (AVN)* verliehene Auszeichnung als AVN Female Performer of the Year (dt. etwa »beste Darstellerin des Jahres«). Sie erzählte mir: »Auf der persönlichen Ebene entwickeln sich meine sexuellen Vorlieben ständig weiter. Früher dachte ich, die sexuelle Ausrichtung oder sexuellen Vorlieben seien angeboren – und Schluss. Seit ich Pornos mache, weiß ich, dass das nicht stimmt. Manchmal entwickelt es sich in die eine Richtung, und dann wieder zurück. Es ist in Ordnung, wenn man seine Meinung zu den Dingen ändert oder wenn die eigenen Vorlieben wechseln. Ich lerne gerade, dass das normal und in Ordnung ist, statt mich in eine Schublade zu stecken, als müsste mir eine Sache bis in alle Ewigkeit gefallen.«[5]

Ein weiterer Aspekt, den wir bei unserer neuen Normalität beachten sollten, lautet: *Monogamie ist kein natürlicher menschlicher Zustand, sondern eine Entscheidung.* Sie ist wie die Jungfräulichkeit ein gesellschaftliches Konstrukt, das in Tausenden von Jahren der Evolution entstanden ist und das Menschen und Systemen in Machtpositionen nützt. Es kann sein, dass es bei Ihnen oder mir funktioniert – oder auch nicht. Wenn es jedoch der anerkannte kulturelle Standard in festen Beziehungen ist, müssen wir wissen, dass wir ständig gegen unseren Urinstinkt ankämpfen. Es gibt so viele Möglichkeiten, die Sie für sich und mit Ihren Partnerinnen und Partnern klären müssen, um entscheiden zu können, was für Sie am besten ist.

Das ist das Tolle an diesem Punkt, an dem wir uns in puncto Kultur, Technologie, Geschichte und gesundheitlicher Fortschritte gerade befinden: Viele von uns hinterfragen die Beziehungsstrukturen, die uns als normal präsentiert werden, und suchen nach einer neuen Sprache und neuen Parametern, um neuartige intime Partnerschaften aufzubauen.

Nehmen wir zum Beispiel die Polyamorie, also die Praxis, mehrere einvernehmliche romantische, sexuelle oder intime Beziehungen gleichzeitig zu führen. Dies kann auch als konsensuelle Nichtmonogamie oder offene Beziehung bezeichnet werden. Die Begrifflichkeiten verändern sich ständig, während die alten Systeme zerstört und neu erschaffen werden. Paare, die solche Beziehungen führen, ziehen oft klare Grenzen (bezüglich der Häufigkeit, konkreter Praktiken, Bekanntgabe und so weiter), um das Wohlbefinden der primären Partner dieser Übereinkunft zu bewahren. Ich kenne viele polyamore Paare in kink- oder fetischbasierten Beziehungen, die Erwartungen und sich weiterentwickelnde sexuelle Wünsche erfolgreich managen, weil sie die Grundlage für einen offeneren Dialog über Sex und Nähe besitzen.

Doch außerhalb der sexpositiven und der Kink-Communitys fällt dieses Wort oft, ohne dass die damit verbundenen Parameter und Grenzen berücksichtigt werden. Ich bekomme regelmäßig Fragen von Frauen Mitte 20 zur Polyamorie, die mit dem Konzept von einem Hipster-Partner bekannt gemacht wurden, der darin seine Chance sieht, auf »ethische« Weise mehr Sex zu bekommen. Der kinkfreundliche Therapeut Winston Wilde fragt die jungen Patientinnen und Patienten, die zu ihm in die Praxis kommen und es mit Polyamorie versuchen möchten: »Hatten Sie schon einmal eine Beziehung zu einer Person? Meistern Sie erst mal das – es ist schon schwer genug.«

Ich behaupte nicht, dass die Lebensform der Polyamorie weiter entwickelt sei als die Monogamie. Ich sage lediglich, dass es sich bei diesen Optionen um Entscheidungen handelt und sie in der Tat normal sind. Wir müssen wissen, welche Beziehungsdynamiken bei uns funktionieren, mit unseren Partnerinnen und Partnern darüber sprechen und die Situation regelmäßig überprüfen. Denn die Kriterien bezüglich der Dinge, die wir und sie brauchen, werden sich mit uns verändern.

Die Zeitschrift *GQ* nennt den Aufklärer und Sex-Coach Kenneth Play den »größten Sex-Hacker der Welt«. Er bezeichnet sich zudem als polyamor. Kenneth sagt: »Das Missverständnis besteht darin zu glauben, wer poly ist, ist nie eifersüchtig, braucht nie Zeit für sich, nie Kontakt zu nur einem Menschen, nie Hingabe. Ich glaube, die Menschen tragen diese Wünsche nach wie vor in sich. Die Nichtmonogamie bietet einfach mehr Flexibilität und mehr Möglichkeiten, sie zu verwirklichen. Es ist eher eine Form des Gestaltens und Lernens und Sehens, was für alle Beteiligten in der Beziehung passt.«[6]

Sie haben die Freiheit, unterschiedliche Beziehungsparadigmen für die unterschiedlichen Menschen zu wählen, die in unterschiedlichen Phasen *Ihrer* Entwicklung in Ihr Leben treten.

Zu einer neuen Normalität gehört es auch, dass wir die unbeholfene, chaotische *Menschlichkeit* unserer Körper akzeptieren und zelebrieren – unsere Geschlechtsorgane, Fortpflanzungssysteme, Körperflüssigkeiten, Geräusche und Gerüche. Anders als viele Firmen in der Werbung behaupten, ist die Vagina selbstreinigend und muss nicht mit scharfen, reizenden Substanzen gespült werden; letzten Endes wird hier nur wieder der alte Mythos verkauft, dass sie »unrein« sei. Die seit Langem bestehenden kulturellen Vorstellungen bezüglich der Menstruation verursachen oft tiefe Scham – ob wir nun selbst menstruieren oder nicht! Bei unserer neuen Normalität entfällt auch die Spirale der – richtig geraten – Scham, wenn wir Schwierigkeiten haben, eine Erektion zu bekommen, zu ejakulieren oder feucht zu werden. Denn es gibt ungefähr 1000 verschiedene Faktoren, die diese Szenarien beeinflussen können. All dies ist normal, und wir brauchen unserem inneren Selbst nicht die Schuld zu geben, wenn unsere physiologische Funktion nicht immer irgendeinem Ideal von Perfektion entspricht.

Wir wissen nun, dass unsere Grundvorstellungen von Sexualität gewisse Mängel aufweisen. Daher besteht der nächste Schritt darin, ein neues Fundament zu legen, das speziell für Sie, liebe Leserinnen und Leser, passt. Jedes dieser neuen Fundamente wird anders sein und gleichzeitig die der anderen respektieren.

Wir werden die alten Lösungen und Gedanken durch neue ersetzen, die uns bessere Dienste leisten. Am Ende dieses Kapitels werde ich eine Übung vorstellen, die Ihnen beim Aufbau *Ihrer ganz persönlichen neuen Normalität* helfen soll. Dazu müssen wir zunächst einen *objektiven, neutralen und ehrlichen Blick* auf uns selbst werfen und ein paar Dinge loslassen, die uns bremsen:

1. **Die alte Normalität:** Betrachten Sie die alte Normalität im Rückspiegel. Gestehen Sie sich ein, dass sie nicht funktioniert, sonst würden Sie dieses Buch nicht lesen. Trotzdem wird sie uns gelegentlich ein Bein stellen, aber das ist in Ordnung. Die sexuelle Entwicklung ist ein Lernprozess, und niemand erwartet, dass Sie perfekt sind, immer die neuesten Fachbegriffe zur sexuellen und geschlechtlichen Identität kennen oder über die aktuelle Forschung, die Neuigkeiten und sexuellen Trends auf dem Laufenden sind. Ich möchte Sie ermutigen, sich engagiert zu informieren, wenn Sie etwas nicht wissen oder sich selbst besser kennenlernen möchten. Menschen in aller Welt nutzen The Sex Ed aus genau den gleichen Gründen. Und nein – ich denke nicht, dass Sie es inzwischen draufhaben sollten (genauso wenig wie ich selbst).

2. **Scham:** Wir lernen früh, uns zu schämen. Die Scham bestimmt, wie wir uns fühlen und mit unserem Körper umgehen, sie definiert unsere Sexualität, unsere Liebesmuster und unsere Beziehungen. Wir müssen sehr weit zurückgehen und herausfinden, welche Erfahrungen dazu geführt haben, dass wir uns beschämt, erniedrigt, zurechtgestutzt, gedemütigt, herabgewürdigt, ungeliebt, unerwünscht, verlassen oder unzulänglich gefühlt haben. Unsere Scham macht einen großen Teil dessen aus, was uns an fantastischen intimen und sexuellen Beziehungen zu uns und anderen hindert.

Hört sich irgendetwas davon einfach an? NEIN! Es ist Arbeit! Wie kommen wir nur auf die Idee, dass wir einfach »gut« im Bett sein sollten, ohne etwas dafür tun zu müssen? Nehmen Sie sich Zeit, um sich zu bewegen, zu meditieren, sich gesund zu ernähren, ausreichend zu schlafen und zu trinken? Warum sollten Sie nicht ebenso diszipliniert herausfinden, was Ihnen Lust bereitet? Sex ist ein lebenslanges Abenteuer, und zur neuen Normalität gehört auch die Erkenntnis, dass wir nicht wissen, was wir nicht wissen – verbunden mit einer unbedingten Lernbereitschaft, stimmt's?

Wie der Titel des bahnbrechenden zweiten Albums von Parliament-Funkadelic empfiehlt: *Free your Mind … and Your Ass Will Follow* (dt. etwa »Befreie dein Denken … dann folgt dein Hintern von ganz allein«). Wir sollten an dieser Einstellung festhalten, während jeder von uns seine neue Normalität entdeckt und anfängt, sich durch die alten Programmierungen zu arbeiten, die unser Potenzial als authentische, erfüllte sexuelle Wesen blockieren. Die folgende Übung wird Sie dabei unterstützen:

1. Notieren Sie Ihre ersten sexuellen Erinnerungen. Zum Beispiel wann und wie haben Sie angefangen zu masturbieren? Was hat Ihnen geholfen zu kommen? Um wen oder

was ging es in Ihren Sexfantasien? Was dachten Sie über Ihren Körper? Ihre Geschlechtsorgane? Als Sie zum ersten Mal die Geschlechtsorgane eines anderen Menschen sahen? Lassen Sie sich mit dieser Liste so viel Zeit wie nötig. Überstürzen Sie nichts. Bei dieser Übung können auch schmerzliche Erinnerungen, Muster oder Traumata zum Vorschein kommen. Bei mir war das definitiv der Fall. Wenn es zu viel wird, hören Sie bitte auf und rufen Sie einen Freund oder eine Therapeutin Ihres Vertrauens an. Wenn es Ihnen gelingt, einige der Dinge zu überwinden, die dabei auftauchen, dann versuchen Sie, sie als getrennt von Ihrer Person zu sehen; als Teil eines alten Systems, das Sie als Kind erlernt haben und das Ihnen nun nicht mehr dient.

2. VERBRENNEN SIE DIESE LISTE.
3. Notieren Sie nun Ihre geheimen Wünsche, zum Beispiel die Art von Sex, die Sie gern hätten, die Art von Partnerschaft oder Liebe, die Sie gern erleben würden, und die Art von Beziehung, die Sie gern zu Ihrem Körper hätten.
4. Es bleibt Ihnen überlassen, ob Sie diese zweite Liste als einen Vorsatz betrachten, welche Dinge Sie anziehen wollen, und sie deshalb verbrennen möchten, oder ob Sie sie zur Erinnerung aufbewahren, während Sie lernen, engen Partnerinnen und Partnern Ihre Wünsche mitzuteilen.

2 DIE INNERE LEERE FÜLLEN

Welche Bedürfnisse befriedigen wir mit Sex?

Einen animalischen Instinkt?

Eine Herzensverbindung?

Den Wunsch, Verbundenheit zu unserer Partnerin oder unserem Partner herzustellen?

Die Sehnsucht, unsere Sexualität und unser Lustpotenzial zu erforschen?

Und wann gehen wir eine romantische Beziehung ein?

Wenn wir total verliebt sind und uns mit unserer Partnerin oder unserem Partner seelisch verbunden fühlen?

Aus Bequemlichkeit oder finanziellen Gründen?

Um zu erkunden, was es heißt, wahre Nähe zu erleben und von einem anderen Menschen wirklich gesehen zu werden?

Oder haben wir Angst vor dem Alleinsein?

Geben wir uns mit dem zufrieden, was wir haben, weil wir glauben, nicht mehr zu verdienen?

Genügt es uns, einfach irgendjemanden zu haben?

Glauben wir, wenn man uns liebt oder begehrt, bedeute dies, wir seien liebenswert?

Wenn wir uns unsere frühesten Erinnerungen ins Gedächtnis rufen, verstehen wir, dass wir vor allem gelernt haben, unser Selbstwertgefühl und unsere Selbstachtung mit der Aufmerksamkeit, dem Verlangen und der Liebe anderer zu verknüpfen. Es fühlt sich gut an, wenn wir als Kinder hören, dass wir schön, attraktiv oder brav seien; und als unbeholfene Teenager wollen wir *um jeden Preis* von Gleichaltrigen akzeptiert werden, dazugehören, »normal« sein. Aus diesen unbewussten Erfahrungen *haben viele von uns gelernt, Selbstakzeptanz mit der Akzeptanz durch andere gleichzusetzen.*

Leider führt diese Konditionierung dazu, dass wir Bestätigung von außen brauchen, um *uns selbst lieben* zu können. Sie kann dazu führen, dass wir unsere sexuelle Attraktivität, unsere Sexualität und sogar unseren Wert danach beurteilen, ob ein anderer Mensch oder die Gesamtgesellschaft uns »wertvoll« oder »sexy« finden. Haben Sie sich je dabei ertappt, dass Sie einen Menschen oder eine Sache besitzen wollten, um sich selbst besser zu fühlen? Vollständiger? »Wenn ich diesen Job, dieses Haus, dieses Auto, diese Partnerin / diesen Partner, dieses Sexualleben und so weiter hätte, wäre alles gut«?

Es kann passieren, dass wir als Erwachsene einen tiefen Mangel empfinden – der sich sogar wie Verzweiflung anfühlen kann –, unabhängig davon, ob wir in einer festen Beziehung leben, unseren Traumjob haben oder den lieben langen Tag unglaubliche Orgasmen erleben.

Darf ich vorstellen: die *innere Leere*. Sie ist unser Schatten und untrennbar damit verbunden, wer wir als Mensch sind.

Selbsthilfe-Gurus, »Achtsamkeits«-Blogs und -Retreats, Entgiftungsdiäten, Yogakurse, Influencende und Promis gehen mit Produkten (Vitamine fürs Haar! Tee für den Bauch!) und Ideologien hausieren, die versprechen, mit besserem Sex die innere Leere zu füllen und düstere Gedanken zu bannen. Glücklichere Beziehungen! Größere Attraktivität!

Alles gelogen.

Ideale von immerwährender »Perfektion« und »Glückseligkeit« sind vollkommen unerreichbar und lange nicht das, wofür wir sie halten. Manche Menschen bezeichnen den Versuch, den Schatten zu verdrängen oder zu ignorieren, als »spirituelle

Vermeidung«. Tatsächlich können wir keine großen Höhen erleben, ohne uns das Ausmaß unserer Tiefen einzugestehen und zu akzeptieren. Ohne Schatten kein Licht.

Wir denken gern, unser Sexual- und Liebesleben würde unser Verlangen nach ewigem Glück, Freude und Ekstase stillen. Wenn es uns nur gelänge, in einem dauerhaften Hochzustand zu verweilen, könnten wir der inneren Leere ausweichen, die als Unsicherheit, Angst, Sorge oder Scham zum Ausdruck kommen kann. Nennen Sie mir ein Gefühl, auf das Sie gut verzichten können: Das, meine Lieben, ist ein Ausdruck der inneren Leere. Sex ist eine gute Möglichkeit, der inneren Leere auszuweichen. Ich weiß nicht, wie oft ich gefragt werde, »wie man jedes Mal Wahnsinnsorgasmen« erleben kann.

Die Wahrheit ist: Es ist unmöglich, jedes Mal den absoluten Gipfel der Genüsse zu erreichen. Wer so etwas verspricht, betreibt Etikettenschwindel. Wenn wir ständig in höchster Euphorie lebten, hätten wir irgendwann genug davon. Manchmal ist ein Orgasmus besonders stark; für Menschen mit Vagina gilt, dass es manchmal nur mit klitoraler Stimulation klappt, und wir manchmal einen tiefen Zervix-Orgasmus erleben. Es gibt sehr viele Faktoren, die unsere Libido beeinflussen: Stimmung, Menstruationszyklus, umwelt- und lebensbedingte Stressfaktoren, die Einnahme empfängnisverhütender Mittel oder Antidepressiva. Wenn wir von jedem Orgasmus höchste Glückseligkeit erwarten, setzen wir uns zusätzlich unter Druck, statt im Augenblick zu leben und das zu erleben, was tatsächlich gerade geschieht.

Es ist vollkommen *normal,* nicht bei jedem sexuellen Erlebnis zu kommen, einen Orgasmus zu haben, zu ejakulieren, abzuspritzen, einen Höhepunkt zu erleben – unabhängig davon, ob Sie Sex mit einer Partnerin, einem Partner oder sich selbst haben. Manchmal klappt es aus physiologischen, mentalen oder anderen Gründen einfach nicht. Statt dies zu akzeptieren, weil wir eben Menschen und keine Roboter sind, neigen wir dazu, uns zu geißeln, zu schämen oder zu fragen, was mit uns nicht stimmt.

Wir müssen aufhören, Sex als ziel- oder orgasmusorientiert zu betrachten. Vergessen wir nicht, dass weder die Penetration noch der Orgasmus zum Sex gehören müssen. Wir müssen unsere Vorstellungen von einer normalen sexuellen Erfahrung erweitern. Das soll nicht heißen, dass eine schnelle Nummer mit einem Wahnsinnsorgasmus nicht manchmal genau das Richtige ist; aber wenn Sie von jeder Begegnung höchste Glückseligkeit erwarten, wird Ihre Frustration nur noch weiterwachsen.

Wenn Sie merken, dass Sie beim Sex auf ein Ziel hinarbeiten, empfehle ich, das Tempo zu drosseln, ein paarmal tief durchzuatmen, in den Körper hineinzuspüren und zu beobachten, was sich entwickelt, wenn Sie das gewünschte Ergebnis loslassen. Wir werden uns später noch intensiv mit Atemübungen beschäftigen, die uns helfen, Verbindung zu unseren Geschlechtsorganen aufzunehmen und bessere Orgasmen zu bekommen.

Erfahrungen und Gefühle sind wie Wellen. Wir können voller Freude ekstatisch auf einer Welle reiten oder das Gefühl haben, von der rücklaufenden Brandung mitgerissen zu werden – einsam, unsicher, wütend, todunglücklich, rachsüchtig, gelangweilt, deprimiert, ängstlich, verletzt, selbstzerstörerisch, traurig. Die meisten Menschen lernen von Kindesbeinen an, emotionale Höhepunkte als »gut«, Tiefpunkte als »schlecht« abzustempeln und die »schlechten« Gefühle so schnell wie möglich zu ignorieren, zu heilen oder zu verstecken. Wie oft haben Sie schon gesagt bekommen, Sie sollten nicht traurig sein?

Die »negativen« Gefühle sind selbst dann schwer auszuhalten, wenn wir wissen, dass sie wie eine Reihe von Wellen irgendwann vorübergehen werden. Es kann passieren, dass wir schon nach wenigen Minuten anfangen, nach Dingen zu suchen, die unser Gehirn von dem Schmerz ablenken, den wir gerade empfinden. Als Erwachsene sind wir am Ende *so gut* darin, unangenehme Gefühle zu ignorieren, dass wir oft nicht einmal mehr ausmachen können, was uns letztlich aus der Haut fahren lässt. Wir suchen nach irgendeinem Menschen oder irgendeiner Sache, die unsere Aufmerksamkeit von unserem Schatten, von der inneren *Leere* ablenken.

Haben Sie sich schon einmal dabei ertappt, wie Sie Sex, Drogen, Essen oder Alkohol blindlings zur Selbstberuhigung oder -validation eingesetzt haben? Ich schon. Wenn ich mich überfordert fühlte, bestand eine meiner Standardmethoden zur Selbstberuhigung und Realitätsflucht darin, Drehtabak zu kaufen (ich habe angeblich mit 19 Jahren aufgehört zu rauchen), um ihn mit Cannabis zu mischen (das ich schätze). Auf diese Weise wollte ich mir einreden, ich würde einen Joint rauchen, statt einfach zuzugeben, dass ich dieses Zeug – also »Nikotin« – rauchen wollte, das »schlecht« für mich war. Doch damit nicht genug. Am Ende rauchte ich dann eine Tüte nach der anderen, um meine Nikotindröhnung zu bekommen, bis mir die Lunge wehtat und mir schlecht war. Dann warf ich den Tabak eingeschnappt in den Müll … um ihn später wieder herauszufischen und von vorn anzufangen. Der Kreislauf endete erst, wenn ich das Tabakpäckchen einer Freundin gab (die mich zum Glück kennt und für meine Eigenheiten liebt) oder Wasser hineingoss und es dann *endgültig* wegwarf. Ich *hätte* den Joint einfach rauchen und genießen können, aber für mich bestand der Kick darin, eine verbotene Ausschweifung daraus zu machen.

Vielleicht haben Sie auch schon einmal den Ausdruck gehört, jemand würde »seine Gefühle in sich hineinfressen«. Während der US-Präsidentschaftsdebatten in den Jahren 2016 und 2020 futterte ich Unmengen Schokoriegel, um meine enorme Besorgnis zu lindern. Ich liebe Schokolade, aber das war etwas anderes: Während ich mir die Debatten ansah, verputzte ich in 20 Minuten manchmal zwei bis drei Riegel – ohne Rücksicht darauf, dass ich Bauchschmerzen davon bekam. Und dann ... fing ich wieder von vorn an.

Ein derartiges Verhalten bezeichnet man als den Versuch, *die innere Leere zu füllen*. Wenn wir achtlos [fügen Sie hier die Realitätsflucht Ihrer Wahl ein, beispielsweise Sex, Essen, Drogen oder etwas anderes] einsetzen, um eine innere Leere zu füllen, wollen wir schwierige Gefühle *vermeiden*. Die Schokoriegel schenkten mir sofortige Befriedigung, und die Süßigkeiten dienten als Ersatz für etwas, was ich auf keinen Fall fühlen wollte (den Kummer über den Zustand der USA).

Leider kann es zur Gewohnheit werden, die innere Leere zu füllen, indem wir uns mit Dingen sofortige Befriedigung verschaffen, die wir wirklich genießen – bis zum Exzess. So schwierig sich das auch anhören mag: Manchmal müssen wir innehalten, uns unser Unbehagen anschauen und es verarbeiten, bevor wir weitermachen. Wenn es uns gelingt, so ruhig zu werden, dass wir das Gefühl wahrnehmen können, dem wir eigentlich ausweichen wollen, können wir damit beginnen, es wie eine Welle zu beobachten. Wir können zusehen, wie sich die Welle am Ufer bricht und wieder aufs Meer hinausrollt, statt vom Sog der rückläufigen Brandung mitgerissen zu werden.

Die bittere Wahrheit ist die: Es ist nicht leicht, ein »schlechtes« Gefühl auszuhalten, ohne sich ablenken zu wollen. Manchmal geht es einfach nicht. Aber wenn wir nur ein paar Minuten innehalten und unser Unbehagen betrachten, können wir besser verstehen, *warum* wir Schokolade essen, Martini trinken, einen Joint rauchen oder jemanden vögeln. Wenn es uns gelingt, den gedanklichen Wechsel von »Ich muss jetzt jemanden vögeln, weil ich meinen Herzschmerz nicht fühlen will« zu »Ich bin todunglücklich, und das ist zum Kotzen; ich brauche jetzt einfach die Bestätigung, von jemandem begehrt zu werden« zu vollziehen, kommen wir dem Wissen um unsere Wünsche und Grenzen in puncto Liebe und Sex ein kleines Stück näher.

Es besteht eine tiefe Verbindung zwischen unserem Schatten oder unserer inneren Leere und unseren Gefühlen von Selbstachtung und Selbstwert. Wenn wir irgendwie getriggert werden, wird es in uns oft so düster und »negativ«, dass wir wie betäubt und hoffnungslos sind oder das Gefühl haben, keinen Sex oder keine Liebe zu verdienen – *obwohl* wir Selbsthilfebücher lesen, meditieren, beten und die erlernten Achtsamkeitstechniken anwenden. *Das ist normal.* Wir sind *menschlich.* Ich wiederhole, dass wir nicht immer im Licht stehen können. Wenn wir religiöse oder spirituelle historische Persönlichkeiten aller Glaubensrichtungen betrachten, werden wir sehen, dass die meisten von ihnen so ihre Schwierigkeiten mit dem Gleichgewicht von Licht und Schatten hatten. Wenn also jemand erzählt, wie perfekt sein Leben ist oder dass er keinen Schatten hat, müssen Sie sich fragen, welche innere Leere er zu verleugnen versucht.

Während ich an diesem Kapitel arbeitete, hatte ich ein Gespräch mit einer wohlmeinenden Freundin. Darin deutete sie an, meine bisherige Neigung, mich in »kaputte Typen« zu verlieben, hätte sich leicht durch die Entscheidung für einen »netten, normalen Menschen« wie ihren Mann lösen lassen, der »keine Schattenseite« habe. Bevor wir diese problematische Empfehlung analysieren, möchte ich Sie in eine Zeit mitnehmen, in der ich das Gefühl hatte, am absoluten Tiefpunkt angekommen zu sein. Ich konnte nur noch meine innere Leere oder meinen Mangel sehen.

Es war der 25. Dezember 2014. Ich war bei meinem Vater im Krankenhaus, der im Sterben lag. Er war gerade nach einem mehrtägigen Aufenthalt auf der Intensivstation zurückverlegt worden, und ich wusste intuitiv, dass er nur noch wenige Wochen zu leben hatte. Der erste Weihnachtsfeiertag ist auch mein Geburtstag (als ich noch ein Kind war, war dies ein Fluch, weil alle den Geburtstag vergessen oder man nur ein einziges Geschenk bekommt; inzwischen macht es mir nichts mehr aus). Die gesamte Verwandtschaft war mit Kind und Kegel in den Urlaub gefahren. Da ich geschieden war und keine Kinder hatte, beschloss ich, in Los Angeles zu bleiben und zu meinem Vater zu gehen. Ich wusste, wie sehr er den Tod fürchtete – er hatte es mir an dem Abend anvertraut, an dem er auf die Intensivstation gekommen war. Ich überlegte, wie ich mich in meinen letzten Tagen fühlen würde; dass ich gar nicht daran denken wollte, dass niemand da war, um mich zu trösten.

Schwenken wir zu meinem Geburtstag im Krankenhaus mit Papa. Ich hielt seine Hand, und wir kämpften mit den Tränen, während wir uns *Ist das Leben nicht schön?* auf dem kleinen Fernsehschirm über seinem Bett ansahen. Er drückte meine Hand und sagte: »Ich möchte einfach wissen, dass du versorgt bist, Lizzie.« Seine Worte berührten mich tief. Ich hatte den gleichen innigen Wunsch: das Gefühl, angekommen zu sein; dass er sieht, wie ich in einer neuen Langzeitbeziehung glücklich bin; dass er mein zukünftiges Kind kennenlernt.

In den darauffolgenden Tagen wurde ich von meiner inneren Leere verschlungen. Ich sehnte mich nach etwas, was meinem Selbsthass und dem Gefühl des Mangels ein Ende machte. Habe ich mich dafür entschieden zu meditieren, zu beten oder in einer meiner vielen guten Beziehungen Trost zu suchen?

Natürlich nicht.

Eines Abends beschloss ich, den Fuckboy[1] anzurufen, der seit acht Monaten versuchte, mich ins Bett zu kriegen. Natürlich sagte ich ihm nicht, dass mein Vater im Sterben lag. War es beruhigend, dass er bei mir auf dem Sofa saß? Lenkte es mich von meiner Trauer ab? Nein. Wir hatten Trockensex, und anschließend masturbierte er, bis er sich über mein Bein und mein Sofa ergoss. Ich hatte mich für einen Menschen und eine Erfahrung entschieden, die nur dafür sorgten, dass ich mich noch elender fühlte. Und ich konnte niemandem außer mir selbst die Schuld dafür geben. Heute denke ich stets an diese Zeit zurück, wenn mich eine geringe Selbstachtung und ein schwaches Selbstwertgefühl zu überwältigen drohen; an die Feiertage und den Geburtstag allein mit einem sterbenden Vater und getrocknetem Sperma auf meiner Couch.

Wenn wir nicht lernen, uns und die Leere in uns zu lieben, werden die Liebe oder der Sex niemals ausreichen, um sie zu füllen.

Besonders beim Sex ist der Druck heute gewaltig, eine achtlose Form der Intimität ohne Verbundenheit und Erfüllung zu leben. Dies reicht von den Dating- und Sex-Apps, bei denen Sex ein reines Tauschgeschäft ist (das ist nicht abwertend gemeint, ich möchte damit lediglich die Voraussetzungen für den schnellen Dopaminkick darlegen), bis hin zu dem Dogma, das wir von den sozialen Medien und der Gesamtkultur eingetrichtert bekommen, unser Wert sei direkt proportional zu unserer sexuellen Attraktivität und der Zahl der »Likes«, die wir bekommen, wenn wir im Internet mit sexy Fotos nach Anerkennung fischen. Das Problem ist, wenn wir Sex als Möglichkeit betrachten, unerwünschte Gefühle zu umgehen, schwächen wir dadurch auch das Potenzial, wahrhaft verbundene (ja, sogar transzendente) *Lust* zu erfahren.

Es kann wirklich schwierig sein, hinter unsere ganz persönlichen sexuellen Motivationen zu kommen (ich werde nicht aufhören, Ihnen einzudrillen, dass *unsere sexuelle Identität so einzigartig ist wie unser Fingerabdruck*). Wir müssen in der Lage sein auszublenden, was bei anderen funktioniert, welchen Rat sie geben und was wir in den Medien sehen, und auf das hören, was *bei uns* funktioniert. (Denken Sie an unsere *neue Normalität.*)

Es heißt oft, dass die Energie den Gedanken folgt.

Wenn ich mir eine Auszeit von intimen Beziehungen zu anderen nehme, ist dies zuweilen eine gute Möglichkeit für einen bewussteren Umgang mit dem Sex, den ich habe. Ich bin schon durch ein paar enthaltsame Phasen gegangen – unmittelbar nach meiner Scheidung und zwei schmerzhaften Trennungen –, um mein Herz neu zu kalibrieren. Meine Version von Enthaltsamkeit schließt je nach Situation die Masturbation sowie das Küssen und Berühren anderer Menschen ein. Sie kann sogar Spanking und Oralsex beinhalten. Für mich bedeutet die selbst gewählte Enthaltsamkeit: keine Penetration durch einen anderen Menschen. Auf diese Weise kann ich mir ganz klar über meine Absichten und Beziehungen werden und gut abwägen, ob ich mit Sex eine innere Leere füllen will.

Ich finde es interessant zu sehen, wie oft die Menschen die Häufigkeit, mit der jemand Sex hat, mit einem Urteil über seinen Selbstwert verbinden. Wie oft fragen flüchtige Bekannte: »Mit wem schläfst du gerade?« Oder: »Mit wem bist du zusammen?« Haben Sie sich je dafür geschämt, dass die Antwort »Mit mir selbst« lautete?

Wenn ich jedes Mal einen Dollar bekäme, wenn ich mitbekomme, wie (oft cis-het[2] und verheiratete) Menschen in langjährigen Beziehungen Singles über ihr Sexualleben aushorchen, als wollten sie indirekt durch sie leben, wäre ich längst Milliardärin. Ich möchte ihnen ins Wort fallen und fragen: »Wie viel Sex hast du mit deiner Partnerin? Magst du Analsex?« Oder gar: »Welche innere Leere versuchst du zu füllen, indem du andere dazu drängst, intime Details aus ihrem Sexualleben preiszugeben? Bekommst du zu Hause nicht genügend Sex?« Dieser alles andere als sanfte Hinweis soll Sie daran erinnern, dass es einfach unangemessen ist, nach intimen sexuellen Details zu fragen, ohne die klare Zustimmung des anderen dazu zu haben: »Ich bin einverstanden, dass du in meinem Privatleben herumwühlst.« Dies ist eine der Grundlagen der sexuellen Etikette!

Aber ich schweife ab. Um wieder auf die Praxis der gelegentlichen selbst gewählten Enthaltsamkeit zurückzukommen: Je offener ich darüber spreche, dass ich mir solche Phasen gönne, desto öfter höre ich von anderen, dass sie viel weniger Sex haben, als es den Anschein hat – unabhängig von ihrem Beziehungsstatus.

Was für ein Bild haben Sie bei dem Wort *Enthaltsamkeit* vor Augen? Einen Mönch, der ein Keuschheitsgelübde ablegt? Jemanden, der sich sexuelle Lust versagt? Denken Sie an Incels, die im Dunkeln sitzen und frauenfeindliche Threads auf Reddit posten? Stellen Sie sich einen Menschen vor, der sich für die Ehe oder für Gott aufspart? Glauben Sie, dass Ihre Geschlechtsorgane verschrumpeln, wenn Sie zu lange keinen penetrativen Sex haben? Halten Sie Enthaltsamkeit für die Abwesenheit aller Orgasmen – einschließlich der selbst gemachten? Gab es in Ihrem Leben schon einmal eine Phase selbst gewählter Enthaltsamkeit?

Ich möchte die Menschen sowohl beruflich mit The Sex Ed als auch privat dazu ermuntern, für die Entscheidungen anderer offen zu sein und sie zu akzeptieren – ob es sich dabei um Polyamorie, Sexpartys, Fetische oder die Entscheidung handelt, mal eine Pause einzulegen.

Es folgen Auszüge aus Gesprächen über Enthaltsamkeit mit Freundinnen und Kollegen. Sie haben meinen Horizont erweitert und geben mir das Gefühl, weniger isoliert zu sein, wenn ich Phasen erlebe, in denen ich mich auf die *Liebe zu mir selbst* konzentriere. Wir haben auch darüber gesprochen, ob wir beim Sex mit einer Partnerin oder einem Partner diese Menschen oder den Akt selbst dazu benutzen, eine innere Leere zu füllen.

Meine Freundin Gila Shlomi, genannt »Weezy«, ist Sexpertin und Co-Moderatorin des Podcasts *WHOREible Decisions*, der es sich zur Aufgabe macht, die Stigmatisierung von Kinky-Sex bei People of Color zu überwinden. Sie ist offen für neue Erfahrungen aller Art: Ob sie sich (von mir) zum Kundalini-Yoga schleifen lässt oder an einer Zoom-Orgie teilnimmt …

und noch so einiges mehr. Trotz ihrer Experimentierfreudigkeit erzählte sie mir:

» Bei manchen Trennungen muss ich enthaltsam bleiben, bis ich das Gefühl habe, dass sie überstanden sind. Denn ich übertünche den Schmerz [sonst] einfach mit Sex. Wir glauben, wenn wir Sex haben, verschwinden diese Gefühle oder wir fühlen uns besser. Aber das stimmt nicht. Ich glaube, wenn wir uns vorstellen, dass jemand komplett enthaltsam lebt, haben wir dieses Bild von einer Nonne im Kopf, die gar nichts darf. Das musste ich erst lernen: ›Ach, ich kann sexy und ein sexueller Mensch sein, ohne Sex zu haben.‹ Die Leute sehen Enthaltsamkeit nicht als Weg zu mehr Selbsterkenntnis, sondern eher als ein Suhlen in Selbstmitleid.«[3]

Carolyn Murphy ist ein Supermodel, zierte die Titelblätter der amerikanischen, französischen und italienischen *Vogue*, war das Gesicht der längsten Werbekampagne der Kosmetikbranche (für Estée Lauder) und ist auf den Laufstegen der ganzen Welt zu Hause. Man sollte meinen, dass eine Frau von erklärter Schönheit und Attraktivität ein ebenso beneidenswertes Sexualleben hätte, nicht wahr? Aber Carolyn sagt:

» Zwischen meinen Beziehungen hatte ich meist gar keinen Sex. Ich glaube, meine längste sexfreie Phase hat fünf Jahre gedauert. Da gab es keinerlei Kontakt zu Männern, nicht einmal einen Kuss. Manchmal [wenn die Leute erfahren, dass ich keinen Sex habe] sehen sie mich mit großen Augen an, als wollten sie sagen: ›O mein Gott, wie kannst du so etwas tun?‹ Ich habe keine Probleme, jemanden zu finden, der mit mir ins Bett geht. Es ist meine Entscheidung. Ich habe gerade einfach viele andere Möglichkeiten, Erfüllung zu finden. Ich glaube, das schockiert die Leute oft am meisten. Manche meiner Freundinnen sagen: ›Du musst etwas unternehmen. Du musst in die Gänge kommen.‹ Worauf ich antworte: ›Nein, an diese Goldpussy lasse ich nicht jeden x-Beliebigen ran. Sie ist mir heilig.‹ Wer da rein will, muss es sich verdienen.«[4]

Es gab mehr Frauen als Männer, die offen mit mir über Enthaltsamkeit sprachen. Das könnte daran liegen, dass die männliche Identität sehr stark mit der Vorstellung von sexueller Leistungsfähigkeit verknüpft ist, sodass es für sie beschämender oder »abnormaler« ist (wieder einmal bremst uns die Vorstellung von »normal«!) zuzugeben, wenn sie sich gegen Sex *entscheiden*. Aber auch sehr erfolgreiche Männer, die sich ihre Partnerinnen oder Partner aussuchen können, wählen Phasen der Enthaltsamkeit.

Ramy Youssef ist Comedian, Regisseur, Autor, Schöpfer und Star der mit einem Golden Globe ausgezeichneten Sendung *Ramy* des Streaminganbieters Hulu. Seine Sendung beschäftigt sich mit vielen Themen rund um die Sexualität – vom Glauben bis hin zum Füllen der inneren Leere –, während seine Figur nach der goldenen Mitte zwischen irdischen Begierden und dem Göttlichen sucht. Eine Folge beginnt damit, dass er im Bett liegt, während er Gummibärchen in sich hineinstopft, Pornos schaut und masturbiert. Am Ende wird ihm von beidem übel. »Weil ich bis zur Ehe warten wollte, hatte ich erst mit Anfang 20 Sex«, sagte er. »Sex war diese Sache, die in der Highschool passierte, sogar sehr häufig, aber ich wollte das nicht. Und dann habe ich Schauspielunterricht genommen, und das hat alles durcheinandergewirbelt. Wenn du Schauspielunterricht nimmst, denkst du: ›O Mann, ich muss mich ausdrücken.‹«[5] Auch als er dann sexuell aktiv war, entschied er sich für Phasen der Enthaltsamkeit, um sein Verhältnis zur Sexualität und zum Glauben und seine diesbezüglichen Grenzen besser zu verstehen. »Manchmal muss man einfach eine Pause einlegen können. Ich glaube, uns Kerlen fällt es wirklich schwer, mal zu pausieren. Bei uns heißt es immer: ›Moment mal – *was* habe ich da gemacht?‹ Bei einem Kerl ist der Zustand vor und nach dem Sex wie eine Zeitreise. Er denkt: ›O Mann, jetzt bin ich ein völlig anderer Mensch.‹ Es kann eine echt berauschende Erfahrung sein, glaube ich.«[6]

Den Musiker, Produzenten und verrückten Musikwissenschaftler Mark Ramos Nishita kenne ich seit über 20 Jahren. Abgesehen von seinen Soloprojekten hat »Money Mark« unter anderem mit den Beastie Boys, David Byrne von den Talking Heads und den Yeah Yeah Yeahs gearbeitet. Er gab zu: »Es ist schon unglaublich oft – also wirklich zig Male – vorgekommen, dass ich lieber masturbiert habe, als mit jemandem Sex zu haben. Als Jugendlicher hatte ich am Anfang einfach Sex, wenn die andere Person es wollte. Und später hatte ich dann das Gefühl: *Was tue ich da eigentlich, wenn ich gar keine echte Verbindung zu diesem Menschen aufbaue?* Der Sex war irgendwie leer. Sagt man das so? Ich hatte einfach das Gefühl, dass er irgendwie keinen Wert hatte und ich einfach lieber masturbieren und es damit gut sein lassen wollte.«[7]

Aber nicht nur den Privatpersonen, mit denen ich gesprochen habe, ist aufgefallen, dass sie mit Sex eine innere Leere füllen. Auch einige der bekanntesten Persönlichkeiten der Pornofilmbranche, die buchstäblich *dafür bezahlt werden*, dass sie Sex haben, empfinden die Enthaltsamkeit als tröstend. Joanna Angel ist ein mehrfach ausgezeichneter Pornostar, Regisseurin, Produzentin, Unternehmerin und Gründerin des alternativen Pornofilmstudios Burning Angel Entertainment, das sie im Jahr 2002 etablierte – als sie noch im College war. Sie verriet: »Es gab Zeiten, in denen ich den Sex vor der Kamera nicht mitgezählt habe. Wenn ich zwischen zwei Beziehungen war, verzichtete ich privat längere Zeit auf Sex. Ich weiß, dass mich deshalb niemand bemitleiden wird. Schließlich hatte ich immer noch ziemlich guten Sex vor der Kamera. Aber ich habe dies als eine Form der Enthaltsamkeit empfunden.« Auch vor ihrem Einstieg in die Pornoindustrie ging sie durch eine Phase der Abstinenz:

» Ich war mit jemandem zusammen und todtraurig, als wir uns trennten. Der Typ hatte mich betrogen und mir das Herz gebrochen. Ich war am Boden zerstört. Ich weiß noch, dass ich versucht habe, mit ein paar schmuddeligen, betrunkenen One-Night-Stands darüber hinwegzukommen. Keine gute Motivation für Sex. Ich dachte: ›Okay, ich werde einfach nicht mehr an Sex denken.‹ Ich masturbierte. Masturbieren ist wirklich gesund. Wenn die Leute ein echtes Bedürfnis nach Sex haben, vergessen sie, dass man es auch einfach dadurch stillen kann, dass man sich selbst darum kümmert. Das nimmt den Druck raus, und wenn man dann in die Welt hinausgeht und bereit ist, jemanden kennenzulernen, kann man sich diesem Menschen von seiner besten Seite zeigen, statt verzweifelt, nervös und unruhig zu sein. Ich will Spaß am Sex haben, und es soll ein schöner Moment sein, den man mit jemandem teilt; nicht etwas, was fast schon eine Sucht ist, die man stillen muss.«[8]

Wenn Masturbation Selbstliebe ist, ist sie vielleicht eine der gesündesten Möglichkeiten, die innere Leere zu füllen. Hier kommt ein neues Mantra, das Sie sich ins Gedächtnis rufen können, wenn Ihre Stimmung richtig düster wird. Bevor Sie tun, was Sie auch sonst immer tun, um die innere Leere füllen, gilt: *Meditation, Musik, Masturbation.* Soll heißen, dass Sie sich einen Moment Zeit nehmen, bevor Sie essen / ficken / sich zudröhnen / trinken und beobachten, ob dieses Verhalten Vergnügen oder Flucht ist. Für mich bedeutet das, dass ich meditiere (das könnte so aussehen, dass ich 20 Minuten ruhig dasitze oder die schnelle, reinigende Atemübung mache, die ich weiter hinten erklären werde); dass ich Musik anmache, die mir gefällt, und dazu tanze oder mitsinge (meine Freundin Grace Harry schlug vor, eine Playlist mit Gute-Laune-Songs zusammenzustellen); gefolgt von etwas Selbstberuhigung, also einem selbst gemachten Orgasmus!

Wenn das Bedürfnis dann immer noch da ist (was nach den oben genannten Schritten oft nicht mehr der Fall ist), gebe ich ihm nach.

Wie also können wir lernen, mit unserer inneren Leere zu leben? Hier sind ein paar hilfreiche Schritte, die wir uns ins Gedächtnis rufen können, wenn unser Schattenselbst aus den dunkelsten Winkeln hervorlugt:

1. Akzeptieren und lieben Sie Ihren Schatten. Er ist ein Teil von Ihnen, und je mehr Sie ihn *(sich selbst)* ablehnen, desto schwieriger wird es, ihm *(sich selbst)* zu entkommen.
2. Versuchen Sie, unangenehme Gefühle so lange auszuhalten, bis sie verstehen, wo sie herkommen. Wenn das oben genannte Mantra *Meditation, Musik, Masturbation* nicht funktioniert, habe ich noch eine einfache Übung für Sie: Stellen Sie einen Timer auf zwei Minuten. Schließen Sie die Augen und spüren Sie in das Gefühl hinein, dem Sie aus-

weichen wollen. Empfinden Sie Angst, Einsamkeit, einen Mangel an Selbstwertgefühl? Besorgnis? Langeweile? Wo nehmen Sie es in Ihrem Körper wahr? Spüren Sie eine Enge in Ihrer Brust? Verkrampft sich Ihr Magen? Wenn die Zeit abgelaufen ist, schreiben Sie weitere zwei Minuten frei darüber, wo diese Gefühle Ihrer Ansicht nach herkommen. Wenn Sie einfach mal kurz innehalten (falls Sie Kinder haben, können Sie diese Pause als Ihre persönliche Auszeit betrachten), kann Ihnen dies helfen festzustellen, ob Sie das Sagen haben oder Ihre innere Leere.

3. Freunden Sie sich mit der inneren Leere an. Manchmal fühlt man sich einfach leer, und das ist in Ordnung. Mensch sein heißt, in einer Grauzone zu leben. Es muss nicht immer alles perfekt aussehen oder sich perfekt anfühlen.

Ich stelle Ihnen nun noch einmal die gleichen Fragen wie zu Beginn des Kapitels:

Welche Bedürfnisse befriedigen wir mit Sex?

Einen animalischen Instinkt?

Eine Herzensverbindung?

Den Wunsch, Verbundenheit zu unserer Partnerin oder unserem Partner herzustellen?

Die Sehnsucht, unsere Sexualität und unser Lustpotenzial zu erforschen?

Und wann gehen wir eine romantische Beziehung ein?

Wenn wir total verliebt sind und uns mit unserer Partnerin oder unserem Partner seelisch verbunden fühlen?

Aus Bequemlichkeit oder finanziellen Gründen?

Um zu erkunden, was es heißt, wahre Nähe zu erleben und von einem anderen Menschen wirklich gesehen zu werden?

Oder haben wir Angst vor dem Alleinsein?

Geben wir uns mit dem zufrieden, was wir haben, weil wir glauben, nicht mehr zu verdienen?

Genügt es uns, einfach irgendjemanden zu haben?

Glauben wir, wenn man uns liebt oder begehrt, bedeute dies, wir seien liebenswert?

Das Wissen um unsere Motivationen hilft uns, in unseren sexuellen Beziehungen klar zu bleiben: Welche Gefühle wollen wir befriedigen oder umgehen?

3 TRAUMA

Bevor wir anfangen, möchte ich betonen, dass ich keine Expertin für Traumatherapie bin und die Menschen ermutige, sich professionelle Unterstützung zu suchen. Dieses Thema sollte äußerst behutsam angegangen werden, und niemand sollte den Verarbeitungsprozess allein bewältigen müssen oder bevor sie oder er bereit dazu ist. Die folgenden Geschichten, Werkzeuge und Übungen haben mir geholfen, die Anforderung meiner eigenen Traumata anzugehen und darüber zu sprechen. Ich berichte davon in der Hoffnung, dass sie auch anderen Menschen mit ähnlichen Erfahrungen Trost schenken. Soweit es möglich ist, nenne ich qualifizierte und lizenzierte Experten, die auf diese Themen spezialisiert sind, und erkläre, worauf Sie achten (und was Sie gleich zu Beginn fragen) sollten, wenn Sie Rat suchen.

Unverarbeitete Traumata gehören zu den größten Lustkillern. Welche Traumata müssen wir uns eingestehen und kommunizieren, um gesündere, liebevollere und sinnlichere Beziehungen zu uns und unseren Partnerinnen und/oder Partnern zu haben?

Die meisten Menschen machen irgendwann einmal traumatische Erfahrungen. Üblicherweise werden Traumata mit erschütternden Ereignissen oder körperlichen Verletzungen in Verbindung gebracht. Hierzu zählen unter anderem sexuelle Gewalt, der Tod eines geliebten Menschen, Scheidung, Schwangerschaftsabbruch, Fehlgeburt, ein Bruch innerhalb der Familie, Hassverbrechen, familiäre Gewalt, psychische Erkrankungen, Alkohol- oder Drogensucht (die eigene oder die eines nahestehenden Menschen), Haftstrafen oder eine Umgebung, in der

Sie aufgrund der Klimakatastrophe, einer Pandemie oder politischer Instabilität unter großem Stress stehen.

Auch Dinge, die auf den ersten Blick eher unerheblich wirken wie Mikroagressionen, die sich im Laufe der Zeit anhäufen, ein Autounfall oder eine Sportverletzung, ein persönlicher oder beruflicher Verlust, können traumatisch sein. Nur weil etwas weniger tragisch *wirkt*, bedeutet das nicht, dass es weniger Einfluss auf Ihr emotionales und sexuelles Wohlbefinden hätte. Vor Kurzem haben wir über unsere Internetseite die E-Mail einer jungen Frau erhalten, die verstört war, weil sie bei jedem Orgasmus in Tränen ausbrach. Noch beunruhigender war für sie, dass sie kein einzelnes Ereignis benennen konnte, das sie als massives Trauma empfand, beispielsweise eine Form von sexueller Gewalt, und worauf sie dieses Verhalten zurückführen konnte. Damit möchte ich sagen, dass die Art und Weise, wie unser Körper und unsere Psyche auf ein Trauma reagieren, ebenso wie unsere sexuelle Identität sehr stark von unserer individuellen Erfahrung abhängt.

Es ist unangenehm, an Traumata zu denken, geschweige denn darüber zu sprechen. Selbst wenn große Tragödien und Verluste unser ganzes Denken in Anspruch nehmen, beantworten wir die Frage nach unserem Befinden mit »Gut«, weil es leichter ist, als die Wahrheit zu sagen. Und wir haben alle so gut gelernt, der unangenehmen Wahrheit aus dem Weg zu gehen, nicht wahr? Obwohl wir auf unserem Weg durchs Leben insgeheim alle die gleichen Schwierigkeiten haben, sind wir Menschen … ach, einfach so gut darin, uns der Norm anzupassen … seufz.

Die Wahrheit ist: *Unsere eigenen Traumata sind uns unangenehm. Die Traumata anderer Menschen sind uns unangenehm.*

Komplexe Themen wie Sex, Tod und Trauer kehren wir gern unter den Teppich. Aber je mehr wir uns über die tiefe Traurigkeit und die Traumata ausschweigen, die alle Menschen erleben, desto mehr Macht verleihen wir ihnen.

Hier kommt unsere alte Bekannte ins Spiel, die innere Leere. Wenn wir anfangen, uns ihr zu stellen, statt sie zu ignorieren oder füllen zu wollen, kommen oft unsere Traumata zum Vorschein – mitunter zum allerersten Mal – und machen sich als dumpfer oder stechender Schmerz bemerkbar. Sie können sich aber auch als ein gewaltiges emotionales Ereignis manifestieren, von dem wir bislang nicht das Geringste geahnt hatten, das uns umhaut und uns glauben lässt, wir könnten nie wieder aufstehen.

Obwohl wir unsere Traumata auf persönlicher Ebene vielleicht nicht spüren, benennen oder würdigen wollen (oder anthropologisch auf Vermeidung gedrillt sind), werden wir kulturell von allen Seiten mit Bildern von traumatischen Ereignissen bombardiert – von Blockbustern, die von Gewalt und Katastrophen handeln, bis hin zu dem massenhaften Sterben, den Unglücken und dem Blutvergießen, deren Zeugen wir überall auf der Welt werden. Hinzu kommt, dass es sich bei einem großen Teil des sexuellen Materials, das wir zur Unterhaltung oder in Form von Nachrichten konsumieren, um »Traumapornos« handelt. Dies schließt die Flut von sexueller Gewalt in unseren Lieblingsstreamingserien sowie die unzähligen Fälle von sexuellen Übergriffen und sexueller Nötigung ein, die tagtäglich unsere Social-Media-Feeds füllen.

Unsere Unfähigkeit, persönliche Traumata zu erkennen und uns damit auszusöhnen, passt nicht zu dem Umstand, dass uns traumatische Inhalte aufgezwungen werden, sobald wir einen Blick auf unsere elektronischen Geräte werfen. Ist dies ein kranker Trick, um uns auf »gefahrlose« Weise mit Traumata zu konfrontieren – damit wir uns mit den eigenen nicht auseinandersetzen müssen? Ist es leichter, weinend zusammenzubrechen, wenn etwas außerhalb von uns geschieht, als uns der eigenen Dunkelheit zu stellen? Auf dem Höhepunkt des Coronalockdowns im Jahr 2020 klebten die Menschen fast überall auf der

Welt an den Fernsehgeräten, sahen zu, wie sich das kollektive Trauma entfaltete, teilten Mortalitätsraten und apokalyptische Artikel – oft statt miteinander über ihre Unsicherheit und Angst zu sprechen.

Gerade im Bereich der Sexualität ist der überwiegende Teil dessen, was wir im kulturellen Mainstream sehen, auf irgendeine Weise mit Traumata verbunden. Die Unterhaltung, die Nachrichten und sogar die Diskussion um die sexuelle Aufklärung kreisen in den meisten Fällen um sexuelle Nötigung, Einvernehmlichkeit oder Methoden zur Verhütung von Schwangerschaften und der Verhinderung sexuell übertragbarer Krankheiten.

Wo sind die gesunden Vorbilder für die *Lust* am Sex? Wo können wir abseits der Pornografie sehen, wie Sex auf sinnliche, einvernehmliche und freudvolle Weise zelebriert wird? Wo schaffen wir einen Raum, um die bewusstseinserweiternden Möglichkeiten der Sexualität zu erfahren? Wo können wir sehen, dass der Sex und unsere Sexualität eine entscheidende Rolle dabei spielen, größtmögliche Erfüllung zu finden?

Vielleicht zeigt dies, wo wir als Gesellschaft stehen und wie sehr wir verhindern, dass unsere Traumata ans Licht kommen. Aber wo Licht ist, finden wir Gemeinschaft, Unterstützung und Akzeptanz für einige unserer verletzlichsten Erfahrungen.

Zudem gibt es eine Art von Trauma, das jeder von uns abgesehen von seiner individuellen Geschichte in irgendeiner Form hat: das generationenübergreifende Trauma.

Wir erben die Geschichten, Muster und Traumata unserer Eltern, Großeltern und anderer Vorfahren (selbst wenn wir nichts von ihnen wissen). Generationenübergreifende Traumata sind mit ethnischen, geschlechtlichen und sexuellen Systemen verflochten, die uns seit langer Zeit begrenzen, definieren und unterdrücken. Alle Menschen, deren Vorfahren in Sklaverei geboren oder versklavt wurden; indigene Völker, denen ihr Land genommen wurde; Menschen, die ihrer Sprache beraubt wurden, seit Jahrhunderten unter ethnischen Angriffen und anderen Ungerechtigkeiten leiden, tragen Traumaspuren in ihrer DNS. Am anderen Ende des Spektrums der Unterdrückung liegt das generationenübergreifende Trauma derjenigen, deren Ahnen andere ausgebeutet, misshandelt und/oder Sklaven gehalten haben. Damit Heilung stattfinden kann, müssen wir sowohl unsere Narben als auch die Sünden unserer Vorfahren würdigen.

Viele von uns tragen auch die Traumata des sexuellen Missbrauchs und der Vergewaltigungen in sich, die wir selbst, unsere Freundinnen, Mütter, Großmütter, Urgroßmütter, Ururgroßmütter und viele weitere Generationen über Jahrhunderte erlitten haben. Ich spreche von der kollektiven mütterlichen Linie. Nicht alle Überlebenden sexueller Gewalt haben eine Vagina, aber historisch betrachtet kommt dies häufiger vor. In vielen Kulturen gilt das Prinzip, dass die Gewinner eines Krieges die Frauen des Dorfes vergewaltigen und als Kriegsbeute verschleppen dürfen.

Über die väterliche Linie bekommen wir es mit einer anderen Art von Trauma zu tun: einem Verhaltenszyklus, der Eroberung, Plünderung, Gewalt und Missbrauch sowie etwas belohnt, was auch »toxische« Männlichkeit genannt wird, ich aber lieber als »verletzte« Männlichkeit bezeichne. Diese Linie unterstützt weder Schwäche noch Empfindsamkeit (sondern versucht vielmehr, diese Yin-Eigenschaften[1] aktiv zu unterbinden). Ich könnte mir vorstellen, dass es erdrückend sein muss, mit all diesen Projektionen konfrontiert zu werden, was es heißt, »ein Mann« zu sein.

So wie die Frauen Jahrtausende der Gewalt und der Unterdrückung erlebt haben, werden auch die Männer vom patriarchalischen System unserer Kultur in Schubladen gesteckt. Sie werden daran gehindert, weiche, nährende, verletzliche Räume als einen Rahmen zu erfahren, der ihnen bei der Heilung traumatischer Ereignisse hilft. Und sie müssen sich anhören, dass sie sich »zusammenreißen« und »ein Mann« sein sollen. Ich frage mich, wie viele tief verborgene Traumata in Form von Wut, Gewalt, sexueller Frustration und sexuellen Übergriffen zum Ausdruck kommen.

Ich weiß, dass ich beim Schreiben dieses Kapitels sowohl im echten Leben als auch virtuell auf ein breites soziales Netz von Unterstützerinnen und Unterstützern zurückgreifen kann, das mir hilft, die Traumata zu verarbeiten, die beim Ausloten dieser Tiefen hochkommen. Frauen, Nichtbinäre und Personen aus dem Bereich LBGTQIA+[2] haben Zugang zu einer größeren Community als je zuvor, in der wir offen über unsere Wunden sprechen und verstehen können, dass sie normal sind. Doch wo gibt es solche Möglichkeiten für heterosexuelle Männer? Wo und wie bekommen sie Ermutigung und Unterstützung, um die eigenen tief verborgenen, dunklen und verletzten Bereiche heilen zu können? Erwarten wir von ihnen, dass sie mit der Zeit gehen, in der wir leben, aber lassen sie bei der Suche nach Unterstützung und Gemeinschaft allein?

Vor den 90er-Jahren (Riot Grrrl, den Anhörungen im Fall Anita Hill, der postfeministischen Welle) wurde *weder* privat *noch* öffentlich über sexuelle Übergriffe *gesprochen*. Es gab weder öffentlich geförderte Selbsthilfegruppen noch eine gesundheitliche Versorgung für Überlebende. Ich habe selbst mitgeholfen, in den 90ern an meiner progressiven, sexpositiven Highschool eine Selbsthilfegruppe für Betroffene von Vergewaltigung und sexueller Nötigung zu gründen. Meine Schule war eine der ersten in den USA, die Kondome an die Jugendlichen verteilte, um für Safer Sex zu werben, und ein LGBTQIA+-Geschichtsseminar anbot. Trotzdem war es schambesetzt und tabu, über sexuelle Traumata zu sprechen. Ich erinnere mich, wie wütend ich damals war, dass das Justizwesen keine echten

Strafen für Missbrauch vorsah. (Ein Bereich, in dem es nach wie vor große Defizite gibt.) Überlebende von Missbrauch erfuhren die Ablehnung und/oder die Missbilligung ihrer Familie, der Gesellschaft und sogar ihrer selbst. Stellen Sie sich vor, keinerlei kulturellen Zugang zu Therapie oder Heilung zu haben. Keinen. Stellen Sie sich vor, wie viele nicht therapierte Übergriffe da im Laufe der Jahre zusammenkommen. Stellen Sie sich vor, wie viel Schmerz und Traumata unter den sprichwörtlichen Teppich gekehrt wurden, wo sie Angst, Scham, Wut, Depressionen, Panik, Lustlosigkeit, exzessive sexuelle Neigungen und tiefe Traurigkeit erzeugen. Viele Überlebende beschreiben das Gefühl, gebrochen zu sein.

Unabhängig von unseren persönlichen Erfahrungen mit sexueller Gewalt kommen wir bereits mit diesen generationenübergreifenden Traumata zur Welt. Wenn Sie Ihren Stammbaum weit genug zurückverfolgen (und vielleicht stellen Sie überrascht oder zutiefst erschüttert fest, dass Sie gar nicht so weit zurückgehen müssen), werden Sie in der eigenen Familie viele Geschichten von sexuellen Traumata entdecken – ob bei Ihrer Mutter, Großmutter, Tante, Schwester, Ihrem Onkel, Bruder oder Cousin.

Möglicherweise haben sie Ihnen die Geschichte ihres Missbrauchs erzählt, als Sie noch ein Kind waren und nicht wussten, wie Sie dies verarbeiten sollten. Viele Kinder, die mitansehen müssen oder erfahren, dass eine nahe Angehörige oder ein naher Angehöriger vergewaltigt wurde, nehmen dieses Gefühl in sich auf und glauben jahrelang, sie seien selbst missbraucht worden. Vielleicht haben Sie die Geschichten, die Sie gehört haben, auch nicht geglaubt oder übel genommen oder verurteilt. Vielleicht sind Sie selbst eine Überlebende oder ein Überlebender.

Nachdem mir meine Mutter erzählt hatte, dass sie als Kind sexuell belästigt worden war, reagierte ich jahrelang so, als hätte ich den Übergriff selbst erlebt. Ich weiß noch, dass mir übel war und ich meine Vagina zusammenzog, als sie ihre Erfahrung schilderte. Wenn ich daran denke, dass geliebte Menschen Missbrauch erdulden mussten oder noch immer erdulden, oder wenn ich auf die Situationen zurückblicke, in denen meine eigenen sexuellen Grenzen überschritten wurden, verändert sich meine Stimmung, und ich denke an alles andere, nur nicht daran, »sexy« zu sein. Mein Körper gerät selbst dann in einen Zustand der Panik und der Bedrohung, wenn ich mit jemandem zusammen bin, der mich unterstützt.

Obwohl es inzwischen mehr Hilfssysteme gibt und wir bei der Verarbeitung sexueller Traumata mehr Unterstützung haben als früher, haben wir nach wie vor die Erwartung, dass sie sich irgendwann auflösen werden; dass sie eines Tages einfach verschwinden und wir »geheilt« sein werden. Auch dann, wenn wir (unser Partner, unsere Freundin oder ein Familienmitglied) uns ausgiebig mit der Verarbeitung unseres Traumas beschäftigt haben, kann es noch Dinge geben, die uns triggern. Es kann vorkommen, dass bei einer Sexualpraktik, die Sie genießen und die Sie schon viele Hunderte Male voll enthusiastischer Zustimmung mit Menschen erlebt haben, die Sie lieben, alte Wunden aufbrechen. *Das ist normal. Sie sind in Ordnung.*

Stellen Sie in diesem Fall jegliche sexuelle Aktivität ein, sammeln Sie sich und sagen Sie Ihrer Partnerin oder Ihrem Partner, dass Sie sich getriggert fühlen. Bitten Sie um das, was Sie brauchen, um sich sicher zu fühlen. Jeder, der das große Glück hat, mit Ihnen intim sein zu dürfen, sollte Ihre sexuellen Grenzen ebenso respektieren, wie Sie es auch umgekehrt täten. Falls Sie, Ihre Partnerin oder Ihr Partner gerade an persönlichen Traumata arbeiten, ist es besonders wichtig, die Zustimmung zu sexuellen Handlungen laufend zu erneuern, während Sie die einzelnen Schichten freilegen.

Traumata aller Art – mehr oder weniger schwerwiegend –

können uns bis ins Mark erschüttern und die Fähigkeit beeinträchtigen, *im eigenen Körper präsent zu sein*, sexuelle Gefühle zu empfinden, Lust zu verspüren und uns mit einer Partnerin oder einem Partner wirklich gehen zu lassen.

Selbst dann, wenn wir Zeit und Energie investieren und eine Therapie machen, um uns mit unseren Traumata und unserer posttraumatischen Belastungsstörung zu beschäftigen, bleiben diese Erfahrungen immer ein *Teil von uns*. Leider entzieht es sich unserer Kontrolle, wann sich unsere Traumata oder unser Schmerz bemerkbar machen: Ein Geräusch, Hormonschwankungen, eine Farbe, eine Berührung, ein Geruch oder der Wechsel der Jahreszeiten können uns buchstäblich in die Knie zwingen. Auch starke Gefühle und Sex können dafür sorgen, dass der Schmerz erneut aus tiefen Reservoirs hervorquillt. Kurz nach dem Tod meines Vaters hatte ich eine neue Beziehung, und der Sex war unglaublich. Trotzdem begann ich mittendrin, unkontrollierbar zu schluchzen, während Wellen von intensiven multiplen Orgasmen über mich hinwegspülten. Der Orgasmus hatte die emotionalen Schleusen geöffnet. Ich sah hinunter ans Ende des Bettes, wo meine Katze meinem Lover in die Füße biss, während ich kam, und mit einem Mal verwandelten sich meine Tränen in hysterisches Gelächter. Sex und Intimität können Zustände gesteigerter Empfindung auslösen, sodass wir die Kontrolle über unsere Reaktionen verlieren. Ganz ähnlich wie die junge Frau sich wegen ihrer Tränen beim Orgasmus ratsuchend an uns wandte, brachte ich den Vorfall damals nicht bewusst mit Trauer oder früheren Traumata in Verbindung. Ich fügte die Puzzleteile erst im Nachhinein zusammen.

Die meisten Menschen werden auf ihrem Weg durchs Leben irgendwann traumatisiert. Unabhängig davon, ob wir diese Traumata verdrängen oder uns ihnen unmittelbar stellen, kann es sich anfühlen, als kämen wir niemals ganz darüber hinweg; als würden wir nie mehr »heil« oder »geheilt«.

Traumata können so große Scham verursachen, dass wir glauben, niemand könne uns je lieben oder uns als etwas anderes als »beschädigt« betrachten. Tatsächlich sind unsere Traumata zwar schmerzhaft, aber nur ein weiterer Teil der individuellen Geschichten (und Narben), *die uns zu den Menschen machen, die wir sind.* Ja, Traumata können extrem verletzlich machen; doch diese Verletzlichkeit kann unserem Wachstum und der Vertiefung unserer intimen Beziehungen eher zum Vor- als zum Nachteil gereichen. Wenn wir unsere Unsicherheiten, »Makel« und komplizierten Lebensgeschichten offenbaren, können wir *gesehen* werden. Wir verlieben uns in andere (und umgekehrt), wenn wir Verletzlichkeit und unsere tiefsten Wunden wahrnehmen und offenbaren können. Das geht natürlich nicht über Nacht! Es braucht Zeit und Vertrauen, sich zu offenbaren. Deshalb müssen wir uns vor Love Bombing[3] in Acht nehmen – vor allem wenn wir traumatische Erfahrungen gemacht haben, denn dann können wir für plötzliche, übertriebene Liebeserklärungen besonders empfänglich sein. Wenn wir es langsam angehen, können wir unsere Gefühle wahrnehmen, statt uns in dem Wunschdenken zu verlieren, der andere möge uns heil machen / retten / unsere Wunden heilen.

In Japan gibt es ein wunderschönes ästhetisches Konzept namens *wabi sabi*, welches die Unvollkommenheit, Unbeständigkeit und Unvollständigkeit feiert. Bei einer Technik namens Kintsugi werden die Risse in zerbrochener Keramik mit Gold gefüllt. Sie dient auch als Philosophie, um den Wunsch nach Perfektion oder Ganzheit loszulassen. Die Bewunderung soll den Rissen selbst gelten.

Ob es uns irgendwie gelingt, unser Trauma oder zumindest den Teil von uns zu lieben, den wir möglicherweise für beschädigt halten? Falls wir – zum Beispiel von der Geburt – tatsächlich körperliche Narben davontragen, können wir dann in Erwägung ziehen zu lernen, diese Narben zu lieben und sie vielleicht sogar als Symbole unserer Stärke zu verehren? Unabhängig davon, ob Sie eine problemlose vaginale Geburt, komplizierte Wehen oder einen geplanten Kaiserschnitt erleben, fordert das Abenteuer der Geburt stets einen körperlichen und emotionalen Tribut. Können wir zärtlich mit uns umgehen und die Operationsnarbe und die Male auf unserem Körper liebevoll neu definieren? Frischgebackene Mütter, die sich von der Geburt erholen und wenig Lust auf penetrativen Sex haben oder zu erschöpft dafür sind, können Kraft schöpfen, indem sie sich ein wenig Zeit nehmen, um ihre Vulva zu pflegen. Sie können sie zum Beispiel zärtlich mit Gleitmittel massieren oder im Spiegel betrachten, um sich mit den Veränderungen vertraut zu machen, die ihr wunderbarer Körper gerade erlebt hat. Ich weiß, dass es vor dem Spiegel einfacher ist, sich niederzumachen, als sich Komplimente zu machen. Aber es ist gut, sich in Selbstvalidierung zu üben, statt nach Akzeptanz von außen zu suchen. Wenn es uns gelingt, die Schönheit in unserem Schmerz zu erkennen, wird es leichter, uns mitsamt unseren Narben und Traumata und allem anderen zu lieben und zu akzeptieren.

Die hawaiianische Kultur zeigt uns, wie wir Traumata würdigen können. Lei Wann, die Leiterin des botanischen Gartens Limahuli Garden & Preserve auf der Insel Kaua'i, erklärte mir, wie einer der hawaiianischen Schöpfungsmythen in Verbindung mit einem Grundnahrungsmittel, der Taro- oder Kalopflanze, helfen kann, den Verlust eines Kindes zu integrieren:

» In der hawaiianischen Mythologie heißt es, dass sich Wākea (der Himmelsvater) und die wunderschöne Göttin Ho'ohokukalani (die Göttliche, die die Sterne erschuf) ein Kind wünschten. Ihr erstes Kind wurde tot geboren. Sein Leichnam wurde in der Nähe ihres Hauses begraben. Daraus entstand eine Taro- bzw. Kalopflanze namens

Hāloa-naka (›langer zitternder Stiel‹). Der zweite Versuch der beiden brachte einen Jungen hervor, den die Götter Hāloa nannten. Hawaiianische Familien ehren ihre Fehlgeborenen, geben ihnen Namen und begraben sie oft an der östlichen Ecke ihres Hauses. Wenn man fragt, wie viele Kinder sie haben, zählen sie auch diejenigen mit, die sie verloren haben.«[4]

Diese Art, mit Traumata zu *leben*, bindet Trauer, Wut und all die anderen schwierigen, mit Verlust verbundenen Gefühle in den natürlichen Kreislauf ein.

Können wir auch dem Trauma eines Schwangerschaftsabbruchs diesen Raum zugestehen? Die Entscheidung für oder gegen den Abbruch einer Schwangerschaft ist immer schwierig – unabhängig vom eigenen Standpunkt bezüglich der reproduktiven Rechte. Es gibt so viel Unterstützung für Gebärende, aber es wird kaum offen über die Betreuung derjenigen gesprochen, die sich dafür entscheiden, eine Schwangerschaft zu beenden. Können wir uns vorstellen, bei einem Schwangerschaftsabbruch mit einer Zeremonie der Akzeptanz und des Loslassens das Trauma zu würdigen, das unserem Schoß widerfahren ist? Meine Freundin Erica Chidi ist Doula (Geburtsbegleiterin) sowie Mitbegründerin und Autorin von LOOM, einer Informationsplattform zum Thema reproduktive Gesundheit. Sie erklärt:

» Es gibt Doulas, die bei Fehlgeburten, Schwangerschaftsabbrüchen oder Totgeburten mit den Leuten arbeiten. Alle diese Erfahrungen sind mit der Fortpflanzung verbunden. Wir haben es mit ähnlichen physiologischen Vorgängen ein und desselben Spektrums zu tun. Die

> Menschen brauchen emotionale Unterstützung und Aufklärung – unabhängig davon, was am Ende geschieht. Für viele ist ein Schwangerschaftsabbruch ein gesundheitsorientiertes Verhalten. Es gibt unendlich viele Gründe, weshalb jemand nicht schwanger sein will. Wenn wir dieses Verhalten als ein Streben nach Gesundheit betrachten, wird verständlich, dass die Unterstützung durch eine Doula nötig ist. Dass man einfach für die Frauen da ist und ihnen zur Seite steht, während sie diese unangenehmen physiologischen Reaktionen haben. Und die emotionalen Empfindungen, die eine echte Herausforderung sind. Jeder Mensch hat es verdient, bei großen Veränderungen in seinem Leben wirklich gute, evidenzbasierte, urteilsfreie emotionale Unterstützung zu bekommen.«[5]

So, wie sich unsere Muskeln bei einem Autounfall oder einer Verletzung beim Sport verkrampfen, ist auch die Gebärmutter ein wichtiger Sitz von Traumata und Spannung – ob infolge einer Schwangerschaft, Fehlgeburt, Totgeburt, Abtreibung, Vaginismus, sexueller Gewalt oder auch von Vorfällen, die nichts mit der Fortpflanzung oder Sexualität zu tun haben. Auf der ganzen Welt gibt es Beckenbodentherapeutinnen, die auf die Technik der Beckenbodenmassage spezialisiert sind, in deren Mittelpunkt die Muskeln, das Bindegewebe und die Bänder des Beckenbodens stehen. Sie können den Beckenboden auch selbst massieren, nachdem Sie medizinischen Rat eingeholt und es mit einer lizenzierten Fachfrau probiert haben.

Bei der Arbeit mit einer Beckenbodentherapeutin sollte vor der Massage von innen eine Sitzung stattfinden, in der die Therapierende alle Aspekte der Behandlung erklärt und Sie eine schriftliche Einwilligungserklärung unterzeichnen. Auf diese

Weise haben Sie in klares Verständnis davon, was für eine Massage Sie bekommen werden und dass dabei zur muskulären Entspannung möglicherweise das Perineum und/oder die Vulva mit sauberen und mit Handschuhen bekleideten Händen berührt werden.

Obwohl ich ein großer Fan von Körperarbeit bin, hatte ich vor der ersten eigenen Beckenbodenmassage nicht gewusst, wie wichtig es ist, sich im Rahmen des gesamten körperlichen und emotionalen Wohlbefindens auch den eigenen Fortpflanzungsorganen zu widmen. Und das, obwohl ich seit Jahren Menschen an Spezialistinnen und Spezialisten verwies! Natürlich kann einen der Gedanke, dass ein wildfremder Mensch die eigene Vulva, den Uterus oder das Perineum massieren wird, anfangs ein wenig einschüchtern. Aber es lässt sich eher mit dem Besuch bei einer besonders einfühlsamen Ärztin oder einem Arzt vergleichen. (Ich möchte deutlich sagen, dass diese Massage nicht sexuell ist und wie bereits erwähnt eine Aufklärung über Grenzen und Einwilligungen beinhaltet.)

Bei einer normalen gynäkologischen Untersuchung befindet sich die behandschuhte Hand Ihrer Ärztin keine fünf Minuten in Ihrem Körper, um mögliche Auffälligkeiten zu ertasten und einen Pap-Abstrich zu machen. Bei der Beckenbodenmassage haben Sie länger Gelegenheit, Kontakt zu Ihren inneren und Fortpflanzungsorganen aufzunehmen, und zwar auf eine Weise, die Sie bisher vielleicht noch nicht kannten. Es ist normal, dass Traumata zum Vorschein kommen, Tränen fließen und sich sogar verkrampfte Muskeln tief entspannen.

Während der Behandlung kommunizierte meine Therapeutin mit mir. Sie vergewisserte sich, dass ich mich wohlfühlte, erkundigte sich danach, was bei mir ans Licht kam, und erklärte, wo sie mich als Nächstes massieren würde. Ich fand es faszinierend, dass beispielsweise mein G-Punkt innerlich angespannt war. Als sie meinen rechten Eierstock bearbeitete, empfand ich große Angst und erinnerte mich daran, wie meine Mutter mir mit acht Jahren von dem sexuellen Übergriff erzählt hatte, der ihr widerfahren war. So viele Jahre später trug ich diese Erinnerung noch immer in meinem Schoß. Die Therapeutin erzählte, sie würde auch mit Menschen arbeiten, die monatelang zu Sitzungen kämen, in denen ausschließlich geredet werde, ohne Berührung. Andere bräuchten mehrere Massagesitzungen oder kämen nur einmal zur Generalüberholung.

Die Sache mit Traumata ist, dass sie unseren Verstand überwältigen und deshalb nicht auf einmal behandelt oder verarbeitet werden können. Nehmen wir zum Beispiel die Coronapandemie. Weltweit haben wir solche gewaltigen Verluste, Trauer, finanzielle und emotionale Instabilität, Isolation und mentale Belastungen erlebt, dass es noch Jahre dauern wird, bis wir unsere kollektive posttraumatische Belastungsstörung wirklich verstehen und uns davon erholen können. Bei vielen Menschen in aller Welt brachte das Trauma der Coronapandemie Erinnerungen an frühere Wunden und Leiden zum Vorschein. Das ist normal und kann immer dann vorkommen, wenn man irgendein Trauma erlebt. In seinem bahnbrechenden Buch *Trauma-Heilung: Das Erwachen des Tigers. Unsere Fähigkeit, traumatische Erfahrungen zu transformieren* schreibt der Psychotherapeut Peter Levine: »Wenn wir die direkte Konfrontation suchen, tut das Trauma, was es immer getan hat: uns Angst einjagen und erstarren lassen.«[6] Selbst ein kleiner Autounfall kann Gefühle der Trauer aufgrund einer Erfahrung bloßlegen, die Sie verdrängt und von der Sie gehofft hatten, sie nie mehr fühlen zu müssen. Ich möchte noch einmal sagen, dass wir keinerlei Kontrolle darüber haben, wann unser Trauma beschließt, dass es an der Zeit ist, uns mit ihm zu befassen. Es kann Jahre dauern, bis Traumata zum Vorschein kommen, damit Körper und Geist sie sehen können.

Als ich zu Beginn der Pandemie im Februar 2020 an CO-

VID-19 erkrankte, wurden aus irgendeinem Grund Erinnerungen an den 11. September 2001 wach, als mein Ex-Mann und ich ein paar Blocks vom World Trade Center entfernt gewohnt hatten. Fast 20 Jahre lang hatte ich verdrängt, was ich an jenem Tag gehört und gesehen hatte. Ich sprach nie darüber – nicht einmal wenn wir im Freundeskreis erzählten, wo wir beim Einsturz der beiden Türme des World Trade Centers gewesen waren.

Während der Quarantäne hatte ich zum ersten Mal fiebrige Albträume und Klarträume von jenem Tag. Visionen, die ich nie wieder hatte erleben wollen. Sie kamen bruchstückhaft wie kurze Nachrichtenclips, nur dass ich das brennende Gebäude und die Menschen, die aus den Fenstern sprangen, mit eigenen Augen gesehen hatte und von Kopf bis Fuß von Asche bedeckt gewesen war, nachdem der Einsturz des ersten Turms unsere Fenster eingedrückt hatte. Der Horror jenes Tages und der Tage, die darauf folgten, war so überwältigend, dass ich mich komplett abschotten musste, um zu funktionieren. Ich konnte keine Nachrichten schauen; bekam Panikattacken in der U-Bahn und in Untergeschossen von Parkgaragen; und litt unter starken Ängsten. Jahrelang nahm ich angstlösende Tabletten, wenn ich in ein Flugzeug stieg, um das Geräusch des Düsentriebwerks auszublenden. Bis heute vergegenwärtige ich mir in Menschenmengen, bei Konzerten oder im Kino die Fluchtwege.

Fast 20 Jahre vergingen, bis mein Gehirn entschied, dass ich mich dem Trauma nun direkt stellen sollte.

Es ist interessant, sich das Verhalten von Tieren in freier Wildbahn anzusehen, wenn sie angegriffen werden. Sie zeigen nicht die gleiche Kampf-oder-Flucht-Reaktion[7] wie der Mensch. Vielleicht haben Sie schon beobachtet, wie Ihr Haustier bei Gewitter Schutz sucht oder die Haare aufstellt, wenn es im Angstmodus ist. Wenn sie bedroht werden, zeigen viele Tiere eine biologische Reaktion, mit der sie das Trauma abschütteln, um ihr Nervensystem wieder in einen Zustand des Wohlbefindens zu versetzen. Das bedeutet, dass sie bei der Rückkehr zu ihrem Rudel oder Schwarm nicht mehr an den Angriff denken oder deswegen herumknurren.

Wenn das menschliche Nervensystem einen Angriff verzeichnet – wenn wir ein Trauma, Missbrauch, einen Autounfall, eine Verletzung, eine Operation, ein großes Unglück oder Ähnliches erleben –, verkrampfen wir uns, machen gute Miene zum bösen Spiel oder verdrängen das Erlebte. Das Trauma wird im Körpergedächtnis gespeichert, und sosehr wir auch mit einer Gesprächstherapie intellektuell daran arbeiten, lassen unsere biologischen Reaktionen doch nicht zu, dass wir es vergessen. Unser Muskelgedächtnis kann so stark und vielschichtig sein, dass bereits der Gedanke an eine entspannende Massage eine Panikattacke auslösen kann.

Die Aktivistin und Journalistin Ashlee Marie Preston ist die erste offen transsexuelle Person, die in Kalifornien für ein Amt kandidierte und Chefredakteurin einer landesweit erhältlichen Zeitschrift wurde. Sie erzählte mir:

» In meinem Körper stecken immer noch so viel Traumata. Vor Kurzem war ich zum ersten Mal bei einer Massage, und es war alles andere als angenehm. Ich war extrem angespannt. Wenn jemand sagt: ›Entspann dich‹, dann bin ich auch tatsächlich angespannt. Das ist bei mir einfach der Normalzustand. Ich muss erst noch lernen, was sexuelles Vergnügen ist. Weil ich mich früher prostituiert habe, um zu überleben, war Lust buchstäblich nur ein Gefühl. Ich bin in meinem eigenen Kopf gefangen, weil er so voll ist … Überlebende einer Vergewaltigung dissoziieren, und ich wurde als Erwachsene vergewaltigt. Die Art, wie ich lebe, ist vermutlich auch der Grund, weshalb ich all das tun kann, was ich [beruflich] tue, weil ich nicht

> auf meinen Körper höre. Ich weiß nicht einmal, [dass] ich eigentlich gar nicht in meinem Körper bin. Ich würde mich gern sicher genug fühlen, um in meinen Körper zurückzukehren.«[8]

Manche Menschen werden sich sehr langsam an jede Art von Berührung oder Intimität – ob in einer beruflichen oder romantischen Situation – herantasten müssen, um ihrem Trauma Rechnung zu tragen. Andere können hingegen großen Nutzen aus körperlicher Berührung ziehen, um tief sitzende Traumata zu lösen, zu denen die Gesprächstherapie keinen Zugang hat. Die Beziehung zu unseren Traumata und die Möglichkeiten ihrer Verarbeitung variieren von Mensch zu Mensch. Ich möchte wiederholen, dass es den »richtigen« Weg nicht gibt. Wenn Sie merken, dass Sie in einer intimen Situation angespannt sind, kann es hilfreich sein, einen Moment innezuhalten und zu versuchen, den Ursprung der Spannung in Ihrem Körper zu identifizieren.

Es gibt eine einfache Erdungstechnik, die oft therapeutisch genutzt wird und die ich hilfreich finde, wenn ich in Panik bin: Ich setze mich auf einen Stuhl und stelle beide Füße auf den Boden. Dann richte ich meine Aufmerksamkeit auf die vier Ecken meiner beiden Füße auf dem Boden und spüre, wie mein Körper vom Stuhl getragen wird. Der einfache Akt des Beobachtens, wie der eigene Körper mit dem Objekt, auf dem man gerade sitzt, sowie dem Boden selbst verbunden ist, befreit das Denken aus dem Gedankenkarussell. Eine weitere Übung, die Sie in jeder Situation sowie mit oder ohne körperliche Einschränkungen machen können, besteht darin, drei Dinge in Ihrer Umgebung zur Kenntnis zu nehmen und zu benennen. Wenn ich jetzt zum Beispiel von meinem Laptop hochsehe, erkenne ich aus dem Augenwinkel einen schwarzen Ventilator, der sich dreht, eine violette Orchidee und eine rosafarbene Wasserflasche. Ich kann diese drei Gegenstände noch länger betrachten oder weitere benennen. Dies hilft mir, in den gegenwärtigen Augenblick zu kommen (genau hier, genau jetzt), statt mich von meinen Gedanken in die Vergangenheit oder Zukunft entführen zu lassen. Bei beiden Übungen gilt: Je öfter es Ihnen gelingt, tief und langsam durchzuatmen, desto besser. Wenn Sie Ihr Bewusstsein von einem oft ziellosen inneren Kreisen auf den äußeren Horizont richten – bei dem es sich buchstäblich um einen Punkt in der Ferne oder den Wasserfleck an Ihrer Decke handeln kann –, können Sie dadurch tatsächlich in ein Feld des Gewahrseins gelangen.

Wendy Cherry ist Sexualtherapeutin, Geschäftsführerin und Mitbegründerin der American Association of Couples and Sex Therapists (AACAST; dt. etwa »Amerikanische Vereinigung der Paar- und Sexualtherapierenden«). Sie ist auch Co-Direktorin, Koordinatorin und Dozentin des AACAST-Programms an der University of California in Los Angeles (UCLA), das sich an Assistenzärztinnen und -ärzte, Studierende sowie lizenzierte und praktizierende Sexualtherapierende wendet. Wie in der Einleitung erwähnt, lernte ich Wendy im Jahr 2021 kennen, als ich damit begann, ein Seminar zur sexuellen Aufklärung, zur Sexualtherapie und zum Sexualverhalten an der UCLA als Gasthörerin zu besuchen, und wir schnell gute Freundinnen wurden. Sie war die erste Kollegin, die mich auf die Prinzipien der somatischen Therapie aufmerksam machte. Diese Therapieform integriert Körper, Geist und Seele, um die Folgen geistiger und emotionaler Probleme, einer posttraumatischen Belastungsstörung und Traumata sowohl mit einem körperorientierten Ansatz als auch mit Gesprächstherapie zu behandeln. Sie kann aus lizenzierter somatopsychologischer Arbeit sowie Massagen, Energieheilung, Reiki, Beckenbodentherapie und Bewegung bestehen. Wendy sagt:

» Der Körper speichert die Erinnerungen an Traumata. Anders als den Tieren fehlt uns leider meist die Zeit, aufzustehen und sie abzuschütteln. Wir bekommen keine Gelegenheit, Traumata auf natürliche Weise zu verstoffwechseln. Oder verurteilen dies irgendwie. Es ist tatsächlich schon passiert, dass ich achtsame Massagen verordnet habe. Zu extrem abschätzigen Typ-A-Persönlichkeiten, die nicht entspannen können und denen es schwerfällt, Bindungen aufzubauen, sage ich: ›Ich möchte, dass Sie zur Massage gehen.‹ Manchmal erwidern sie Dinge wie: ›Ich war schon mal bei der Massage.‹ Dann antworte ich: ›Ich möchte aber, dass Sie sich jede einzelne Sekunde darauf konzentrieren. Darauf, wie Ihre Haut reagiert, wenn Sie berührt werden. Dass Sie sich während der gesamten Massage einfach voll darauf konzentrieren.‹ Dies hat bei manchen alles verändert. Tatsache ist: Die Berührung gehört zu den heilendsten Dingen, die Menschen füreinander tun können. Deshalb ist sie in der Traumabehandlung so wirkungsvoll.«[9]

Über die Beckenbodenmassage, bei der es sich um eine Form der somatischen Therapie handelt, habe ich ja bereits gesprochen. Vielleicht haben Sie auch schon von der in erster Linie gesprächsbasierten Sexualtherapie gehört. Es gibt einige weitere – außerhalb des Bereichs der Sexualität vielleicht weniger bekannte oder verstandene – somatische Therapien zur Behandlung sexueller Probleme, die körperliche Berührung, Gesprächstherapie und Grenzarbeit beinhalten. Hier spezialisieren sich lizenzierte Therapierende darauf, ein einvernehmliches und klar umrissenes Umfeld für sexuelle Fantasien, Lust, Experimente und Heilung zu schaffen. Zwei der häufigsten Therapietypen in diesem Bereich und zu den in diesem Kapitel genannten Zwecken sind Sexological Bodywork und Surrogatpartnerschaft.

Sexological Bodyworkerinnen und -worker werden auch als Intimitäts- oder Sex-Coaches bezeichnet. Sie nutzen häufig eine Reihe von Verfahren wie Berührung, Atemübungen, Entspannungsübungen für den Beckenboden, Narbenentstörung sowie die erotische Massage. Meine Freundin, die Sexpertin und »Glamazone« Tyomi Morgan ist eine vom American College of Sexologists zertifizierte Sexologin, Autorin und »internationaler Lust-Coach«. Sie ist fest entschlossen, People of Color innerhalb des sexuellen Mainstreams zu repräsentieren. Im Rahmen ihrer Arbeit bietet sie verschiedene Formen von Sexological Bodywork an. Ich habe mich nach ihrem Aufnahmeverfahren für neue Klientinnen und Klienten erkundigt, und ihre Antwort dürfte Ihnen eine Vorstellung davon geben, wie viel Kommunikation und Einverständnis der Einzeltherapie vorangehen:

> » Ich habe einen festen Fragenkatalog, um etwas über den Hintergrund der Menschen zu erfahren, die zum Coaching zu mir kommen. Wenn sie diese Fragen beantworten können, stelle ich weitere, um mehr Klarheit zu bekommen und genauer zu bestimmen, ob wir zusammenpassen und miteinander arbeiten können. Wenn es passt, schicke ich ein Aufnahmeformular mit eingehenderen Fragen zu ihrer sexuellen, gesundheitlichen, familiären Geschichte und so weiter. In den Verträgen, die ich ihnen schicke, erkläre ich sehr deutlich, wo meine Grenzen sind.
>
> In der persönlichen Coachingarbeit teile ich meinen Klientinnen und Klienten immer mit, dass keine sexuellen Handlungen zwischen uns stattfinden werden – dies gilt

> besonders dann, wenn die Arbeit vor allem gesprächsbasiert ist. Bei Praxisübungen hole ich grundsätzlich vorab und während des gesamten Prozesses immer wieder ihre Einwilligung ein. Bei der praktischen Arbeit berühre ich meine Klientinnen und Klienten meist nicht nackt. Im Rahmen der Sexological Bodywork sind meine Klientinnen und Klienten und ich häufig nackt, und ich stecke in der Sitzung klare Grenzen: Kein penetrativer Sex – weder anal noch vaginal oder oral. Wenn sie wissen wollen, ob sie mich berühren dürfen, weil wir Körper an Körper und sehr nah beieinander sind, teile ich ihnen mit, dass Berührungen in Ordnung sind, sobald ich meine Einwilligung dazu gegeben habe. Meine Tür steht immer offen, damit Klientinnen und Klienten Fragen stellen oder Bedenken zu Aspekten des Coachings äußern können, mit denen sie sich vielleicht unwohl fühlen oder Schwierigkeiten haben.«[10]

Die Surrogattherapie ist ebenfalls eine somatische Methode, die Sex beinhalten kann oder auch nicht (nicht vergessen: Sex bedeutet nicht unbedingt Penetration). Grundlage der Sitzungen sind die Bedürfnisse der Klientin, des oder der Klienten, da Surrogatpartnerinnen und -partner oft mit Paaren arbeiten. Sie können das Flirten, die nichtsexuelle Berührung oder die Selbstbefriedigung erlernen und sexuelle Fähigkeiten erwerben. Surrogatpartnerschaften können besonders bei Menschen mit körperlichen oder emotionalen Einschränkungen hilfreich sein, die möglicherweise jene Extraportion Geduld und Unterstützung benötigen, die im professionellen Rahmen möglich ist, um sexuelle Erfahrung zu gewinnen und sexuelle Fähigkeiten zu erwerben.

Professionelle Sexualtherapierende, Surrogatpartnerinnen und -partner, Beckenbodentherapeutinnen oder Sexological

Bodyworkerinnen und -worker, die ihr Geld wert sind, sollten traumasensibel arbeiten. Ich empfehle, vor einer persönlichen Sitzung mit echten Berührungen eine virtuelle Beratung einzuplanen. Die Therapierenden müssen klar über die Grenzen ihrer Arbeit informieren, und Sie müssen mögliche Bedenken oder Fragen ansprechen können. Brechen Sie ab, wenn es Unklarheiten bezüglich der Sitzung gibt oder wenn Sie ein ungutes Gefühl haben. Wir werden uns im nächsten Kapitel ausführlich mit unseren Grenzen auseinandersetzen und weiter hinten klären, wie wir die Ahnung, dass etwas nicht in Ordnung ist, also unser Bauchgefühl würdigen können. So oder so *müssen Sie sich sicher fühlen*, um mit professionellen Therapierenden an sexuellen Traumata jedweder Art arbeiten zu können.

In Situationen, in denen Menschen stark traumatisiert werden, entsteht oft eine Traumabindung. Dies gilt besonders für romantische Beziehungen – vor allem wenn sie von körperlichem, verbalem, emotionalem und sexuellem Missbrauch geprägt sind. Geteiltes Leid verursacht eine starke Bindung, die unauflösbar scheint – selbst wenn Sie das Opfer sind. Aber innerhalb einer gesunden intimen Beziehung ist es ein Akt echter Verletzlichkeit, wenn wir einem Menschen genügend vertrauen, um unsere Traumata zu offenbaren (und andere genügend Vertrauen zu uns haben, um uns ihre Traumata anzuvertrauen). Dies ist nicht nur ein wunderschönes Geschenk der Intimität, sondern eine große Stärke.

Auch wenn wir die Dunkelheit eines Traumas noch sosehr fürchten: Je mehr wir ihm ausweichen, desto stärker hemmt es uns. Doch wie ich bereits sagte, folgt die Odyssee jedes Menschen ihrem eigenen Zeitplan. Es gibt keinen Grund, gegen eine unüberwindbare Kraft anzukämpfen, bevor Sie – körperlich oder psychisch – dazu bereit sind.

Traumata können eine gewisse Ähnlichkeit mit jener Schachtel Fotos haben, die Sie einfach nicht wegwerfen können. Aber beim Durchsehen steigen Gefühle auf, die Sie sich lieber ersparen würden und die jede Zelle Ihres Herzens schmerzlich durchbohren. In welche Schachtel packen Sie zum Beispiel Ihre gescheiterten langjährigen Beziehungen oder Ehen? Was machen Sie mit der Schachtel Hochzeitsfotos, die es nicht mehr in ein Album oder einen Rahmen schaffen werden? Verstauen Sie sie sicher ganz hinten im Schrank? Verbrennen Sie sie? Holen Sie sie wieder hervor, wenn Sie 80 sind? Ich frage für eine Freundin (also mich selbst). Ich persönlich betrachte Fotos von geliebten Menschen, die ich verloren habe, um mich an gute Zeiten zu erinnern, während andere Erinnerungen (und Menschen) in den dunklen Winkeln meines Geistes verborgen Staub ansetzen.

Ein Trauma verschwindet nicht einfach, sondern bleibt in unseren Zellen. Es zeigt sich, wenn das Gehirn bereit ist, sich ihm zu stellen und es zu integrieren. Bei mir ist es oft so: Je mehr ich mich dagegen sträube, den Schmerz noch einmal zu spüren, und ihn verdränge, desto stärker zerrt er an mir, bis mir gar keine andere Wahl bleibt, als ihn zur Kenntnis zu nehmen. Inzwischen kann ich Hilfsmittel einsetzen, um den Prozess zu unterstützen, wenn es so weit ist. Dies ist bei mir eine fortlaufende Angelegenheit, als würde man eine Zwiebelschicht nach der anderen entfernen – und jede kann mich zum Weinen bringen! Dann muss ich aufhören und mir Zeit zur Verarbeitung geben. Die Zeit zeigt, wann ich tiefer gehen kann. Bei vielen Dingen, an denen ich arbeite, brauche ich Jahre, um mich ihnen zu stellen. Ich arbeite unter anderem mit Gesprächstherapie, somatischer Therapie (Massage, Beckenbodenarbeit, Bewegungsübungen) und lerne zu erkennen, wenn ich von irgendjemandem oder irgendetwas getriggert werde. Ich muss zum Beispiel persönliche Grenzen setzen und Filme oder Sendungen mit plastischen Darstellungen von sexueller Gewalt meiden, weil ich emotional einfach nicht damit umgehen kann. Das kann auch so aussehen, dass ich mich gegenüber Freundinnen und

Freunden oder in Situationen abgrenze, wenn ich mich nicht sicher fühle. Bars, wo sich viele Menschen betrinken, meide ich zum Beispiel lieber. Ich riskiere eher, dass man mich seltsam findet, oder aus der Reihe zu tanzen, als destabilisiert zu werden.

Wenn es um Traumata und die damit einhergehende Trauer geht, sind wir darauf konditioniert, sie und alle äußeren Anzeichen von Leiden zu unterdrücken. Doch der Schmerz, der Verlust und die Trauer, wenn wir Dinge (oder Menschen) verlieren oder sie uns genommen werden (dazu gehören auch die traumatisierten Aspekte unserer selbst), sind normale menschliche Empfindungen, die wir fühlen und zum Ausdruck bringen müssen. Je mehr wir versuchen, die Narben zu verbergen, desto mehr schmerzen sie und desto dunkler wird unsere innere Leere; desto tiefer werden unsere Wut, unsere Sorge, unsere Angst und Depression.

Unsere Trauer kann anderen Menschen ebenso unangenehm sein wie ihre eigene Scham oder Traumavermeidung. Verletzlich zu sein bedeutet manchmal auch, laut, chaotisch und weinerlich zu sein. Vielleicht wollen wir nicht zulassen, dass wir die Kontrolle verlieren, und überwachen die eigenen Traumagefühle und -erinnerungen streng, wenn sie wieder zum Vorschein kommen. Wenn ich mir den Schmerz nicht eingestehen oder nicht ansehen will, weil es gerade ungünstig ist, ihn rauszulassen, kommen erlebte Traumata bei mir oft als leichte Depressionen zum Ausdruck. Tatsächlich stören Traumaerinnerungen manchmal unsere Routine oder das Gleichgewicht des Bildes, das wir der Welt präsentieren. Doch wenn wir in einem sicheren Rahmen, also im Beisein von Menschen, die wir lieben, oder eines Therapierenden – und wenn wir es uns zutrauen, manchmal sogar allein – unangenehme Gefühle oder Erinnerungen unzensiert und ohne zu urteilen durch uns hindurchziehen lassen, kann dies seltsam tröstend sein und sogar einen persönlichen Durchbruch bringen.

Traumata können zuweilen ein wichtiger und positiver Wendepunkt im Leben sein, wenn es uns gelingt, ihre Kraft neu zu definieren. Die mexikanische Künstlerin Frida Kahlo erlebte im Jahr 1925 einen schweren Busunfall, bei dem ein eiserner Handlauf ihr Becken durchbohrte, den Beckenknochen zertrümmerte, Gebärmutter und Unterleib durchstieß, ihr an drei Stellen die Wirbelsäule brach und die Schulter auskugelte. Außerdem brach sie sich das Schlüsselbein, sieben Wirbel sowie das rechte Bein an elf verschiedenen Stellen.

Während sie sich über Monate im Ganzkörpergips erholte, begann Kahlo zu malen. Dabei diente ihr der eigene bandagierte Rumpf als Leinwand. Sie trug ihr Leben lang Gipskorsetts, um die Wirbelsäule nach diesem lebensverändernden Unfall zu stützen. Einige der unglaublichen Kunstwerke, die sie aus ihren orthopädischen Korsetts machte, kann man sich immer noch ansehen. Sie gehören zur Sammlung der Casa Azul, dem Frida-Kahlo-Museum in Mexico City.

Ich dachte viel über die »Korsettgemälde« von Frida Kahlo nach, als ich nach einem dummen Unfall in meinem Garten mit einem komplizierten Bruch von Schien- und Wadenbein sowie dem Knöchel im Krankenhaus landete. Nach der anschließenden Notoperation, bei der die Ärzte mein rechtes Bein dauerhaft mit einem Metallstab und vier Schrauben versahen, bekam ich im Krankenhaus starke Schmerzmittelinfusionen, von denen ich wie benebelt war und die Panikattacken auslösten. In den darauffolgenden viereinhalb Monaten lernte ich wieder zu gehen. Es machte mich zutiefst demütig und veränderte mein ganzes Leben – zum Besseren, wie sich herausstellte. Ich schaltete einen Gang zurück, widmete mich voll und ganz einer Sache, die bislang selbstverständlich für mich gewesen war (körperliche Gesundheit), und lernte die große Kraft der *Verletzlichkeit* kennen. Nachdem es mir immer schwergefallen war, um Hilfe zu bitten oder sie anzunehmen, war ich nun bei den einfachsten

Dingen darauf angewiesen – ob ich duschen wollte oder eine Treppe hinuntergehen musste. Anfangs war es mir peinlich, und ich musste daran denken, wie mein Vater und die vielen anderen älteren Menschen reagiert hatten, von denen ich umgeben gewesen war, wenn sie sich gegen Ende ihres Lebens nicht mehr selbst versorgen konnten. Dann dachte ich daran, wie wir Babys beschützen und uns um sie kümmern. Ohne lange zu fackeln, wechseln wir ihre Windeln oder wischen ihnen den Po ab und machen uns keine Sorgen, wenn wir sie auf dem Arm haben und sie uns die Kleider vollspucken, weil ihnen der Bauch wehtut. Wir akzeptieren dieses menschliche Chaos, ohne darüber zu urteilen. Wir wischen Kinderkacke bereitwillig und mit *Liebe* auf.

Interessanterweise zeigten mir die Reaktionen der Männer auf meine »Jungfrau in Nöten«-Schwingungen auch, was für ein Segen die Verletzlichkeit ist. Ich weiß nicht, wie viele Verehrer ich während meiner Genesung hatte. Sie rannten mir buchstäblich die Tür ein, brachten Geschenke, kochten Mahlzeiten und spülten für mich ab. Jedes Mal, wenn ich ein Bild mit Kompressionsstrumpf und Birkenstocks postete – Kleidungsstücke, die ich früher niemals getragen hätte –, bekam ich unzählige begeisterte Privatnachrichten von Fetischisten.

Unsere Traumata sind ein Teil von uns. Sie müssen uns nicht definieren, aber wir tragen die Narben in uns. Der Heilungs- und Selbstfindungsprozess (auch in sexueller Hinsicht) dauert ein Leben lang, und je mehr wir akzeptieren, an welchem Punkt der Reise wir uns *gerade* befinden, desto weniger Vorwürfe machen wir uns, *weil wir glauben, woanders sein zu müssen*, oder wegen des erlebten Leidens.

Mykki Blanco ist eine international bekannte Performancekünstlerin, LGBTQIA+/Aids-Aktivistin und Musikerin, die neben ihrer Solokarriere schon mit Leuten wie Björk, Madonna, Kathleen Hanna, Kanye West, Major Lazer und anderen gearbeitet hat. Mykki sagte: »Ich habe wirklich heftige Traumata erlebt. Sobald man über etwas Bescheid weiß, ist es so: Wenn es [das Bewusstsein] erst einmal da ist, ist es nie zu spät. Und wenn Heilung geschieht, ändert sich alles. Alle Zellen im Körper und alle Zellkerne und Atome im Körper verändern sich und du denkst: ›Wow, das war ein kompletter Paradigmenwechsel.‹«[11]

Am Ende können die Lehren, die wir aus Traumata ziehen, zu unseren größten Stärken werden; sie sind das Zeichen der Kriegerin und des Kriegers, die ihre Erfahrungen in der Schlacht verarbeitet haben. Falls und wenn wir bereit sind, uns unseren Traumata zu stellen, kann dies unsere Konditionierungen im Hinblick auf Liebe, Sex und Nähe auf null zurücksetzen. Es ist nicht leicht, tief in den alten Schmerz hineinzugehen, kann aber den Vorteil haben, dass wir die Geschichte neu schreiben; dass wir einen neuen Weg finden, uns und anderen zu begegnen, uns und andere zu lieben – vorausgesetzt, wir akzeptieren, dass uns die Anteile, die wir für »kaputt« halten, erst zu dem Menschen machen, der wir sind. Und wenn es uns gelingt, diese Anteile zu lieben, können wir dann auch die Narben der Menschen lieben, die wir lieben? Können wir behutsam mit uns, unseren Partnerinnen und Partnern umgehen und verstehen, wenn sie oder wir keinen Sex haben möchten, weil wir von einem Verlust verzehrt werden? Können wir Raum für Sex schaffen, der nährend und heilend ist? Können wir andere Menschen in unserem Leben sowie Communitys unterstützen, die sich vielleicht gerade von erlittenen Traumata erholen? Können wir Alternativen finden zu »Wie geht's?« und »Gut«? Können wir alle zugeben, dass es uns nicht gut geht, dass wir aber jetzt, in diesem Augenblick, unser Bestes tun und ein wenig Unterstützung brauchen?

Es folgen ein paar Adressen, die Ihnen auf Ihrem Weg weiterhelfen.

Telefonseelsorge

0800 111 0 111
https://online.telefonseelsorge.de

Weißer Ring e.V.

116 006
https://weisser-ring.de

N.I.N.A. e.V.

Hilfe-Telefon sexueller Missbrauch: 0800 22 55 530
Hilfe-Telefon berta: 0800 30 50 750
https://nina-info.de

GRENZEN, BONDAGE UND HEILUNG

4

Wissen Sie, wo beim Sex und in der Liebe Ihre Grenzen sind? Wie steht es um Ihre Grenzen im Hinblick auf Berührungen, Nähe, Beziehungen? Haben Sie sie je laut kundgetan? Haben Sie Partner, Freundinnen oder Angehörige darüber informiert? Werden Ihre Grenzen respektiert?

Wenn es uns an gesunden Grenzen fehlt, leidet unser Selbstwertgefühl. Vielleicht fällt es uns schwer anzusprechen, wenn sich etwas an einer sexuellen Begegnung, in einer Freundschaft oder Familiendynamik nicht richtig anfühlt. Vielleicht wissen wir nicht, wie wir unsere Gefühle respektieren sollen oder was wir in einer Beziehung brauchen, damit wir uns wahrgenommen fühlen. Oft stellen wir unbewusst die Bedürfnisse anderer über die eigenen. Dadurch verlieren wir unsere Erdung, aus der wir unsere Stärke beziehen, wenn es darum geht, sexuelle Entscheidungen zu treffen.

Viele von uns haben von Kindesbeinen an buchstäblich null Hilfestellung bekommen, wie man Grenzen erkennt und setzt. Wir sind mit dem Gefühl aufgewachsen, dass wir kein Recht darauf hätten, beim eigenen Körper Grenzen zu setzen, und bekamen gesagt: »Umarme deine Oma / deine Cousine / deinen Onkel und gib ihr/ihm einen Kuss«, ob es uns angenehm war oder nicht. Als Erwachsene erleben wir, dass andere uns umarmen oder auf die Wange küssen, ob wir sie dazu aufgefordert haben oder nicht. Es ist beinah, als würden andere unsere körperlichen Grenzen als durchlässig betrachten; als basierten sie auf den gesellschaftlichen Erwartungen der anderen.

Wenn wir anfangen, sexuell zu experimentieren, nehmen wir uns kaum Zeit dafür, darüber nachzudenken oder zu lernen, wie wir einer Partnerin oder einem Partner mitteilen können, was für uns in Ordnung ist und was nicht. Selbst wenn wir eine sexuelle Aufklärung bekommen haben, der das Prinzip der Einvernehmlichkeit zugrunde lag, kommt es eher einer Feuerprobe gleich, wenn wir als Jugendliche vor einer intimen Begegnung stehen. In dieser Zeit sind wir auch oft sehr stark vom Gruppendruck und dem Wunsch beeinflusst, anderen zu gefallen. Diese Phase kann bis weit in unsere Zwanziger hineinreichen und sogar darüber hinaus – besonders bei Frauen, denen die unterschwelligen kulturellen Botschaften, *höflich zu sein* und *sich um andere zu kümmern*, in Fleisch und Blut übergehen.

Es gibt eine weitverbreitete Geste, derer sich – Generation um Generation – viele junge Männer bedienen. Sie drücken den Kopf ihrer Partnerin oder ihres Partners nach unten, um ohne Worte klarzumachen: »Ich will einen Blowjob.« Als junges Mädchen wurde ich mehr als einmal Opfer dieses Handgriffs. Manchmal war es einfacher, mich zu fügen, als zu sagen: »Ich will das nicht.« Oder: »Wenn du mich leckst, können wir darüber reden.« Ich brauchte lange, um zu lernen, meine Grenzen kundzutun, und außerhalb des Schlafzimmers muss ich auch heute noch manchmal darauf achten, dass ich sie auch wahre.

Es kann ungeheuer schwierig sein zu verstehen, welche Grenzen und Bedürfnisse wir in einer Beziehung haben, und darauf zu bestehen, dass sie Beachtung finden. Es kann vorkommen, dass sich Menschen in unserem Umfeld angegriffen fühlen, wenn wir auf mitfühlende Weise mitteilen, welche Erwartungen wir haben und was nicht läuft. Womöglich setzen sie sich zur Wehr – besonders wenn sie es nicht gewohnt sind, dass Sie Ihre Wünsche geltend machen. Manchmal *wissen* wir ganz genau, was uns zusteht – gegenseitige Fürsorge, Respekt, ein Gleichgewicht aus Geben und Nehmen –, und trotzdem fehlt uns das

Selbstvertrauen, unsere Bitten in Worte zu fassen, oder haben wir wiederholt das Gefühl, zu kurz zu kommen.

Man braucht viel Disziplin, um genau zu verstehen, wo die eigenen Grenzen liegen und inwiefern sie für unsere Beziehungen – besonders die sexuellen und romantischen – gelten. Wenn Sie schon einmal Krankengymnastik machen mussten, wissen Sie vielleicht, wie unangenehm und frustrierend manche Übungen sind. Vielleicht müssen Sie immer wieder die große Zehe auf und ab bewegen. Die Bewegung scheint so unbedeutend, aber letzten Endes beeinflusst sie Ihr gesamtes Gang- und Bewegungsmuster. Die gute Nachricht lautet: Wenn es uns gelingt, unsere Angst und unser Zögern rund um das Respektieren unserer Grenzen zu überwinden, können wir neue Muster entwickeln, die zu rundum erfüllenderen, befriedigenderen Beziehungen führen.

Um die Entstehung intimer Beziehungen zu fördern, die aus einem Gefühl des Selbstwerts und der Selbstliebe heraus entstehen, müssen wir unsere Grenzen deutlich machen – selbst wenn es bedeutet, ein peinliches Gespräch zu führen, oder auf die Gefahr hin, dass unser Gegenüber nicht geben kann, worum wir bitten. Wenn wir auf der Einhaltung unserer Grenzen bestehen, können manche Beziehungen im Sande verlaufen, wenn andere uns nicht dort abholen können, wo wir gerade sind. Doch dadurch entsteht auch Platz für neue.

Ich verbringe den größten Teil meiner Zeit damit, mir Fragen von Menschen über die intimsten Aspekte ihres Lebens anzuhören und Antworten darauf zu geben. Ich muss imstande sein, einen sicheren Rahmen für die Traumata und die Verwirrung anderer Menschen rund um die Sexualität zu schaffen. Bevor ich lernte, Grenzen zu setzen, war ich jeden Abend ausgelaugt und deprimiert von all dem Leid, das ich absorbierte. Da ich nicht aufhören will zu arbeiten, muss ich Grenzen setzen, um tun zu können, was ich liebe: Ich möchte dazu beitragen, Licht in das Thema Sexualität zu bringen und darüber zu informieren, damit wir diesen Teil mit uns heilen können. Für mich persönlich gilt, je weiter ich bei meiner eigenen Heilungsarbeit in den Bereichen Sex, Liebe und Beziehungsdynamiken aller Art komme, desto überzeugter bin ich davon, dass wir *radikal Grenzen setzen* und *radikale Selbstfürsorge praktizieren* müssen. Ich setze unter anderem klare Grenzen bei meiner Zeit und Energie, meide Menschen und Orte, wenn ich mich nicht wohlfühle, und lege die Priorität auf Aktivitäten, die mich auf einer tiefen inneren Ebene nähren.

Beim Sex, ob vanilla oder extrem, ist es besonders wichtig, sich der eigenen Grenzen und Selbstfürsorgerituale bewusst zu sein. Je sicherer Sie sich fühlen, desto mehr können Sie aus sich herausgehen. Sie sollten unbedingt nüchtern sein, wenn Sie zum ersten Mal und/oder mit einem neuen Partner oder einer neuen Partnerin hochriskante Sexspiele (Bondage, Choking[1], Gruppensex und mehr) praktizieren. Wenn wir high oder betrunken sind, verlieren wir unsere Grenzen aus den Augen und sie verschwimmen nur zu leicht.

In kink- und fetischfreundlichen Communitys und Beziehungen ist es üblich, explizit über die Grenzen zu verhandeln, bevor es zu einvernehmlichen sexuellen Handlungen kommt. Nina Hartley führt dies näher aus:

> » Man steht nicht plötzlich mit der Peitsche in der Hand da oder wird ausgepeitscht. Man verhandelt. Was bedeutet das für uns? Was entsteht dadurch zwischen uns? In unserer Kultur ›passiert‹ Sex einfach. Aber du bist nicht einfach plötzlich nackt. Es wurden Entscheidungen getroffen. Es kann sein, dass diese Entscheidungen nicht bewusst getroffen werden. Dass sie ungesund sind. Dass sie uninformiert sind. Aber wenn du dich nackt in jemandes Bett wiederfindest, wurden davor Entscheidungen getroffen.

Zum Wohle der Gesundheit aller Beteiligen und um Fälle von Nötigung oder Vergewaltigung zu reduzieren, sollten Erwachsene [die Phase] zwischen Impuls und Handlung so lange ausdehnen wie nötig, damit sich alle sicher fühlen und glücklich sind. Wenn also der Impuls kommt: ›Ich würde dich wirklich gern besser kennenlernen‹, sollten wir uns nicht gleich für den nächsten Abend verabreden, sondern sagen: ›Hey, wollen wir nicht erst mal gemeinsam Kaffee trinken, statt gleich die Hüllen fallen zu lassen? Vielleicht möchtest du eine Beziehung, und ich suche nach einer Gespielin, weshalb wir uns auf einen Kaffee beschränken müssen.‹

Erwachsene, die sich mehr und besseren Sex wünschen, sollten sich zwischen dem Ausdruck gegenseitigen Verlangens und dem tatsächlichen Handeln so lange Zeit lassen, wie sie brauchen, um alles Nötige zu besprechen, damit sich beide gut damit fühlen. Bei diesen Verhandlungen wird festgelegt, wie die Spielwiese aussieht. Spontaneität füllt sie dann aus. ›Du hast einen Job, und ich habe ein Kind.‹ Wir können einen Zeitraum festlegen, in dem wir durchaus für mehr Spontaneität sorgen können. Aber die Vorstellung, dass Sex spontan sein sollte, ist unrealistisch.«[2]

Mistress Velvet, die im Jahr 2021 verstorben ist, war Chicagos bedeutendste afrikanische Domina. Velvet praktizierte seit 2014 risikobewussten, einvernehmlichen Kinky-Sex, und ihre Dominanz hatte ihre Wurzeln in der Vorstellung von der Überlegenheit der schwarzen Frau. Sie war bekannt dafür, dass sie von devoten weißen Männern verlangte, von Schwarzen verfasste feministische Theorien zu lesen und symbolische Wiedergutmachung zu leisten. Velvet erzählte mir, sie müsse

» nach einer Session eine Menge Grenzen setzen. Vor einer Session tue ich viel, um in die Rolle von Mistress Velvet zu schlüpfen. Damit knüpfe ich an die realen Vorbereitungen an, wenn ich mein Make-up auftrage und mir die Haare mache. Ich höre auch eine bestimmte Musik. [Hinterher] muss ich Dinge tun, um sie im Dungeon zurückzulassen. Eigentlich sollten mich [meine Klienten] nur als Mistress Velvet sehen, aber manchmal sehen sie mich auch in Zivil. Zum Beispiel wenn jemand duschen gegangen ist und ich im Dungeon sauber mache. Wenn ich zum Beispiel anfange, das Bett abzuziehen, verlasse ich die Rolle. Dann denke ich etwa: ›Also, ich muss jetzt folgende Dinge tun.‹ Es gab schon Klienten, die hergekommen sind und sich mit mir unterhalten und ganz normal mit mir geplaudert haben, was sie echt gern tun, glaube ich, aber für mich sehr verwirrend ist. Normalerweise achte ich auf eine gewisse Routine. Ich gehe allein zum Essen und fühle mich währenddessen sehr verletzlich. Normalerweise denke ich dabei über die Session nach.
Für mich ist die Sexarbeit eine Form der Fürsorge. Ich bin definitiv [meinen Klienten gegenüber] in der Therapeutenrolle und muss mich deshalb auch um mich selbst kümmern, damit ich so für sie da sein kann, wie ich es möchte.«[3]

Wenn Sie bis hierhin gelesen haben, sind Sie ein unvoreingenommener Mensch. Daran sollten wir festhalten, wenn ich Ihnen nun erzähle, dass *Fesselspiele, Bondage und andere Arten von Kink* sehr nützlich sein können, um zu lernen, wo die eigenen Grenzen sind und wie man sie unmissverständlich kommuniziert. Für manche Menschen ist Bondage auch ein hilfreiches Instrument zur Traumaheilung. Falls Sie traumatische Erfahrungen gemacht haben, sollten Sie vertrauenswürdige therapeutische Hilfe zurate ziehen, bevor Sie eine der genannten Möglichkeiten in einer sicheren Umgebung ausprobieren. Wie bei allen anderen Sexualpraktiken müssen Sie sich unbedingt *sicher fühlen.*

Ich glaube, dass wir von den in der BDSM[4]-, Fetisch- und Kink-Szene praktizierten Vorgehensweisen eine Menge darüber lernen können, wie man sich in sogenannten heteronormativen Vanillabeziehungen benimmt. Abgesehen davon, dass man sich darin übt, zu kommunizieren und über Grenzen zu verhandeln, gibt es zwei Konzepte, die meiner Ansicht bei allen sexuellen Begegnungen, auch bei zwanglosen Affären, zum Einsatz kommen sollten: *Aftercare* und *Subspace.*

Subspace ist ein veränderter Bewusstseinszustand und wird von den Hormonen – Adrenalin und Endorphinen – verursacht, die nach dem Liebesspiel durch Körper und Kopf kreisen. Subspace ist für jeden Menschen und in jeder Situation anders. Vermutlich können wir uns darauf einigen, dass Sex mit einem anderen Menschen Auswirkungen auf unsere Psyche hat – ob er nun intensiv, unglaublich, schmerzhaft oder so lala ist. Nach einem Orgasmus fühlt man sich einfach anders. Es kann sein, dass Sie körperlich vollkommen erschöpft sind und Ihnen die Augen zufallen oder dass Sie von unendlich viel Energie beschwingt und bereit für die nächste Runde sind. Emotional sind viele Gefühle von der Freude bis zur Trauer möglich. Unabhängig von der konkreten Situation befinden Sie sich in einem vorübergehenden Zustand, fast so, als wären Sie betrunken oder high, und es wird eine Weile dauern, bis Sie sich wieder auf »Normalniveau« eingependelt haben.

Mit *Aftercare* zeigen Sie und Ihre Partnerin oder Ihr Partner nach dem Rendezvous Ihre Fürsorge. Gerade hatten Sie teil an einem intimen Akt und/oder einer intensiven sexuellen Erfahrung. Da werden Sie danach bestimmt nicht vergessen, mitfühlend und kommunikativ zu sein, oder? Aftercare gibt allen Beteiligten das Gefühl, dass der einvernehmliche Sex, den sie gerade hatten, etwas Besonderes war. Damit meine ich nicht, dass wir den Beziehungsstatus definieren; wir sind uns einfach der Erfahrung bewusst, die wir gerade miteinander gemacht haben. Dies gilt für One-Night-Stands ebenso wie für langjährige Beziehungen.

In BDSM-, Fetisch- und Kink-Communitys wird eine intime Begegnung (mit penetrativem Sex oder ohne) üblicherweise als »Session« bezeichnet. Das Verhalten des Partners oder der Partnerin in der dominanten Rolle heißt »Topping«, das des Partners oder der Partnerin in der devoten Rolle »Bottoming«. Dr. Wendy Cherry sagt: »Nach Sessions mit einer dominant/devoten Rollenverteilung werden die devoten Partnerinnen oder Partner umsorgt, gehalten, abgewaschen, umarmt, liebkost und bekommen etwas zu trinken. Man kümmert sich um sie, weil sie gerade eine wirklich transzendente spirituelle Reise gemacht haben.«

Ich höre von so vielen Menschen in heteronormativen Vanillasexbeziehungen oder flüchtigen Beziehungen, dass sie die Erfahrung von Aftercare sehr begrüßen würden. Es ist in Ordnung, wenn Sie anderen sagen, dass Sie nach dem Sex etwas von ihm oder ihr hören wollen, eine kurze Rückmeldung innerhalb von 24 Stunden, *wenn Sie das brauchen*. Auf diese Weise setzen Sie eine gesunde Grenze und zollen Ihrem Körper Respekt. Dies ist eine grundlegende Form menschlicher Höflichkeit und Rücksichtnahme – besonders wenn einem der oder die andere gerade den Schwanz gelutscht, den Po oder die Pussy geleckt hat!

Ich habe mit der legendären Aufklärerin, Autorin und Aktivistin Midori darüber gesprochen, warum Aftercare so wichtig ist. Midori hat das erste Buch über Shibari verfasst, *The Seductive Art of Japanese Bondage*, das zur »Fesselbibel« geworden ist. Sie betonte, wie wichtig es sei,

> » im Vorfeld über die eigenen Aftercare-Bedürfnisse zu sprechen. Nehmen wir an, wir beide würden spielen und du bräuchtest intensive körperliche Berührung, um wieder ins Gleichgewicht zu kommen, und ich müsste allein sein, um wieder ins Gleichgewicht zu kommen. Wenn wir vorher nicht darüber sprechen, eine unglaubliche Session haben und ich am Ende einfach aufstehe und gehe, würdest du dich verlassen fühlen. Und ich würde mich erdrückt fühlen, wenn du an mir hängen und mich ständig anfassen würdest, wenn ich jemand wäre, der allein sein muss. Wenn wir dies schon vorher geklärt hätten, würde ich es vielleicht so machen: Ich würde noch etwas Zeit als Aftercare mit dir verbringen und es im Geiste als Teil der Session betrachten. Aber irgendwann müsste ich dann gehen, und zwar weil es gut war und ich Zeit zur Reintegration brauche.
>
> Die wenigsten Leute bitten um die Aftercare, die sie brauchen. Dabei könnten sie sich damit eine Menge Leid ersparen. Dies gilt für alle sexuellen Erfahrungen und hat viel mit der Hirnchemie zu tun: Das Hochgefühl und das sexuelle Vergnügen nach gutem Sex können 48 Stunden anhalten. Und wenn es vergeht, können darauf ein Absturz und eine tiefe Traurigkeit folgen.«[5]

Obwohl viele Menschen in meinem engen Freundes- und Kollegenkreis Bondage-, Fetisch- und Fesselspiele praktizieren, hatte ich selbst jahrelang nur wenig bis gar keine Erfahrung damit.

Mein Ex-Mann und ich hatten im Laufe unserer 13-jährigen Beziehung amateurhaft mit Handfesseln, Augenbinden und Spanking experimentiert, aber ich war noch nie professionell gefesselt worden. Ich war eine echte »Fesseljungfrau«. Ich hörte immer wieder, dass Bondage enorm stark machen und heilen könne. Viele Freundinnen, die in diesem Bereich tätig waren, sagten, dass der Großteil ihrer Klientel Menschen – hauptsächlich Frauen – seien, die an der Bewältigung starker sexueller Traumata arbeiteten, um sich ihren Körper und ein Gefühl von Vertrauen zurückzuerobern. Erst als ich mich von einer Meisterin ihres Fachs fesseln ließ, lernte ich die große transformative Kraft, die Bondage entfalten kann, sowohl körperlich als auch geistig wirklich zu schätzen.

Ich bin schon seit vielen Jahren mit Betony Vernon befreundet, einer Sexualanthropologin, Herstellerin von Erotikschmuck, Autorin und Meisterin der Fesselkunst. Wir lernten uns Anfang der 2000er-Jahre über die Modewelt in Paris kennen, wo sie sich in einem Untergeschoss einen hinreißenden Salon einrichtete und eine umlaufende Eisentreppe in eine verborgene Welt der Lust und des Luxus hinabführte. Ich spreche von Kirschholz, grünem Samt, Sexmöbeln aus Leder und Vitrinen mit ihrem glitzernden Erotikschmuck. Pariser Chic auf einem völlig neuen Niveau.

Betony war in Europa, ich lebte in Los Angeles. Wir unterhielten uns oft über unsere jeweilige Arbeit, und im Laufe von zehn Jahren deutete sie häufig an, dass ich einmal erleben sollte, wie es ist, gefesselt zu werden, und bot an, mir eine Einführung zu geben. Schließlich vereinbarten wir einen Termin für eine Session, und wie sich herausstellte, war unser Timing genau richtig. Mein Vater war gerade gestorben, ich trauerte um ihn und fühlte mich besonders verletzlich.

Zum damaligen Zeitpunkt waren meine Grenzen extrem flexibel, und es fiel mir schwer zu sagen und zu respektieren, was sich für mich in intimen oder anderweitigen Beziehungen »richtig« anfühlte und was nicht. Ich höre viele Menschen über Grenzen oder Sex sagen, dass sie »es eigentlich wissen« oder »es inzwischen gelernt haben« sollten. Aber lassen Sie sich diese Geschichte eine Lehre sein, dass man über alle Informationen und das intellektuelle Verständnis verfügen kann, das ich zu haben glaubte, und sich trotzdem im Stich lassen kann, wenn es darum geht, den Mund aufzumachen. *Das ist völlig normal und in Ordnung*. Hinterher ist man eben immer schlauer. Wenn man dann noch bedenkt, dass ich gerade eine Phase großer Trauer und Destabilisierung erlebte, ist es kein Wunder, dass ich mich weder geerdet noch stark fühlte.

Der Plan war, dass wir uns in Betonys Hotelzimmer in Los Angeles treffen, gemeinsam Tee trinken und sie mich anschließend fesseln würde. Außerdem sollte sich noch eine gute gemeinsame Freundin zu uns gesellen, die ebenfalls ein paar Jahrzehnte Erfahrung im Bondage- und Fetischbereich hatte, sowie eine weitere Frau, die ich nicht sonderlich gut kannte und mit der ich mich auch nie wohlgefühlt hatte. Aber ich sagte nichts. Die gesammelten Jahre an, sagen wir mal, beruflicher und privater Erfahrung abseits des Vanillasex schüchterten mich ein, und ich wollte nicht als unsichere Anfängerin rüberkommen. Wir hatten eine Nachrichtengruppe, um uns abzustimmen. Ich machte einen Witz über meinen Mangel an Erfahrung und schrieb den anderen: »Ich fühle mich wie das Opferlamm der heißen Hexen von Eastwick«, statt Betony oder meiner guten Freundin persönlich anzuvertrauen, wie dünnhäutig ich war.

Dies war die erste Grenze, die ich in dieser Situation missachtete. Mein Körper wusste, dass etwas nicht in Ordnung war, aber mein Kopf schob die Zweifel beiseite und hörte lieber auf Gedanken wie »Was sie wohl denken würden?« oder »Wie sie wohl über mich urteilen würden?«. Leider geschieht dies im Hinblick auf unsere Instinkte recht häufig. Es ist wirklich wichtig, auf dieses leise Gefühl zu hören, das uns sagt, dass etwas nicht stimmt. Ich bin keine Exhibitionistin und von Natur aus ziemlich schüchtern. Dies trifft nicht zu, wenn ich in der Öffentlichkeit sprechen oder netzwerken soll; aber in intimen Situationen bin ich ein hochsensibles Nervenbündel. Dass ich Publikum haben würde, während ich eine Erfahrung machte, die mich ohnehin nervös stimmte, erhöhte den Druck noch weiter.

Betony begann, mich in ein prächtiges, verschlungenes Korsett zu schnüren, das ganz aus Seilen bestand und das sie wie ein unnachgiebiges Spinnennetz um meine Brüste, meinen Brustkorb und meine Wirbelsäule schlang. Während sie die Hanfseile immer wieder um mich herumlegte und mit jedem Knoten fester band, fiel mir das Atmen schwer. Jedes Mal, wenn ich die Schultern hochzog und erstarrte, hielt sie inne, sah mir in die Augen und wiederholte: »Spüre deinen Körper, denk an deine Yogapraxis und vergiss nicht zu atmen.« Wir atmeten ein paarmal gemeinsam ein und aus, bis ich wieder ruhig war und bereit weiterzumachen.

Waren Sie schon einmal so sehr in Ihrem Kopf gefangen, dass Sie beim Sex nicht loslassen konnten? Die engen Fesseln und der Umstand, dass sie meine Atmung einschränkten, zwangen mich dazu, mich auf meinen Körper und die Erfahrung zu konzentrieren und mich darin zu erden. Ich musste präsent bleiben, um meine Grenzen zu spüren. Und immer weiteratmen, um nicht ohnmächtig zu werden.

Es dauerte über eine Stunde, bis das Korsett fertig war, und anschließend führte mich Betony an den Enden der Seile, die am Rücken festgeknotet waren, im Zimmer herum. Sie sagte, dass ich mich im Spiegel des Hotelzimmers betrachten und bewundern sollte, wie schön ich aussah und wie das Seilkorsett meine Kurven betonte. Damals fand ich die Vorstellung peinlich, mich selbst zu bewundern. Aber während ich dieses Kapitel schrieb, fand ich Polaroidfotos von damals, und ich muss sagen, dass ich umwerfend aussah! Ich konnte mich schlecht entspannen, weil ich unter den Blicken von drei anderen Menschen extrem unsicher war, aber Betony gab mir ein Gefühl von Sicherheit, während sie mich immer wieder daran erinnerte, *präsent zu bleiben*. Ich vertraute ihr genug, um mich von ihren kompetenten Händen führen zu lassen. Sie hatte die volle Kontrolle.

Gemeinsam testeten wir, wie weit sie mich fesseln konnte. Das Seilkorsett und die gebundenen Hände waren in Ordnung, aber als sie vorschlug, meine Beine zu fesseln oder Arme und Beine hinter meinem Rücken im Hogtie zu fixieren, sodass ich bäuchlings auf dem Boden lag wie ein Schwein beim Schlachter, verkrampfte ich mich sofort. Mein Körper schrie: »NEIN!«, und das respektierte ich. Ich war dankbar dafür, dass ich mithilfe eines Profis lernen konnte, meine Bondage-Grenzen auszuloten und zu respektieren, statt es mir dilettantisch mit irgendeinem Fuckboy zusammenzureimen.

Nachdem wir festgestellt hatten, womit ich mich wohlfühlte oder was meine Ausgangsbasis bei Fesselspielen war, nahm sie ein paar ihrer selbst entworfenen erotischen Accessoires heraus, darunter eine Rosshaarpeitsche mit Silbergriff und einen Tickler aus Straußenfedern. Es waren die ultimativen Luxus-Erotik-Accessoires, die man sich im Schlafzimmer nur wünschen kann. Es machte Spaß, mir von Betony zeigen zu lassen, was man damit machen kann, aber mit dem Publikum auf dem Sofa konnte ich mich nicht richtig gehen lassen.

Irgendwann bat mich Betony um Erlaubnis, das Zimmer verlassen zu dürfen, um zur Toilette zu gehen. Ich gab sie ihr. Als sie fort war, fingen die beiden anderen sofort an, mich damit aufzuziehen, dass sie einige der anderen erotischen Gegenstände an mir ausprobieren würden. Es gab einen silbernen Butt-Plug, über den ich im Beisein aller zu Betony gesagt hatte, dass ich kein Interesse hatte, ihn in diesem Rahmen auszuprobieren. Meine Freundin nahm ihn in die Hand, kam auf mich zu und schilderte lachend, was sie damit machen würde. Die andere Frau lachte ebenfalls; sie stachelten sich gegenseitig an. Ich war das Opferlamm – aber ich hatte mich selbst in diese Position gebracht und konnte dies niemandem zum Vorwurf machen.

Mein Körper und meine Hände waren straff gefesselt, und ich fühlte mich hilflos. Ich konnte mich nicht frei bewegen, da mich Betony kniend auf eine Sitzbank platziert hatte. Betony, die für mich verantwortlich war, hatte kurz das Zimmer verlassen, und ich empfand eine überwältigende Hilflosigkeit – und es gelang mir nicht, dies meiner Freundin gegenüber zum Ausdruck zu bringen. Für sie war es keine große Sache, in diesem Rahmen zu spielen. Warum sollte das bei mir anders sein? Statt meine Grenzen zu respektieren oder laut zu sagen: »Hört bitte auf, das ist mir wirklich unangenehm«, versuchte ich, gute Miene zum bösen Spiel zu machen.

Glücklicherweise kam Betony zurück und übernahm wieder die Kontrolle. Sie sah, dass es Zeit war, mich von den Fesseln zu befreien, denn inzwischen waren mehrere Stunden vergangen. Sie fragte, ob ich eine Vertrauensübung ausprobieren wollte, bevor sie die Fesseln löste.

Haben Sie als Kind jemals dieses Vertrauensspiel probiert, bei dem man sich rückwärts in die Arme von jemandem fallen und sich von ihr oder ihm auffangen lässt? Da stand ich nun in diesem wunderschönen Seilkorsett, das mich vom Schlüsselbein bis zum Schritt umschlang und dessen Knoten sich alle auf meinem Rücken trafen. Betony hielt die Enden der Seile in ihren Händen. Statt nach hinten, bat sie mich, mich nach vorn fallen zu lassen. Kurz bevor ich aufschlug, straffte sie die Seile, sodass ich knapp über dem Boden schwebte. Ich spürte eine massive Veränderung in meinem Körper. Ich fühlte mich sicher, gehalten – dass ich *meinem Körper bedingungslos vertrauen konnte; dass ich loslassen konnte und trotzdem sicher war.*

Die Fesseln schützten meine Glieder in einer mutterleibsähnlichen Umarmung. Ich war auf den Bewusstseinszustand eines Säuglings reduziert – das Seil, das mich fesselte, glich einer Nabelschnur. Betony, meine Bezugsperson und Domme[6], war eine nährende Kraft und, da sie die Enden meiner Fesseln in ihren Händen hielt, für meine Sicherheit und mein Wohlergehen verantwortlich. Es war das erste Mal, dass ich *körperlich* spürte, wie wohltuend Bondage sein konnte, um das Vertrauen und den Glauben an meine Grenzen zurückzugewinnen. Mir ist klar, dass dies nicht bei allen Menschen funktioniert, aber diese Erfahrung hatte eine extrem positive Wirkung auf mich – was vielleicht daran lag, dass ich sie mit jemandem machte, dem gegenüber ich mich bedenkenlos verletzlich zeigen konnte.

Die bewusste Übertragung von Macht zwischen Dom/Domme und Sub[7] ermöglicht Verantwortung und Verletzlichkeit, ähnlich wie in der Beziehung zwischen einem Säugling und seiner primären Bezugsperson. Für diese Bezugsperson hat es im besten Fall Priorität, ein Kind zu füttern, zu baden, zu lieben, mit ihm zu spielen, es zu fördern und um jeden Preis zu beschützen. Historisch betrachtet muss ein großer Teil der Bevölkerung auf diesem Planeten dies entbehren. Oft machen Kinder und Erwachsene aus Familien in aller Welt die Erfahrung, dass dieses menschliche Grundbedürfnis nach Fürsorge unerfüllt bleibt.

Von unseren ersten Bezugspersonen lernen wir unbewusst, Grenzen zu setzen und uns auf eine bestimmte Weise an andere zu binden. Der psychologische Begriff des *Bindungsstils* bezieht sich auf eine Theorie, wie wir zu anderen in Beziehung treten. Bindungsstile fallen im Allgemeinen in eine von vier Kategorien: sicher, ängstlich-besorgt, abweisend-vermeidend, ängstlich-vermeidend. Unser persönlicher Stil wird in unserem ersten Lebensjahr durch die Art und Weise geprägt, wie unsere primären Bezugspersonen unsere Bedürfnisse erfüllen (oder ignorieren). Unser Bindungsstil spielt in unsere Abwehrmechanismen (dass wir zum Beispiel Wände um uns herum errichten, ständig Bestätigung brauchen), unsere Art zu lieben und unser Verhalten in romantischen Beziehungen hinein.

Viele Sexual- und Psychotherapierende vermuten, dass wir romantische Partnerinnen und Partner unbewusst wählen, um eine ähnliche Beziehung aufzubauen wie zu dem oder den Elternteilen, mit denen wir im Konflikt waren, um so unsere Kindheit zu heilen. Meist tun wir dies auch immer wieder. Doch wenn wir die verletzten Persönlichkeitsanteile erkennen und annehmen, können wir aufhören, diese Muster zu wiederholen. Falls wir das Paradigma wechseln möchten, kann Bondage hilfreich sein, um in einem liebevollen und geschützten Raum, den wir als Säuglinge vielleicht nie hatten, erneut in Beziehung zu einer Bezugsperson zu treten. Ich möchte wiederholen, dass Sie mit einer professionellen Therapeutin oder einem Therapeuten sprechen sollten, wenn Sie Bondage-Arbeit zur Heilung nach Erfahrungen sexueller Gewalt nutzen möchten, denn Sie werden zusätzliche Betreuung und die richtige Unterstützung bei der Verarbeitung der Gefühle brauchen, die dabei hochkommen.

Betony erzählte mir später, dass sie mit ihren Klientinnen und Klienten häufig an Durchbrüchen und Heilung arbeite:

> » Ich gehe Verpflichtungen ein, die so ähnlich sind wie das, was wir miteinander gemacht haben und was nicht erotisch war. Ich meine, es ist erotisch, weil es um den Körper geht. Aber ich habe nur von dir verlangt, dich schön zu fühlen, wenn du zu mir kommst, und das hast du gemacht. Es geht darum, Geist und Körper zu verbinden, und *Vertrauen ist einfach die Grundlage, denn wer niemandem vertraut, kann nicht wirklich loslassen* [Hervorhebung durch die Autorin]. Wenn man sich von den Fesseln halten lässt und ihnen nachgibt, geht

> es ausschließlich ums Loslassen. Wird man dann von den Fesseln befreit, erkennt man, dass nun etwas anders ist. Das Gehirn wird in eine gewisse Alarmbereitschaft versetzt, weil – vor allem beim ersten Mal – eine solche Einschränkung einfach nicht normal ist, und es nicht normal ist, umarmt zu werden. Bei Heilsitzungen achte ich darauf, dass die Fesseln wie eine Ganzkörperumarmung sind. Ich habe eine Methode, jemanden in einer Art Embryonalhaltung zu fixieren, die sehr aufwendig ist, und am Ende löse ich die Fesseln mit der Schere. Dies erzeugt ein intensives Gefühl der Befreiung.
> Es geht darum, wieder Vertrauen aufzubauen: *Vertrauen in andere, Vertrauen in den eigenen Körper, Vertrauen in die Fesseln, und sich verbunden zu fühlen* [Hervorhebung durch die Autorin]. Symbolisch gesehen sind wir mit den Fesseln verbunden, und sie sind die Nabelschnur, so als wären wir Kinder, weshalb ich versuche, diese Symbolik in Heilsitzungen in meine Technik einzubauen.«[8]

Etwa zur gleichen Zeit, als ich bei Betony war, erzählte mir ein Freund, er habe als Kind mit seinem Vater ein Vertrauensspiel gespielt, bei dem ihn dieser mit den Worten habe fallen lassen: »Lass dir das eine Lehre sein. Vertraue niemandem.« Er war traumatisiert und hatte später Schwierigkeiten, erfüllende intime Beziehungen zu finden. Er hatte als Kind nicht erlebt, dass er auf die Unterstützung der Menschen zählen konnte, die ihm am nächsten standen. Er hatte das Gegenteil davon gelernt. Ich weiß noch, dass ich dachte, wie erstaunlich es ist, dass die Erfahrung von Sicherheit und Vertrauen bei Fesselspielen einem Menschen helfen kann, die verletzten Persönlichkeitsanteile zurückzuholen.

Nachdem Betony mich befreit hatte, spürte ich noch tagelang den Abdruck von »Phantomfesseln« auf meiner Haut. Statt mit der Gruppe zu Abend zu essen, ging ich nach Hause und weinte. Ich war damals mit einem neuen Mann zusammen, und als ich ihm von meiner Erfahrung erzählte, wollte er nicht wissen, wie ich mich gefühlt hatte, sondern war sowohl erregt als auch entsetzt, weil ich seiner Ansicht nach etwas »Verruchtes« getan hatte. Anders als ich betrachtete er es nicht als Übung der Heilung, des Vertrauens und der Selbstermächtigung.

Es dauerte eine Weile, bis ich meine erste Bondage-Erfahrung verarbeitet hatte. Selbst als ich Jahre später darüber schrieb, wurden mir Aspekte davon klar, die ich damals nicht verstanden hatte. Ich hätte niemals gedacht, dass es eine so große Lektion für mich sein würde, wenn es darum ging, meine Grenzen zu respektieren und zum Ausdruck zu bringen. Oder dass es mir zeigen würde, wie oft ich über das Gefühl hinwegging, dass etwas nicht in Ordnung war, oder in sexuellen Situationen nicht in meinem Körper präsent war. Inzwischen kann ich die Verantwortung dafür übernehmen, dass ich sowohl innerhalb von intimen Beziehungen als auch außerhalb davon sage, was sich gut anfühlt und was nicht.

Ich bin Betony so dankbar dafür, dass ich mein »erstes Mal« beim Bondage mit ihr erleben durfte und sie mich auch weiterhin die unendlichen Möglichkeiten lehrte, in Phasen tiefer Heilung damit zu arbeiten. Lange nach dieser ersten Begegnung arbeiteten wir erneut zusammen, nachdem die Beziehung zu einem Mann in die Brüche gegangen war, den ich sehr geliebt hatte. Dieses Mal fand die Sitzung bei mir zu Hause statt, und wir waren allein. Sie verwendete keine Hanfseile, sondern ich durfte mir 50 Meter Seidenband in einer Farbe aussuchen, die mich meinem Empfinden nach repräsentierte. Als sie mich erneut in ein verschlungenes, nun aber weiches rosafarbenes Korsett flocht, sagte sie immer wieder: »Sieh dich an. Du bist so wunderschön. Du bist ein Geschenk.« Sie erinnerte mich daran, *mich selbst* zum Fetisch zu machen; mich aus einer Position der

Stärke heraus in tiefer Liebe für meinen Körper und Achtung vor ihm zu zentrieren; meine Sexualität als einen heiligen Tempel und einen Schatz zu betrachten, dem höchste Ehre gebührt; meine Partner aus einer Haltung der Selbstliebe heraus und mit klaren Grenzen zu wählen.

Beim Bondage mit einem Profi oder einem Menschen, dem Sie vertrauen und mit dem Sie ehrlich kommunizieren können, kann sich die Schnittmenge von Spiritualität und Sexualität vergrößern, und es können transzendente erotische Erfahrungen entstehen. Wenn wir gefesselt sind, erhöht sich das körperliche und geistige Gewahrsein und ermöglicht uns, voll gegenwärtig und in der sinnlichen Erfahrung geerdet zu sein. Wenn wir gefesselt sind, kann dies auch dazu beitragen, uns sowohl unsere körperlichen als auch unsere emotionalen Grenzen bewusst zu machen.

Meine Grenzen können sich komplett von Ihren unterscheiden, genau wie unsere Sexualität. Während ich vielleicht eine sanfte Herangehensweise brauche, bei der weniger mehr ist, um mich wohlzufühlen, bevorzugen Sie vielleicht Hängebondage, Hogties und Peitschenhiebe, um loslassen zu können. Weder das eine noch das andere ist richtig oder falsch. Es geht darum herauszufinden, was bei Ihnen funktioniert, auf die Beurteilung der Bedürfnisse und Grenzen anderer Menschen zu verzichten und sie gleichzeitig zu respektieren.

Die folgenden Übungen sollen Ihnen helfen, Ihre Grenzen zu respektieren.

1. Nur Sie allein wissen, was Sie als angemessen empfinden, und nur Sie haben die Macht, Ihren persönlichen Raum einzunehmen. Um sich mit der Vorstellung anzufreunden, können Sie sich morgens ein paar Minuten Zeit nehmen und eine einfache Visualisierungsübung machen. Schließen Sie die Augen und stellen Sie sich vor, von einer schützenden Lichtkugel umgeben zu sein. Sie können ihr eine be-

liebige Farbe, Form oder Größe verleihen. Begeben Sie sich nun in den Raum, den Sie erschaffen haben. Würdigen Sie ihn. NEHMEN SIE IHN EIN!
Wenn ich zusätzlichen Schutz benötige – weil ich mich zum Beispiel in eine anstrengende Umgebung begeben oder es mit Menschen zu tun bekommen werde, zu denen ich wenig Vertrauen habe (das kann passieren, so ist das Leben) –, nehme ich mir etwas mehr Zeit für die innenarchitektonische Gestaltung meiner Kugel im schicken Barbie-Weltraumdesign der 60er-Jahre und mit Schaffell. Ich mache es mir so richtig gemütlich, bis ich das Gefühl habe, darin sicher zu sein. Ich hülle mich vollständig mit diesem Licht ein! Sie können auch die Augen öffnen und mit Ihren Händen oder mit beliebigen Bewegungen ein physisches Feld um sich herum erzeugen. Werden Sie kreativ!

2. Benennen Sie Ihre Bedürfnisse. Erstellen Sie eine Liste mit den Dingen, die Sie in romantischen, sexuellen oder platonischen Beziehungen brauchen. Wenn Sie sich Ihre Bedürfnisse eingestehen, hilft Ihnen dies, sie auch anderen gegenüber zu äußern. Wenn Sie dann bereit sind, könnten Sie einfach zu einer Freundin sagen: »Ich brauche jetzt eine Umarmung.« Oder: »Ich muss wissen, dass das, was ich dir erzähle, unter uns bleibt.« Sie könnten sagen, was Sie brauchen, um sich beim Sex mit einem neuen Partner oder einer neuen Partnerin wohlzufühlen: »Ich möchte, dass wir die Ergebnisse unserer Tests auf sexuell übertragbare Krankheiten austauschen, bevor wir darüber nachdenken, auf Kondome zu verzichten.« Wenn Sie regelmäßig mit jemandem schlafen, könnten Sie auch sagen: »Ich mag es nicht, wenn du X anfasst.« Oder: »Ich möchte dreimal wöchentlich mit dir telefonieren.«

3. Es ist in Ordnung, es anzusprechen, wenn jemand Ihre Grenzen überschreitet. Sie könnten zum Beispiel sagen:

»Es war mir sehr unangenehm, als du darauf bestanden hast, dass ich X ausprobieren sollte, weil es dir gefällt.« Oder: »Hör bitte auf, mich dazu zu drängen, dir intime Details aus meinem Sexualleben zu erzählen.

Manchmal ist es nicht möglich, mit der Person zu sprechen, die unsere Grenzen verletzt hat, weil es gefährlich ist oder die Zeit und die Umstände es nicht zulassen. Schreiben Sie in diesem Fall auf, wie Sie sich bei dem Übergriff gefühlt haben, und erzählen Sie es jemandem, dem Sie vertrauen, einer Therapeutin oder einem Therapeuten, wenn es für Sie in Ordnung ist.

4. Üben Sie, sich mit klaren Aussagen wohlzufühlen, wie »Nein«, »Bitte lass das«, »Ich fühle mich übergangen, wenn …« oder »Ich habe keine Zeit«.
5. Wenn Sie möchten, dass andere Ihre Grenzen respektieren, müssen auch Sie es tun. Sie könnten fragen: »Du machst mich richtig heiß, und ich will dich verwöhnen. Wie soll ich dich berühren? Gibt es Stellen, die ich auslassen sollte?« Das mag anfangs etwas unangenehm sein, aber ich verspreche Ihnen, je öfter Sie es tun, desto selbstbewusster werden Sie und desto leichter wird es Ihnen fallen.
6. Räumen Sie ein, wenn Sie die Grenzen anderer missachtet haben. Nehmen wir an, Sie wurden ausdrücklich darum gebeten, den Inhalt vertraulicher Gespräche nicht weiterzuerzählen. Sie tun es trotzdem, und die Person erfährt davon. Übernehmen Sie Verantwortung für die Missachtung der vereinbarten Grenze, statt es abzustreiten oder so zu tun, als sei es keine große Sache.

Grenzen werden Ihre Beziehungen und Ihr Sexualleben verbessern. Es ist nicht zu spät, damit anzufangen, Grenzen zu setzen und zum Ausdruck zu bringen – oder bestehende Grenzen zu verschieben. Manche Menschen werden eine neue Beziehungsdynamik vielleicht nicht akzeptieren, andere dagegen werden Sie mit ihrer Bereitschaft überraschen, sich zusammen mit Ihnen weiterzuentwickeln. Möglicherweise müssen wir uns im Umgang mit anderen Menschen und Situationen immer wieder neu mit unseren Grenzen vertraut machen; das ist ganz normal und zu erwarten. Unser Ziel sollte es sein, einen sicheren Rahmen für unsere romantischen, familiären, geschäftlichen oder platonischen Beziehungen zu schaffen, damit wir in diesen Situationen absolut authentisch sein können.

Möchten Sie ethische Elemente aus dem Fetisch- und Kink-Bereich in zwanglose oder monogame Beziehungen einbauen? Können wir uns darauf einigen, dass rein sexuelle Begegnungen von grundlegenden Umgangsformen und Aftercare profitieren würden? Sind wir willens, unsere *Kommunikation* rund um das Thema Sexualität weiterzuentwickeln?

ACHTSAME KOMMUNIKATION 5

Man sollte meinen, dass bei einer Autorin, die schon zwei Bücher geschrieben hat, ein Kapitel über achtsame Kommunikation mühelos aus der Feder fließen würde. Stattdessen jagt eine Erkenntnis die nächste, wann ich es selbst an klarer Kommunikation habe fehlen lassen, wie ich effektiver hätte kommunizieren können und wie oft ich nicht aktiv zuhöre.

Wenn ich mir meine – romantischen, familiären, freundschaftlichen – Beziehungen ansehe, fallen mir unzählige Kleinigkeiten (und Warnsignale) auf, die ich ignoriert habe, obwohl ich von den Betreffenden im Vorfeld darüber informiert wurde. Wichtige Dinge, die ich verschwiegen oder die auszusprechen ich vermieden habe.

Ich erinnere mich an unzählige Lügen, die ich mir oder anderen erzählt habe, weil ich mich nicht traute, authentisch und verletzlich zu sein. Weil ich Angst hatte, verurteilt oder nicht akzeptiert zu werden oder dass ich etwas Intimes preisgeben und mir die Reaktion darauf missfallen würde.

Ich weiß, dass ich nicht die Einzige bin, die Dinge lieber in sich hineinfrisst, als peinliche Wahrheiten zuzugeben.

Als ich dieses Kapitel schrieb, hatte ich eine Unterhaltung mit einem Ex, die mir zeigte, wie wenig erfolgreich wir als Paar kommuniziert hatten. Ich war darauf gestoßen, dass er mir wiederholt eine Lüge erzählt hatte, über die wir in unserer Beziehung mehrfach gesprochen hatten, und hatte mich zurückgezogen, weil ich Abstand brauchte, um Klarheit zu finden. Er sagte, er habe mehrmals versucht, mit mir zu »kommunizieren«, was in seinem Fall bedeutete, dass es drei Emoji-Nachrichten (ein trauriges Gesicht, Tränen und ein Schulterzucken) und ein paar entgangene Anrufe von ihm gab, ohne dass eine Nachricht hinterlassen wurde. Kann man das als Kommunikation bezeichnen? Was passiert, wenn einer der Beteiligten oder beide passiv-aggressiv kommunizieren, wie wir es getan haben? Hätte ich mich ihm gegenüber besser ausdrücken können? Wenn wir nicht sagen, was uns an einer Situation oder einer Beziehung stört, kann sich niemand weiterentwickeln. Könnte es sein, dass wir nicht in der Lage sind, *uns selbst* zuzuhören, um unsere Wahrheit laut aussprechen zu können?

Spulen wir vor in die Zeit nach unserer Trennung: Wir führten ein aufrichtiges Gespräch, in dem er gestand, dass er oft lügen würde, »um nichts sagen zu müssen, was einen Menschen verletzen würde, den ich liebe«. Funktioniert das? Machen Sie das auch? Mache ich es? Ich musste daran denken, wie viele von uns aus Angst einen aufrichtigen Umgang miteinander vermeiden.

Wir bekommen kaum Anleitung dafür, wie man aufrichtig kommuniziert. Oft bekommen wir sogar den Rat, nicht über die meisten unangenehmen und komplizierten Dinge wie Sex, Tod, Verletzlichkeit, psychische Gesundheit und vieles mehr zu sprechen. Diese zutiefst menschlichen Themen können bewusst oder unbewusst Gefühle von Scham auslösen – der eigenen Scham oder derjenigen, die andere möglicherweise auf uns projizieren. Der kollektive Mangel an Übung im Umgang mit den eigenen Gefühlen und dem Wissen, wie man sie achtsam kommuniziert, halten uns davon ab, ehrlich zu uns und den Menschen zu sein, die wir lieben.

Von allen Themen, die es gibt, ist die Sexualität eine besondere Herausforderung für die offene Kommunikation.[1] Obwohl wir im digitalen Zeitalter Zugang zu sehr viel Sex haben, gibt es nur sehr wenige Vorbilder dafür, wie man IRL(»echte«, nicht digitale)-Beziehungen führt, großartigen Sex hat oder wahre

Nähe lebt. Dies liegt zu einem großen Teil daran, dass wir nicht recht wissen, wie wir unsere tiefsten Wünsche und Verletzlichkeiten zum Ausdruck bringen sollen.

Wir verbringen viel Zeit mit vermeintlicher »Kommunikation«; schicken Tausende von E-Mails, senden auf Plattformen Direkt- (DMs) und Privatnachrichten (PMs) und posten Kommentare in den sozialen Medien. Es ist selbstverständlich für uns, einen Text zu »liken«, ein Meme zu verschicken oder ein »K« zu tippen (selbst wenn etwas nicht »okay« ist).

Wenn Sie Dating- oder Sex-Dating-Apps verwenden, müssen Sie sich mit einer noch stärker nuancierten Sprache zurechtfinden: »U up? WYD? DTF?« Schon der Gedanke daran, wie viel wir tagtäglich »kommunizieren«, sorgt für Erschöpfung. Aber kommunizieren wir tatsächlich?

Unsere Abhängigkeit von elektronischen Geräten und den verwendeten Abkürzungen bedeutet, dass es uns im Hinblick auf die Kunst und die Subtilität der bewussten Kommunikation an Übung fehlt. Vergleichen Sie Dauer und Qualität der intimen Gespräche mit einem echten Gegenüber mit der Zahl der Menschen, mit denen Sie heute auf elektronischem Wege »kommuniziert« haben. Wie sieht es in dieser Woche, diesem Monat, diesem Jahr aus? Können Sie eine Diskrepanz feststellen?

Wie sich zeigt, ist die menschliche Kommunikation zu 90 Prozent nonverbal. In der digitalen Kommunikation gehen viele Feinheiten verloren: der Geruch, die Körpersprache, ob wir einander in die Augen sehen oder Blickkontakt meiden – all diese zusätzlichen Informationen, die wir neben dem gesprochenen Wort noch bekommen könnten.

Selbst wenn wir von Angesicht zu Angesicht kommunizieren, besteht oft ein gewaltiger Unterschied zwischen dem, was wir sagen, und unseren wahren Gedanken und Gefühlen. Wenn ich in der Öffentlichkeit sprechen muss, lässt mich dies eher kalt. Aber persönliche Gespräche – besonders der Small Talk – sind eine Herausforderung für mich. Ich habe oft das Gefühl, eine Maske zu tragen, für gewöhnlich unterstützt von rotem Lippenstift, um in eine andere Version meiner selbst zu schlüpfen; eine Version, die selbstbewusster und mühelos plaudern kann. Die Kommunikation ist gewissermaßen eine Performance.

Wie stellt man es überhaupt an, wenn man eine achtsame Kommunikation aufbauen möchte? Alles beginnt damit, dass wir wahrnehmen, wie wir uns fühlen. Nehmen wir zum Beispiel ein Szenario mit einem Familienmitglied, zu dem Sie eine angespannte Beziehung haben. Gehen Sie bereits in die Offensive oder Defensive, noch bevor einer von Ihnen überhaupt den Mund aufgemacht hat? Planen Sie, während der andere spricht, im Kopf bereits Ihre Entgegnung, oder hören Sie aktiv zu? Oder nehmen wir an, Sie leben in einer monogamen Beziehung und Ihre Partnerin / Ihr Partner erzählt Ihnen, dass sie/er Gefühle für eine andere Person hat. Fühlen Sie sich verletzt, zurückgewiesen, wütend? Blenden Sie das Gespräch aus, oder machen Sie vollkommen dicht, weil es einfach zu beunruhigend ist, sich der Realität zu stellen? Oder fühlen Sie sich selbst zu jemand anderem hingezogen, haben aber Angst, Ihrer Partnerin oder Ihrem Partner davon zu erzählen? Wenn Sie diese Wünsche verleugnen, bedeutet es dann, dass sie nicht existieren?

Wenn Sie sich einfach – für sich allein – bewusst werden, wie *Sie* sich fühlen, kann dies Ihre Wortwahl bereits beeinflussen. Das Ziel besteht darin zu merken, wenn Sie Groll, den Wunsch nach Bestrafung oder Vermeidung dazu benutzen, Verletzlichkeit aus dem Weg zu gehen. Wenn wir in unserer Verletzlichkeit zentriert bleiben können, gelingt es uns vielleicht, mehr Klarheit im Selbstausdruck zu erlangen. Die Fähigkeit zu erkennen, was in uns vorgeht, und es mitzuteilen, macht alle romantischen und platonischen Beziehungen besser.

Haben Sie schon einmal gelogen, was das Ausmaß der sexuellen Befriedigung mit einem Partner anging? Erzählen Sie sich diese Lüge in diesem Augenblick? Haben Sie schon einmal jemandem gesagt, dass Sie nicht befriedigt waren? Wissen Sie nicht so recht, wie Sie dies anstellen sollen?

Unlängst erzählte mir ein heterosexueller Mann Mitte 30, dessen langjährige Beziehung gerade zu Ende gegangen war, dass er und seine Partnerin immer gemeinsam gekommen seien. Jedes Mal. Ach, Schätzchen! Ich frage mich, ob seine Ex glaubte, ihm einen Gefallen zu tun, wenn sie den Orgasmus vortäuschte. Natürlich habe auch ich schon Orgasmen gefakt – aber letzten Endes bleibt die Belohnung (besserer Sex für alle Beteiligten) aus, wenn wir uns davor drücken, ein unangenehmes Gespräch zu führen. Mag sein, dass die Wahrheit ein wenig wehtut. Doch wenn sie einer liebevollen Haltung entspringt, ist es immer besser, sie auszusprechen. Sie führt immer zu größerer Nähe.

Es ist ein höchst intimer Akt, wenn jemand seine Zunge, seine Finger, seinen Penis oder Strap-on[2] in Ihre Körperöffnungen steckt … und trotzdem kann es manchmal *noch intimer* sein, darüber zu sprechen.

Langweilt Sie der Sex, den Sie haben, aber Sie wissen nicht, was Sie dagegen tun sollen? Haben Sie sich schon einmal nach den sexuellen Fantasien Ihrer Partnerin oder Ihres Partners erkundigt? Sind Sie umgekehrt schon einmal nach Ihren sexuellen Fantasien gefragt worden? Waren Sie schon einmal gemeinsam im Sexshop? Das Verkaufspersonal ist darauf geschult, Fragen zu beantworten und Vorschläge zu machen; es kann auch Spaß machen, sich ein wenig umzusehen. Es hat eine gewisse Ähnlichkeit mit einem Besuch in einem exotischen Autosalon. Manchmal muss man sich gegenseitig einfach die Erlaubnis geben, das sexuelle Repertoire zu erweitern. Wir können nicht erwarten, dass die immer gleiche Leier bis in alle Ewigkeit funktioniert. Es ist wichtig, ständig darüber zu sprechen und offen für die Dinge zu sein, über die Ihre Partnerin oder Ihr Partner gerade nachdenkt – ohne zu urteilen.[3]

Haben Sie Sex mit einer neuen Partnerin oder einem neuen Partner? Wann haben Sie und diese Person oder Personen sich zum letzten Mal testen lassen? Schlafen Sie ausschließlich miteinander? Wie schützen Sie sich? Sind Sie allergisch gegen Latexkondome? Gibt es Stellen, an denen Sie gern berührt werden, während andere tabu sind? Niemand kann Gedanken lesen. Je besser wir die eigenen Wünsche und die unserer Partnerinnen und Partner verstehen, desto mehr Raum gibt es zum Spielen und Erkunden. Wenn wir unsere Grenzen laut äußern, hilft uns dies dabei, unsere sexuellen Hemmungen loszulassen, die möglicherweise die umwerfendsten Orgasmen verhindern, die wir uns vorstellen können.

Kommunikation, Ehrlichkeit und regelmäßige Gespräche über das, was gut ist und was nicht, sind in sexuellen Beziehungen aller Art unerlässlich. Dazu gehört es auch, dass man sich gegenseitig Fragen stellt und sogar die heiklen Themen anspricht, von denen wir gelernt haben, sie unter den Teppich zu kehren.

Viele Menschen berichten von ihrer Überzeugung, dass Sex einfach »passieren« sollte, magisch und perfekt. Als würde man ihn seines Reizes und seines Geheimnisses berauben, wenn man vorher darüber spricht; als würde es sexuell einfach »funktionieren«, wenn die Person oder das Timing stimmen. Woher kommt die märchenhafte Vorstellung, dass Liebe, Beziehungen und Sex perfekt sind, wenn wir und unsere Partner »zusammenpassen«. Sind Liebe und Sex weniger großartig, wenn man kämpfen, Hindernisse überwinden und Erfahrungsdefizite umschiffen muss? Warum ist es uns so peinlich, in romantischen oder sexuellen Situationen über unsere Ängste, Wünsche und Unsicherheiten zu sprechen?

Gibt es irgendetwas im Leben, das einfach so »funktioniert«? Wenn in meinem Kopf ein Film abläuft und ich mir ein Ergebnis vorstelle (zum Beispiel dass dieses Buch vollendet ist), würde ich am liebsten zur fertigen Rohfassung vorspulen, von der mein Verleger sofort begeistert ist. Stattdessen muss ich mich Schritt für Schritt durch den Schreibprozess quälen, ohne zu wissen, wie die Sache ausgehen wird. Alle kreativen Bemühungen brauchen ein gewisses Maß an Vertrauen, Energie und Risiko – genau wie die Liebe und die Intimität. Es bedarf der ständigen Kommunikation und des ständigen Einsatzes, wenn man mit großartigem Sex und dauerhafter Liebe belohnt werden will.

Wenn wir *vorher* über Sex sprechen, kann dies unser Lustpotenzial und unseren Genuss steigern. Je klarer wir sind und je besser wir uns ausdrücken, desto besser wird es uns auch gelingen, die optimale sexuelle Spielwiese zu bereiten. Wenn wir vorab in Worte fassen, was uns anturnt und wo unsere Grenzen sind, beseitigen wir damit falsche Vorstellungen und stillschweigende Vermutungen, die uns in heikle Situationen bringen können.

Als ich ein Teenager war und anfing, mit Sex zu experimentieren, wurde das Thema der Zustimmung zu sexuellen Handlungen weder gesamtgesellschaftlich noch privat diskutiert.[4] Heute finden wir dieses Schlagwort auf unseren Bildschirmen und in unseren Lexika. Doch wie können wir im echten Leben Einvernehmen herstellen und umsetzen? Dies ist ein weiterer Grund, weshalb es unerlässlich ist, möglicherweise unangenehme Gespräche zu führen, *bevor* man nackt (und vielleicht betrunken oder high) ist. Ich höre oft: »Ja, was soll ich denn machen? Soll ich alle fünf Minuten fragen, ob ich X, Y oder Z darf?« In der Hitze des Gefechts setzt das Gehirn oft aus. Und da kommt die engagierte Zustimmung ins Spiel. Das bedeutet, dass man ein bestätigendes Ja etabliert oder Sätze wie »Das gefällt mir, das fühlt sich gut an«, statt auf ein Nein zu warten, das manche Menschen (besonders wenn sie jünger sind oder ein schwaches Selbstwertgefühl haben) nur schwer über die Lippen bringen.

Der Schauspieler und Comedian Nick Kroll erzählte mir, dass das Konzept der engagierten Zustimmung ein großes Thema bei den Autoren der Netflix-Comedy-Zeichentrickserie *Big Mouth* ist, die er miterschaffen hat. Interessanterweise ist es auch ein wichtiger Bestandteil des Ratschlags, den er jungen männlichen Fans der Serie gibt:

» Ich sage, engagierte Zustimmung ist in jeder Hinsicht hilfreich. Zum einen ist es – rein egoistisch betrachtet – sexy, wenn man seine Partnerin oder seinen Partner dazu bringt zu sagen, dass sie etwas mit einem machen wollen. Und wenn man hört, dass sie das Gleiche mit einem machen wollen, was man mit ihnen machen will, ist das sehr sexy und unglaublich entspannend. Andererseits fragen sich nach den Anhörungen von [Brett] Kavanaugh alle: ›Was sollen unsere Jungen tun?‹ Sie sollen herausfinden, was in Ordnung ist. Und dann sollen sie es genießen, diese Dinge zu tun, oder [akzeptieren,] dass etwas nicht geht. So gibt es keine Grauzonen [im Hinblick auf das], was gesagt wurde und wovon sie dachten, dass sie richtig interpretiert hätten, was in Ordnung ist und was nicht. Wir sollen über alles sprechen.«[5]

Sicher kennen Sie den guten Rat, lieber keine Mutmaßungen anzustellen. Viele von uns neigen besonders in Sachen Romantik und Sex dazu zu spekulieren, was andere gerade denken, fühlen und erleben. Ein großer Teil davon sind unsere eigenen Projektionen – wir projizieren unsere Überzeugungen auf andere. Ich bezeichne dies als »übersinnlichen Sex«. »Übersinnlicher Sex bedeutet, dass man denkt, die oder der andere sollte Gedanken lesen können und wissen, was man fühlen möchte und was einem Lust bereitet«[6], sagt Lou Paget, Autorin von fünf Bestsellern zum Thema Sexualität und zertifizierte Sexualerzieherin, die in aller Welt unterwegs ist, um offen und ehrlich korrekte und praktische Informationen zu geben.

Wir wissen vielleicht, ob sich etwas gut oder schlecht für uns anfühlt. Aber woher sollen wir wissen, was andere richtig oder falsch oder gut oder scheiße finden? Haben wir uns Zeit genommen, nachzufragen, uns mitzuteilen und aktiv zuzuhören? Lou betont:

»Viele Leute machen etwas mit, auch wenn sie nicht sonderlich viel Spaß daran haben. In diesem Fall lädt der andere eine fehlerhafte Software herunter. Es ist eine besondere Fähigkeit zu wissen, was man selbst mag und was die oder der andere mag. Oft fassen die Menschen andere so an, wie sie selbst berührt werden wollen. [Was vielleicht nicht das ist, was Ihrer Partnerin oder Ihrem Partner gefällt.] Eine Frau sagte zu mir: ›Ich möchte ihn dort einfach spüren. Das wünsche ich mir.‹ Und ihr Partner sagte: ›Ich wusste nicht, was sie mit ›dort‹ meinte.‹ Wenn sie ihre Hände auf die seinen gelegt und es ihm gezeigt hätte, wäre die Rückmeldeschleife eine andere gewesen.

Noch etwas: Wenn Sie jemanden dirigieren möchten, verwenden Sie einzelne Wörter, keine ganzen Sätze. ›Leichter.‹ ›Sanfter.‹ ›Ja.‹ Ein Satz wie ›Das finde ich nicht so toll‹ wird als Kritik verstanden. Dann machen die Leute einfach zu. Wir Sexualerziehenden wissen, dass man Menschen einen Einstieg bieten muss, damit sie das Gefühl haben, gehört und verstanden zu werden, und damit sie wissen, dass sie ein Mitspracherecht haben.«[7]

Die Wahrheit ist: *Es ist superheiß, wenn man seiner Liebhaberin oder seinem Liebhaber sagt, wie man sie oder ihn vögeln möchte und was man gern mit ihr oder ihm anstellen würde.*

Wie brechen wir das Eis, wenn ein vermeintlich heikles Gespräch ansteht? Zunächst einmal schlage ich vor, dass Sie sich vollständig bekleidet außerhalb des Schlafzimmers (oder des Ortes, an dem Ihre intimen Begegnungen üblicherweise stattfinden) unterhalten – vielleicht bei einem Kaffee oder beim Essen oder in einer zwanglosen Umgebung. Es erzeugt großen Druck, wenn man seine Bedürfnisse und Wünsche ausgerechnet dann zur Sprache bringt, wenn es heftig zur Sache geht. Es sollte unbedingt ein persönliches Gespräch mit gutem Blickkontakt sein. Versuchen Sie nach Möglichkeit, Ihrem Gegenüber ins linke Auge zu schauen, das mit dem Sitz der Emotionen im Gehirn korrespondiert.

Ein weiterer Tipp: Verwenden Sie Wörter, die sich auf eine positive Erfahrung beziehen, statt sich auf das zu konzentrieren, was Ihnen *nicht* gefällt. Es kann ermutigend sein, einen Satz mit den Worten »Ich fühle mich …« zu beginnen. Zum Beispiel: »Ich fühle mich besonders angeturnt, wenn du …« Dies begünstigt ein entspannteres, offeneres Gespräch als ein Einstieg mit: »Ich kann es echt nicht leiden, wenn du …« Dr. Wendy Cherry empfiehlt: »Wenn Sie über Sexualität und vor allem den sexuellen Kontakt sprechen, sollten Sie nicht sagen, was der oder die andere macht oder nicht bzw. falsch macht. Sprechen Sie über sich selbst.« Wendy erinnert sich an ein junges Paar, das sie beraten hat.

> » Sie sagte: ›Er ist absolut perfekt, bis auf eines: Ich kann nicht leiden, wie er mich küsst. Was soll ich tun?‹ Ich sagte: ›Warum setzen Sie sich nicht im Schneidersitz vor ihn aufs Bett und sagen: Ich werde dich jetzt so küssen,

> wie ich gern geküsst werden würde?‹ … Man kann zum Beispiel sagen: ›Weißt du was, mein Lieber? Ich habe schon seit Ewigkeiten diese oder jene sexuelle Fantasie. Weißt du, was ich wirklich geil fände?‹ Sexualität ist speziell. Deshalb muss man einen absolut offenen Dialog führen. Aber sprechen Sie über sich selbst. Dies ermutigt Ihre Partnerin oder Ihren Partner, ebenfalls über sich und die Dinge zu sprechen, die sie lieber hätten und die ihnen gefallen.«[8]

Das Konzept vom »übersinnlichen Sex« lässt sich auf alle möglichen Liebes- und Beziehungsszenarien übertragen – und kann dazu beitragen, dass wir vorschnell über andere und ihre Motivationen urteilen. Ich höre pausenlos von Menschen in neuen (vor allem heteronormativen) Beziehungen, die es nicht schaffen, sich einer offenen Diskussion der Frage zu stellen, ob sie Kinder wollen oder ob sie in einer exklusiven oder monogamen Beziehung leben, weil sie Angst haben, »Druck« auf ihre Partnerin oder ihren Partner auszuüben. Es ist leichter, einfach anzunehmen, dass sie der gleichen Meinung sind. Aber das kann zu Problemen führen.

Im Grunde lautet die kurze Antwort auf viele Fragen, die wir bei The Sex Ed erhalten: »Redet miteinander.« Hier ein paar Beispiele aus der letzten Zeit: »Wie sage ich meiner Partnerin oder meinem Partner, dass ich mehr Sex möchte?«, »Wie spreche ich mit meiner Partnerin oder meinem Partner über eine Öffnung unserer Beziehung?«, »Ich mag es nicht, wenn mein Partner oder meine Partnerin dieses oder jenes macht. Was kann ich tun?« und »Wie sage ich Nein zu Analsex?«.

Sehen wir uns an, wie man eines dieser Themen angehen könnte. Ich nehme das Beispiel Analsex, weil wir dazu sehr viele Fragen von Heterofrauen bekommen, die ihn entweder zum ersten Mal haben; ihn nicht wollen, aber einen Partner haben, der ihn möchte; oder ihn über sich ergehen lassen, ohne Spaß daran zu haben.

Wenn Sie absolut kein Interesse haben und Ihre Partnerin oder Ihr Partner immer wieder danach fragt, können Sie vorschlagen, dass der andere es zuerst ausprobiert. (»Wenn du es machst, mache ich es auch.«) Sie können mit einem Butt-Plug beginnen (klein anfangen und allmählich größer werden) oder es mit Pegging[9] versuchen und ihn oder sie mit einem Strap-on penetrieren. Die männliche Prostata ist ein Quell höchster Lust und gilt als Äquivalent zum weiblichen G-Punkt. Wenn Ihre Partnerin oder Ihr Partner diese Vorstellung alles andere als prickelnd findet, wird ihnen dieses Gespräch die Augen öffnen – sodass sie vielleicht zweimal überlegen, bevor sie Ihnen Druck machen, wenn sie selbst nicht dazu bereit sind.

Dieser Tipp stammt von der Schauspielerin, Produzentin und Aktivistin Ana de la Reguera, mit der ich gut befreundet bin. Neben ihren vielen Film- und Fernsehrollen kreiert, schreibt, produziert und übernimmt sie die Hauptrolle in der teilweise autobiografischen Sendung *Ana* auf Comedy Central. Sie erzählte mir:

» Mit Mitte 20 habe ich Analsex ausprobiert. Ich wollte es, aber es ging nicht. Es tat einfach zu weh. Es war furchtbar. Daher wusste ich, dass ich das nicht wollte. Mit Mitte 30 war ich dann mit diesem Mann zusammen, und er sagte: ›Ich will Analsex [und zwar die ganze Zeit].‹ Irgendwann hatte ich die Fragerei satt und sagte: ›In Ordnung. Machen wir Analsex, aber du zuerst. Ich werde mir einen Gürtel und einen Dildo umschnallen, und du machst den Anfang, und wenn es dir gefällt, mache ich es auch. Es sollte gerecht zugehen.‹ Er wollte

> nicht, und ich sagte: ›Also, wenn du nicht willst, will ich auch nicht.‹«[10]

Unter dem Strich bedeutet dies, es ist unglaublich selten, dass lustvoller Analsex einfach so »passiert«, wenn man seine Hausaufgaben nicht macht. Falls Sie noch keine Erfahrung damit haben und es ausprobieren möchten, habe ich ein paar wichtige Tipps für Sie: *Verwenden Sie reichlich Gleitmittel. Bereiten Sie sich vor, indem Sie zunächst mit Sexspielzeug beginnen, mit kleinen Butt-Plugs anfangen und sich allmählich steigern. Und LASSEN SIE SICH ZEIT.* Es muss keineswegs alles auf einmal passieren. Gut Ding will Weile haben. Und wenn Analsex nichts für Sie ist, ist das auch nicht weiter wild! Es gibt so viele Möglichkeiten, zum Orgasmus zu kommen; finden Sie heraus, was bei Ihnen funktioniert. Unabhängig davon gilt: Wenn Sie bei dem Gedanken, eine neue Sexualpraktik auszuprobieren, nervös werden – und um Ihren Spaß daran zu maximieren –, ist es unerlässlich, dass Sie Ihre Wünsche und Bedenken durchsprechen.

Puh. Ist Ihnen jetzt ein wenig wohler dabei, das Gespräch zu eröffnen, um Ihr sexuelles Bewusstsein zu erweitern? Lassen Sie uns diese Philosophie nun auch auf die Themen übertragen, die oft verheerende Auswirkungen auf Beziehungen haben, wie Finanzen, Kinder oder Seitensprünge. Wir fürchten vielleicht, (noch) nicht in der Lage zu sein, ohne Groll oder Widerstand Fortschritte in der Kommunikation über diese etwas komplizierteren Themen zu machen. Doch wenn jeder Partner die Verantwortung für seinen Teil des Gesprächs übernimmt, können wir alle die Fähigkeiten erwerben zu hören, was in unserem Gegenüber wirklich vorgeht.

Sind Sie seit einem Jahr (oder zwei oder drei) Eltern und haben sehr wenig oder gar keinen Sex? Sind Sie verärgert, weil Ihre Partnerin oder Ihr Partner mehr (oder weniger) Geld verdient und deshalb zu Hause größere Ansprüche stellt (oder weniger tut)? Wo sind Ihre Grenzen beim Thema Monogamie, wenn Sie eine sexuelle Beziehung eingehen? Oder in einer Ehe, in einer langfristigen Beziehung oder wenn man unter einem Dach lebt? Haben sich Ihre Einstellung zur Monogamie oder Ihre sexuellen Vorlieben verändert, seit Sie zusammen sind? Überprüfen Sie regelmäßig, wo Sie gerade stehen? Wie ist Ihre Ansicht zu emotionalen Affären? Haben Sie sich darauf geeinigt, keine Fragen zu stellen und von sich aus nichts zu erzählen? Oder haben Sie noch nie über diese Themen gesprochen, gehen aber davon aus, dass der oder die andere der gleichen Meinung ist wie Sie?

Können Sie über diese Dinge sprechen, auch wenn es vielleicht schwierig ist? Nehmen wir an, Sie leben in einer monogamen Langzeitbeziehung und wollen sie öffnen oder fühlen sich zu jemand anderem hingezogen. Können Sie mit Ihrer Partnerin oder Ihrem Partner über diese Gefühle sprechen, statt sie oder ihn zu betrügen oder das Thema zu meiden? Fakt ist, dass es im Laufe einer monogamen Beziehung andere Menschen geben wird, die Sie verzaubern. Dies ist menschlich. Vergessen Sie nicht, dass wir ständig gegen den Urinstinkt ankämpfen, uns mit so vielen Menschen wie möglich zu paaren.

Es ist gut, in der ersten Phase der Verliebtheit über die Möglichkeit der Untreue zu sprechen und darüber, wo für jeden von Ihnen die Grenzen zum »Betrug« sind. Was würden Sie in dieser Beziehung als Betrug werten? Flirten? Das Ansehen von Pornofilmen? Das Senden von Direktnachrichten? Eine emotionale Affäre? Zu dem, was jemand als Untreue betrachtet, muss nicht unbedingt penetrativer oder überhaupt echter Sex gehören. Diese Gespräche (sowie regelmäßige Updates im Laufe der Beziehung) helfen allen Beteiligten zu verstehen, warum bestimmte Verhaltensweisen für die Partnerin oder den Partner möglicherweise schwierig sind. Es geht nicht darum, dass ein

Verhalten (zum Beispiel sich Pornos anzusehen) kategorisch »falsch« ist. Aber die fortlaufende Kommunikation erlaubt es Ihnen, es neu einzuordnen, je nachdem welche Gefühle es bei Ihnen auslöst und warum es Sie stört.

Der Slogan zu dem beliebten Podcast *Call Her Daddy* lautete: »Entweder du betrügst, oder du wirst betrogen.« Dieser Spruch ist zwar witzig, aber ich finde ihn besonders toxisch. Akzeptieren wir den Status quo, auch wenn er unschön ist und das Schlimmste im Menschen hervorbringt, statt das System (»Verletze den anderen, bevor er dich verletzen kann«) infrage zu stellen? Wenn Ihre Bedürfnisse in einer Partnerschaft unbefriedigt bleiben, dann sprechen Sie darüber, zum Donnerwetter! Es ist ganz normal, mit einem Menschen in Liebe verbunden zu sein und gleichzeitig Lust oder romantische Gefühle für andere zu empfinden. Doch in den meisten Fällen teilen wir unserer Partnerin oder unserem Partner diese Wünsche nicht mit, sondern versuchen, unsere Probleme allein zu lösen, was nur Misstrauen weckt. Ich höre von so vielen Menschen, dass sie regelmäßig das Telefon, die E-Mails und die Direktnachrichten ihrer besseren Hälfte nach Hinweisen durchwühlen, dass sie betrogen werden, *statt* diese Themen offen anzusprechen. Stellen Sie sich nur vor, was wir denken und sonst so alles tun könnten, wenn wir aufhören würden, heimlich Privatdetektiv zu spielen!

Mein verstorbener Mentor, der Sex- und Paartherapeut Professor Dr. Walter Brackelmanns, sagte zu mir: »Wenn man andeutet, dass Untreue auch etwas Gutes haben könnte ... provoziert man damit Gefühle von richtig und falsch, Stars and Stripes, Apfelkuchen, Gerechtigkeit ... Statt sich objektiv anzusehen, ob eine Affäre irgendeinen Wert haben könnte, tun wir gern so, als wäre sie etwas Böses. Die Frage ist nicht, ob es richtig ist oder falsch, sondern: Funktioniert es für Sie?«[11] Wenn in der Therapie eine Affäre das Thema war, fand Walter zunächst heraus, warum die Person fremdging. Wollte sie erwischt werden? Wollte sie raus

aus ihrer Primärbeziehung? Oft will sich die Person, die eine Affäre hat, gar nicht trennen. Sie betrügt, weil es in der Beziehung ein Problem gibt, dem sie sich nicht stellen – geschweige denn mit ihrer Partnerin oder ihrem Partner darüber reden – kann.

Walter zufolge kann eine Affäre eine Ehe erhalten oder sogar besser machen. Er schlug häufig vor, der oder dem »anderen« etwa ein halbes Jahr oder Jahr nach Bekanntwerden der Angelegenheit eine Dankeskarte zu schicken. Unabhängig davon, ob sich die Beziehung erholt oder endet, bringt der Seitensprung verdrängte Themen auf den Tisch. »Wenn man einer Affäre Sauerstoff zuführt, wenn man sie ans Licht bringt, riskiert man, dass sie endet oder eine Beziehung daraus wird. Eine Affäre ist wie hauchdünnes Porzellan, [aber] eine feste Beziehung ist wie ein Goldfisch. Sie hält einiges aus und überlebt trotzdem.«[12] Er sagte, dass emotionale Affären noch »heikler« seien als gelebte Affären, da sie »im Dunkeln« existierten.

Nehmen wir an, Sie und Ihre Partnerin oder Ihr Partner entscheiden sich für die Monogamie und stellen dann fest, dass Sie von einer anderen Person fasziniert und versucht sind, die Sache weiterzuverfolgen. Wären Sie dann bereit, offen darüber zu sprechen, bevor Grenzen überschritten werden? Könnten Sie gemeinsam entscheiden, was sich für Ihre Beziehung richtig anfühlt, und Ihre Grenzen anpassen oder bestätigen?

Gelingt es uns, *empfänglich* zu bleiben und einander zuzuhören, wenn wir in einem Gespräch auf Hindernisse oder eigene Trigger stoßen? Um effektiv kommunizieren zu können, müssen wir *aktiv zuhören*. Es ist schwierig, das Ego und die Urteile außen vor zu lassen, wenn man uns etwas sagt, worauf wir vielleicht nicht vorbereitet sind, was wir nicht hören wollen oder anders sehen. Können wir wirklich versuchen aufzunehmen, was die oder der andere sagt, statt innerlich unsere Antwort oder Verteidigung zu formulieren? Können wir kurz innehalten, bevor wir antworten?

Hier sind ein paar Tipps fürs aktive Zuhören:

1. Wenn Ihnen Ihr Gegenüber von seinen Gefühlen oder einer Erfahrung erzählt, sollten Sie – besonders wenn es sich dabei um ein sensibles Thema handelt – versuchen, *sich mehr auf das zu konzentrieren, was gesagt wird, als darauf, wie Sie sich dabei fühlen.*
2. Machen Sie sich bewusst, bevor Sie antworten: Sind Sie gerade wütend? Hungrig? Müde? Können Sie sprechen, ohne die Stimme zu erheben? Wollen Sie Ihr Gegenüber verletzen, weil seine Worte Sie verletzt haben? Wollen Sie Kritik üben?
3. Falls einer der genannten Punkte zutrifft, sollten Sie besser innehalten und sich sammeln, bevor Sie antworten. Sie können sogar etwas sagen wie: »Danke, dass du mit mir gesprochen hast. Ich muss das Ganze erst einmal verarbeiten und brauche ein wenig Zeit, damit ich dir eine vernünftige Antwort geben kann.« Wenn wir uns eine Auszeit gönnen, hilft uns dies, *uns zu regulieren, bevor wir antworten.*
4. Aber vielleicht erscheint es uns unmöglich innezuhalten! Ganz besonders, wenn das Gegenüber unter die Gürtellinie zielt oder über einen gewissen Zeitraum hinweg Ressentiments entstanden sind. Vielleicht hat der andere den Toilettensitz vollgepinkelt, schmutzige Socken auf den Boden geworfen, die Sie aufheben müssen, und – *mal wieder* – vergessen, den Müll rauszubringen. Aber ist dies für das aktuelle Gespräch von Bedeutung? Gäbe es eine andere, liebevollere Möglichkeit, Ihre Frustration zum Ausdruck zu bringen? (Ich weiß, es ist ätzend, die oder der Klügere zu sein.)
5. Je mehr Sie sich darin üben, innezuhalten und sich darüber klar oder *bewusst* zu werden, wie Sie kommunizieren, desto leichter wird es mit der Zeit. Das Innehalten ist

besonders hilfreich, wenn Streitigkeiten über einen Chat ausgetragen werden (da bin ich inzwischen raus), oder bei Trollen in den sozialen Medien (ich antworte nur, wenn ich mich besonders resolut fühle).

Die inneren Kritiker und Richter machen sich häufig dann bemerkbar, wenn wir das Gesagte durch den zuweilen selbstgerechten Filter der eigenen Meinung hören. Ich erinnere mich daran, dass mir Nina Hartley vor vielen Jahren erzählte, für sie und andere in der Kink-Community sei es besonders schwierig, gutes therapeutisches Fachpersonal zu finden, das sie akzeptiere, ohne sie zu beschämen oder zu versuchen, irgendein Kindheitstrauma aufzudecken, das sie zu einem alternativen Lebensstil bewogen hat. Walter Brackelmanns bestand darauf, dass Sextherapierende besonders intensiv an den eigenen Einschränkungen und sexuellen Urteilen arbeiten sollten, um ihre Patientinnen und Patienten erfolgreich behandeln zu können. Jeder Mensch hat Vorurteile und überträgt das, was er für richtig hält, auf andere.

Ich habe nicht nur einmal gehört, dass ich diplomatisch sei. Das liegt vielleicht daran, dass ich versuche, auf Abstand zu gehen und zu beobachten, ob mich die eigene Meinung daran hindert, die Wahrheit anderer zu hören. Es kann vorkommen, dass mir das, was sie zu sagen haben, nicht gefällt. Aber je ruhiger und objektiver ich bleibe, desto weniger defensiv und wütend bin ich, wenn ich das Wort ergreife. Ich war nicht immer so! Als ich mit 19 Jahren in New York auf die Kunsthochschule ging, schimpfte ich auf die Abtreibungsgegnerinnen und -gegner, die vor der Klinik demonstrierten, die sich im gleichen Gebäude befand wie eines meiner Praxisseminare. Ich wütete und schrie aus vollem Hals, weil ich absolut an die reproduktive Freiheit eines Menschen glaube. Aber letzten Endes war es nicht gut für meine Stimmung, meinen Tag oder das Recht der Frauen auf einen legalen Schwangerschaftsabbruch, wenn ich diese Leute mit Hass überschüttete.

Erst (viel) später beschloss ich, dass ich versuchen wollte, solche Situationen mit *achtsamer Kommunikation* anzugehen. Es hilft mir, alle meine Gedanken und Gefühle aufzuschreiben, um mich zu sammeln. Ich versuche, mir ein oder zwei Tage Zeit zu nehmen und sicherzustellen, dass meine Reaktion zum Beispiel nicht von meiner Wut gesteuert wird. Unlängst musste ich eine Auszeit von einer guten Freundschaft nehmen, als klar wurde, dass bei einem sensiblen Thema keiner von uns in der Lage war, dem Gegenüber zuzuhören. Wenn man ein wenig Abstand nimmt, kann man zuweilen besser nachdenken und auf einer besseren Grundlage weitermachen, statt noch viele weitere Frustrationen und Erfahrungen aufs Tapet zu bringen, die nichts mit dem aktuellen Thema zu tun haben. Manchmal muss man sich einfach darauf einigen, dass man nicht einer Meinung ist, oder überlegen, ob eine Situation oder Beziehung es wert ist, dass man dafür kämpft.

Angesichts der momentanen Verbreitung der Cancel Culture ist es hilfreich innezuhalten und nachzudenken, bevor wir uns zu einer Situation äußern, die uns nicht selbst betrifft. Dies ist der Moment, uns zu fragen, ob unser Argument auch ankommt. Aufgrund meiner Position hinter den Kulissen einer Aufklärungsorganisation kann ich sagen, dass für gewöhnlich mangelnde Bildung und Information der Grund sind, weshalb Menschen andere verurteilen – und oft macht es den entscheidenden Unterschied, wenn man die richtigen Worte findet, um die Botschaft zu vermitteln.

Nur weil uns etwas gefällt oder wir die Welt auf eine bestimmte Weise sehen, heißt das nicht, dass wir anderen diesen Glauben aufzwingen dürfen. Meinungsverschiedenheiten bedeuten auch nicht zwangsläufig, dass mit ihnen oder uns etwas nicht stimmt. Ich stelle häufig fest, dass die Menschen in

Bereichen, in denen man eher offen über Sex spricht oder sich für »woke« hält, häufig ebenso hart oder *sogar noch härter* urteilen als diejenigen, die man als »konservativ« bezeichnen könnte. Im Sex-Ed-Teamchat bezeichnen wir diese Leute als SWSJWs oder »super woke social justice warriors« (dt. etwa »super-woke Kämpfende für soziale Gerechtigkeit«). Ich werde online so oft zur Zielscheibe ihres Zorns, dass ich mein Telefon manchmal am liebsten ins Meer werfen würde!

Ich führe unzählige Unterhaltungen mit queeren, sexpositiven Menschen, die nicht verstehen können, wie jemand asexuell sein kann (diese sexuelle Orientierung bezeichnet Menschen, die sich sexuell nicht zu anderen hingezogen fühlen und/oder für die die Sexualität keinen besonders hohen Stellenwert hat als Möglichkeit, mit anderen in Beziehung zu treten). Von ihrer Warte aus betrachtet, ist Asexualität *undenkbar*. Außerdem muss ich viele heterosexuelle »Feministinnen« daran erinnern, dass auch heterosexuelle Männer Gefühle haben und ebenso verletzlich sind wie sie. Sie wären überrascht, wie viele Missverständnisse entstehen, weil wir so sehr in unserer eigenen Version der Wirklichkeit leben, dass uns jegliches Verständnis für die Perspektive anderer fehlt.

Ich bin übrigens in allen genannten Punkten zu 100 Prozent schuldig – vor allem früher, was die effektive Kommunikation mit den Männern in meinem Leben anging. Es ist mir privat (als Frau, die Männer liebt) und beruflich (als Frau, die glaubt, dass jeder irgendwie feststeckt und kaputte Verhaltenszyklen am Leben hält) wichtig, auch die Männer willkommen zu heißen und einzubeziehen, statt ihnen eine sexpositive feministische Haltung um die Ohren zu hauen (wie ich es, um ganz ehrlich zu sein, über weite Strecken meines Lebens getan habe).

Die Männer sind vielleicht am stärksten im Patriarchat gefangen, das in den meisten Gesellschaften weltweit herrscht. Sie werden dazu erzogen, emotionale Verletzlichkeit abzulehnen, ihre Angst zu leugnen, Gefühle in Form von Wut zum Ausdruck zu bringen, Liebe und Nähe zugunsten von dissoziativem Sex abzuwerten – und alles nur, weil dieses Verhalten als »männlicher« gilt.

Wie können wir diese alten Geschichten neu schreiben und Jungen neue Möglichkeiten vermitteln, sich mit sich selbst, der Liebe und einer gesunden Maskulinität zu identifizieren? Das aktuelle patriarchalische System funktioniert nicht für alle Menschen. Wie kann ich als Gründerin einer sexpositiven Internetseite heterosexuelle Männer in unsere Diskussionen einbeziehen und sie zu Verbündeten statt zu Feinden machen?

Derzeit hinterfragen – vor allem weiße, heterosexuelle – Männer ihre Stimme und ihre kulturelle, berufliche und sexuelle Rolle wie nie zuvor. Zum ersten Mal wird ihnen auf breiter Ebene Paroli geboten. Während es früher nie Zweifel an ihrer Potenz gab, müssen sie sich nun von der Gesellschaft anhören, sie seien impotent. Viele Männer fühlen sich durch die aktuelle Gegenreaktion ausgeschlossen. Dies erzeugt eine Abwehrhaltung und das Gefühl, nicht dazuzugehören. (Daher die Vorliebe für Dementis wie »nicht alle Männer« und »Vater von Mädchen«.) Wenn ich mich umsehe, entdecke ich nicht allzu viele Orte, an denen sich Männer in einer Zeit, in der sie das Gefühl haben, ihre Stimme verloren zu haben, gefahrlos ausdrücken können.

Ich identifiziere mich mit der kollektiven Wut auf das Patriarchat und der Traumatisierung durch es, habe aber auch den starken Wunsch, so viel wie möglich zur Heilung des Narrativs beizutragen.

Da ich in einer Familie von Alphamännchen aufgewachsen bin, ärgerte ich mich oft darüber, dass ich nicht die gleichen Chancen bekam wie die Männer in meinem Leben. Erschwerend kommt hinzu, dass ich Männer liebe und mich sexuell zu ihnen hingezogen fühle. Ich konkurriere mit ihnen, weil ich gern hätte, was sie haben, gehe am Ende aber leer aus, weil es eigentlich keine Konkurrenz gibt, da die Chancen so oder so ungleich sind – selbst wenn ich beruflich eher ein Alphaweibchen bin. Am Ende verbrachte ich so viel Zeit damit, mich beweisen oder mir ihren Respekt verdienen zu wollen, dass ich es mir dadurch mit ihnen verscherzte. Auf diese Weise partizipierte ich am patriarchalischen Narrativ: »Macht ist gut, und ich muss um jeden Preis gewinnen oder mich beweisen.« Aber was bekommt man eigentlich dafür? Während ich mich bemühe, nicht mehr aus dem Gefühl der Ungerechtigkeit und Wut heraus mit Männern zu kommunizieren, stelle ich fest, dass ich ständig überprüfen muss, ob ich aus einer Abwehrhaltung heraus spreche, in die Offensive gehe oder den Dialog tatsächlich auf hilfreiche Weise voranbringe.

Während die sexpositive Community sowohl sichtbarer als auch populärer wird, bemerke ich häufig einen Graben: Männer sind von der entscheidenden kulturellen Diskussion in diesem Bereich ausgeschlossen – darunter auch von Gesprächen über Einvernehmlichkeit, Lust, Verlangen und vieles mehr. Weshalb ich überlege, auf welche Weise Männer abgehängt werden. Der Begriff #MeToo[13] hat Eingang in unseren Wortschatz gefunden, doch oft werden Männer in den Dialog nicht miteinbezogen, aus welchen Gründen es zu sexueller Belästigung und Missbrauch kommt – und wenn etwas passiert ist, hören wir ihnen *definitiv* nicht genug zu.

Heterosexuelle Männer erzählen mir oft, sie hätten Angst, verurteilt oder »gecancelt« zu werden, wenn sie bei der aktuellen Nomenklatur zu sexueller Identität und Genderidentität nicht auf dem neuesten Stand sind. Sie fürchten, pornosüchtig zu sein, aber sie haben Angst, mit ihren Partnerinnen darüber zu sprechen, um nicht gedemütigt zu werden. Und sie wollen mehr über Intimität, Lust und den Umgang mit sexuellen Begegnungen in einer Welt nach #MeToo wissen.

Ich bin zu dem Schluss gelangt, dass wir mehr Räume schaffen müssen, in denen Männer verletzlich sein, Unterstützung finden und an der Heilung einer jahrhundertealten verletzten Männlichkeit teilhaben können, die sie in Schubladen gefangen hält. Wie bell hooks in dem Buch *Männer, Männlichkeit und Liebe. Der Wille zur Veränderung* schreibt: »Männer können sich nicht verändern, wenn es für eine solche Veränderung keine Entwürfe gibt. Männer können nicht lieben, wenn ihnen die Kunst zu lieben nicht beigebracht wurde.«[14]

Ich möchte, dass Männer Teil eines neuen Paradigmas sexueller Lust sind. Ich möchte ihnen helfen, ihre göttliche Männlichkeit zu entdecken, sich erbaut und unterstützt zu fühlen, während sie die Nuancen einer neuen Sexualität und Geschlechterpolitik erforschen. Egoistischerweise möchte ich auch mein Verhältnis zu ihnen verbessern. All dies läuft vor allem darauf hinaus, dass wir einen allgemein gesünderen Diskurs schaffen.

In allen genannten Fällen kann es die Kommunikation und die Beziehungen verbessern, wenn wir uns über die eigenen Gefühle im Klaren sind, sie laut und deutlich mitteilen und anderen bewusst zuhören. Wenn wir uns Dingen stellen, denen wir lieber aus dem Weg gehen würden, verlieren sie an Macht über uns. Und je klarer wir sagen, was wir beim Sex und in der Liebe erwarten und wo unsere Grenzen sind, desto erfüllender können sie sein.

Fassen wir zusammen: Für eine achtsame Kommunikation – in allen Bereichen, von romantischen und sexuellen Beziehungen bis hin zu Familiendynamiken – sind folgende Punkte zu beachten:

1. Seien Sie sich über die eigenen Wünsche, Bedürfnisse und Gefühle im Klaren und bringen Sie sie ehrlich zum Ausdruck, auch wenn dies vielleicht unangenehm oder peinlich ist.

2. Üben Sie, aktiv zuzuhören und nicht schon Ihre Erwiderung zu planen, während andere sprechen. Versuchen Sie, neutral und objektiv zu bleiben, und nehmen Sie zur Kenntnis, wenn an alte Wunden wie das Verlassenwerden, Ablehnung oder Groll gerührt wird.
3. Gehen Sie für die Chance auf größere Lust das Risiko ein, eine Antwort zu bekommen, die Ihnen vielleicht nicht gefällt.

Wenn man diese Punkte zu einer einfachen Liste zusammenfasst, hört es sich ganz simpel an. Aber es ist ein echter Kampf, im Augenblick achtsam zu bleiben. Je mehr wir üben, *einen Gang zurückzuschalten* und (uns und anderen) zuzuhören, desto leichter wird es. Versprochen.

TECHNOLOGIE

6

Der Mensch ist darauf programmiert, Liebe, Kameradschaft, Romantik und Sex bei anderen zu suchen. Wir haben das Urverlangen, uns zu paaren – ob wir nun Nachkommen produzieren wollen oder nicht. Von den Primaten unterscheiden wir uns darin, dass wir uns auch nach emotionaler, geistiger, spiritueller und körperlicher Nähe sehnen.

Obwohl wir vom Wunsch nach Nähe getrieben sind, versuchen wir häufig, den einfühlsamen und verletzlichen Austausch zu vermeiden. Die Technik spielt eine große Rolle, wenn es darum geht, wie und warum wir uns so weit von unserer *Menschlichkeit* entfernt haben. Die digitale Verbundenheit wirkt zwar befreiend und demokratisierend, führt aber auch dazu, dass Einfühlungsvermögen, Nähe und emotionale Intelligenz schwinden.

Inzwischen befinden wir uns dauerhaft in einem Zustand, in dem wir halb an- und halb abwesend sind, während wir zwischen der virtuellen Welt und unserer realen Existenz hin und her springen. Hatten Sie schon einmal das Handy in der Hand, um eine Nachricht zu schreiben oder ein Gespräch zu führen, während Sie im Lebensmittelladen an der Kasse in der Schlange standen oder der Kassierer Ihre Einkäufe addierte? Oder während Sie in einer Bar, einem Restaurant, im Kino oder in einem Club auf jemanden warteten? Greifen Sie nach Ihrem Smartphone, um unbequeme Pausen zu füllen, statt sich die Menschen um Sie herum anzusehen, ihnen in die Augen zu schauen, sich mit Fremden zu unterhalten oder – der Horror! – allein dazusitzen und still zu beobachten, was Sie gerade sehen? Es ist häufiger der Fall, dass wir am Handy sind, während wir allein oder mit anderen reale Dinge erleben – beim Abendessen, in einer Besprechung, im Bett, beim Spazierengehen und sogar beim Autofahren.

Wenn ich ausgehe, lasse ich manchmal das Handy zu Hause, um mich zu zwingen, voll und ganz präsent zu sein. Schon bald ertappe ich mich dabei, dass ich herumzapple und reflexartig nach ihm greife. Ich fühle mich unbehaglich, weil ich oft als Einzige nicht auf einen Bildschirm schaue. Ich habe das Gefühl, wenn ich nicht auf mein Handy schaue, könnte der Eindruck entstehen, ich wäre nicht normal. Nach und nach erfüllt mich die innere Leere mit Unsicherheit und Besorgnis, und ich werde daran erinnert, wie weit wir heute davon entfernt sind, in Frieden miteinander und mit dem Leerlauf zwischen zwei Ereignissen zu sein.

Weiter vorn habe ich über die innere *Leere* und das impulsive Bedürfnis gesprochen, sie zu füllen. Die Technik bietet Möglichkeiten der sofortigen Befriedigung und Bestätigung, welche die meisten Menschen heute besitzen. Schwer zu glauben, dass wir uns früher täglich in sozialer Kompetenz üben mussten. Dass es eine Zeit gab, in der wir gezwungen waren, grundlegende Höflichkeiten auszutauschen, und in der es als unhöflich galt, anderen nicht in die Augen zu sehen und sie als echte Menschen wahrzunehmen. Können Sie sich überhaupt vorstellen, dass die Menschen früher Liebesbriefe verschickten (ich tue es auch heute noch – da bin ich altmodisch) und manchmal wochenlang auf Antwort warteten, als die Post mit Schiffen transportiert wurde? Wenn wir heute jemanden vermissen oder ein wenig einsam oder traurig sind, können wir Nachrichten an zahlreiche Kontakte schicken und warten, bis jemand antwortet und uns bestätigt, dass man uns schätzt.

Die Technik ist ein zweischneidiges Schwert. Einerseits ist sie ein erstaunliches Instrument, das uns viele Möglichkeiten eröffnet, Kontakt zu Menschen in aller Welt aufzunehmen, die unsere Erfahrungen spiegeln. Bis Anfang der 2000er-Jahre dürfte sich jemand, der Probleme mit seiner sexuellen oder geschlechtlichen Identität hatte, in seiner Ecke der Welt vollkommen fremd gefühlt haben. Heute können wir Gemeinschaft und Akzeptanz in einem Mobilgerät finden, selbst wenn wir sie zu Hause vermissen.

Der Cyberspace verbindet uns, er schneidet uns aber auch von der Gemeinschaft, der Natur (wenn Sie schon einmal einen Sonnenuntergang auf Instagram gepostet haben, wissen Sie, was ich meine) und echter gegenseitiger Verbundenheit ab. Unsere Bildschirme dienen gewissermaßen der Selbstverteidigung. Wir verstecken uns dahinter. Sie verleihen uns den Mut, Dinge zu sagen und zu tun, die wir im echten Leben vielleicht niemals zugeben würden. In den sozialen Medien offenbaren wir womöglich völlig Fremden die Tiefen unserer Seele – wir berichten über unsere Entwicklung im Bereich der psychischen Gesundheit, unsere Traumata, unsere sexuelle Orientierung, unser Körperbild und andere sensible Themen. Gleichzeitig scheint es uns undenkbar, im echten Leben einem fremden Menschen auch nur ein Viertel dessen zu erzählen, was wir im Internet preisgeben. Irgendwie haben wir weniger Scheu, unsere Erfahrungen und Gefühle virtuell zu offenbaren.

Vielleicht ertappen wir uns dabei, dass wir auf die sozialen Medien zurückgreifen, um Bestätigung zu bekommen, wenn wir an einem Tiefpunkt sind, wenn wir unseren Kummer teilen, unser Glück feiern oder bejubeln möchten. Früher zeigte der Mensch, dass es ihn gab, indem er seinen Namen in einen Baum oder einen Stein ritzte. Heute können wir ein Bild posten zum Beweis, dass es uns gibt, dass wir zählen und der »Likes« anderer würdig sind. An Feiertagen können die sozialen Medien eine besondere Triggerwirkung entfalten. Ich erinnere mich daran, dass ich einen unsichtbaren Druck empfand, genau wie alle anderen am Vatertag ein Bild von meinem Vater in meinem Feed zu posten, obwohl er (1) tot war und (2) meinen Post deshalb gar nicht sehen würde. Vom Kopf her ist mir klar, dass es lächerlich ist, der »Ich poste, also bin ich«-Mentalität in die Hände zu spielen, und dass ich diese Zeit offline nutzen könnte, um den Verlust meines Vaters zu spüren. Aber FOMO (*fear of missing out*, also die »Angst, etwas zu verpassen«) ist verdammt noch mal echt!

Es ist entmutigend zu sehen, wie viele Menschen in aller Welt vor allem in romantischen und/oder sexuellen Beziehungen Probleme mit Verletzlichkeit und Nähe haben. Es kann beängstigend sein, andere wirklich zu *sehen* und zuzulassen, dass man selbst *gesehen* wird. Ich höre häufig, wie gehemmt die Menschen sind, wenn ihnen jemand beim (meist zwanglosen) Sex in die Augen sieht – ein Akt wahrer Intimität.

Im 21. Jahrhundert haben sich Liebe und Sex ins Internet verlagert. Sie sind leicht zu bekommen, entbehrlich. Es gibt massenweise Möglichkeiten, eine riesige Auswahl an Sex- und Dating-Apps, sortiert nach geschlechtlichen, sexuellen, sogar finanziellen Vorlieben. Noch nie war es so einfach wie heute, andere Menschen zu finden, um sich zu zweit (oder zu dritt) zu paaren. Dank der gigantischen Auswahl können wir unsere Optionen ständig aktualisieren, upgraden und noch einmal überdenken, statt uns an jemanden zu binden, dessen wir vielleicht irgendwann überdrüssig werden. Wenn wir Flirtnachrichten versenden, eine aufregende Person eine Direktnachricht schickt, allen Posts einen »Daumen hoch« gibt und sie kommentiert, ohne dass die Verpflichtung einer echten Beziehung existiert, jagt dies unseren Dopaminspiegel in die Höhe. Es ist bezeichnend für unser halb an- und halb abwesendes digitales Paarungsverhalten. Interessanterweise offenbaren neue Studien, dass die Angehörigen der Generationen Y und Z weniger Sex (auch weniger zwanglosen Sex) haben als je zuvor –

was zum Teil daran liegt, dass sie so viel Zeit mit Scrollen verbringen.

Trotz der großen Fortschritte, die die weltweite Vernetzung ermöglicht, entfernen wir uns kulturell immer weiter voneinander. Wenn wir einen immer größeren Teil unseres Lebens virtuell erleben, wie können wir die technischen Neuerungen dann mit Menschlichkeit und größerem Bewusstsein verbinden?

Sherry Turkle ist Professorin für *Science, Technology, and Society* am Massachusetts Institute of Technology (MIT) und Gründungsdirektorin der *Initiative on Technology and Self* (dt. etwa »Initiative Technologie und Selbst«). Wegen ihres Doktortitels in Soziologie und Persönlichkeitspsychologie steht die Erforschung der Interaktion zwischen Mensch und Technik im Mittelpunkt ihrer Arbeit. In ihrem TED-Talk aus dem Jahr 2012 (der inzwischen in über 30 Sprachen übersetzt wurde) stellte sie eine wichtige Frage: Sind wir »verbunden und doch allein«? »Die Technologie spricht uns dort am meisten an, wo wir am verwundbarsten sind«, sagt sie in ihrem Vortrag.

» Und wir sind alle verwundbar. Wir sind einsam, aber wir haben Angst vor Intimität. Und so entwickeln wir von sozialen Netzwerken bis hin zu sozialen Robotern Technologien, die uns die Illusion von Begleitung geben, ohne die Forderungen einer Freundschaft. Wir wenden uns der Technologie zu, um uns auf Arten und Weisen verbunden zu fühlen, die wir bequem kontrollieren können. Aber dabei geht es uns nicht so gut. Wir haben gar nicht die Kontrolle. Heutzutage verändern diese Telefone in unseren Taschen unser Bewusstsein und unser Herz, denn sie bieten uns diese befriedigenden Fantasien. Zum einen können wir unsere Aufmerksamkeit genau dort hinlenken, wo wir sie möchten, zum anderen werden wir immer

> gehört, und drittens müssen wir niemals allein sein. Und diese dritte Idee, dass wir nie allein sein müssen, ist der Schlüssel zur Veränderung unserer Psyche. Denn in dem Moment, in dem Menschen allein sind, selbst für ein paar Sekunden, werden sie hibbelig, angsterfüllt, bekommen Panik, sie greifen nach einem elektronischen Gerät … Alleinsein fühlt sich an wie ein Problem, das einer Lösung bedarf.«[1]

Was das Alleinsein und den Umstand angeht, dass wir andere Menschen brauchen, hilft uns die Technik, das »Problem« der Partnersuche zu lösen. In der Branche der Sex- und Dating-Apps werden Milliarden umgesetzt. Ihre Algorithmen versprechen Liebe, Sex, ein finanzielles Arrangement – den perfekten Partner oder die perfekte Partnerin. Andererseits führen sie auch zu sozialer Unbeholfenheit und der weiteren Entfernung von Intimität. Je mehr wir die Anbahnung unserer emotionalen, romantischen und sexuellen Partnerschaften Maschinen überlassen, desto mehr schwindet unsere Intelligenz in diesen Bereichen.

Ich scrolle oft durch die Nachrichten von Freundinnen und Freunden bei verschiedenen Dating-Apps (natürlich mit ihrer Erlaubnis und auf ihre Aufforderung hin), um zu sehen, wie sie digital mit potenziellen Partnerinnen oder Partnern kommunizieren. Bei heteronormativen Apps ist es üblich, dass die Beteiligten endlos hin- und herschreiben (das heißt, dass über Tage oder Wochen ganze Romane ausgetauscht werden), ohne sich tatsächlich zu treffen. Ich sehe oft Fälle von emotionaler Verwüstung, wenn eine virtuelle »Beziehung« endet, selbst wenn man nur wenig oder gar keine Zeit von Angesicht zu Angesicht miteinander verbracht hat. Ich sehe heterosexuelle Männer, die sich als emotional verfügbar und liebevoll präsentieren, indem sie eine Standardnachricht wie »Bin gerade im Bioladen – brauchst du etwas?« mit der Kopieren-und-Einfügen-Funktion an eine ganze Reihe möglicher Partnerinnen schicken. Ein solches Verhalten erzeugt ein falsches Gefühl von Nähe. Der Aufbau von echter Nähe kostet Zeit – und ist ein emotionales Risiko. Wenn wir eine Beziehung überstürzen, indem wir wie wild Nachrichten austauschen, umgehen wir die Ungewissheit, die dadurch entsteht, dass man sich auf authentische Weise kennenlernt.

Die Leute beschweren sich häufig über die Verwendung von Dating-Apps und wünschten, sie könnten einfach im Alltag jemanden kennenlernen. Hat sich der Mensch, seit es Mobilgeräte gibt, auf einmal so radikal verändert, dass der Zufall, einen romantischen Funken zu entdecken, wenn man einem fremden Menschen in die Augen sieht oder mit ihm spricht, verschwunden ist? Oder finden wir es inzwischen einfach zu unbequem, von unseren Handys aufzublicken und uns zu unterhalten?

Wir leben in einer Kultur, in der wir mithilfe der Technik Kontakt aufnehmen, ohne gelernt zu haben, wie man online anständig miteinander umgeht. Der Mangel an Kompetenz im Hinblick auf Mitgefühl, Subtilität und sogar die Grundlagen der Höflichkeit im Cyberspace macht sich oft als extreme Grenzüberschreitung bei der romantischen Kontaktaufnahme bemerkbar. Nehmen wir mal an, jemand ist kein Match mit der Person, hinter der er oder sie auf einer App her ist. Statt die ganze Sache zu vergessen, machen viele ihren einseitigen Schwarm in den sozialen Medien ausfindig und schicken eine Direktnachricht. Entspannen Sie sich, okay? Wenn jemand Sie auf einer Plattform nicht kennenlernen wollte, sollten Sie dies auch als klares Nein zu einer Kontaktaufnahme an anderer Stelle werten. Bei The Sex Ed erreichen uns so viele Fragen über Dating-Apps, Ghosting und Dickpics, dass ich manchmal glaube, ich sollte einen Ratgeber über sexuelle Etikette im digitalen Zeitalter schreiben.

Reden wir über Ghosting.[2] Es ist ein Beispiel für den im letzten Kapitel erwähnten Typus der passiv-aggressiven Kommunikation. Wenn wir mit einem anderen Menschen körperlich so intim sind, dass es zum Austausch von Körperflüssigkeiten kommt, sollten wir auch »Du bist ein wunderbarer Mensch, aber für mich passt es nicht« oder »Ich glaube, dass wir nicht noch mehr Zeit miteinander verbringen sollten« zu ihm sagen können, statt uns in digitales Schweigen zu hüllen. Mag sein, dass der oder die andere wirklich auf uns steht (oder umgekehrt), aber das heißt nicht, dass dieses Gefühl auch erwidert wird. Es ist schlichtweg unhöflich, den eigenen Mangel an Interesse nicht einzugestehen, wenn jemand den Kontakt intensivieren möchte. Sofern Sie es nicht mit Stalkenden, Psychopathinnen oder Psychopathen oder Leuten zu tun haben, die ein Nein nicht akzeptieren, währt ehrlich meist am längsten.

Sind Sie sich beim Versenden und Empfangen von Nacktfotos – sofern Sie das Glück haben, welche zu bekommen – über die (meist stillschweigende) Übereinkunft im Klaren, dass sie nur für Ihre Augen bestimmt sind? Teilen Sie sie mit Ihrem Freundeskreis? Oder noch schlimmer, posten Sie sie online?

Der Comedian Joel Kim Booster machte die Erfahrung, dass Nacktfotos von ihm im Internet auftauchten und Fremde die Größe seines Penis kommentierten. Er erzählte mir:

> » Sie sind auf einem Internetforum gelandet. Die Kritiken sind gut, niemand verhält sich scheiße deswegen. Trotzdem nehmen diese wildfremden Menschen im Internet meine Dickpics schonungslos auseinander. Es ist interessant zu lesen. Manche schreiben Dinge wie: ›Das ist ekelhaft‹, und bekommen postwendend zur Antwort: ›Also, wenn jemand nicht will, dass andere sich seine Fotos ansehen, hätte er sie nicht machen sollen.‹ So weit

kann man dieses Denken treiben, um etwas zu rechtfertigen. Andererseits schäme ich mich nicht für meinen Körper. Trotzdem wäre es mir lieb, wenn die Bilder entfernt würden, weil ich gern zumindest den Anschein von Kontrolle darüber hätte, wer meinen Körper sieht. Aber am Ende denke ich, dass besonders bei meiner Generation [die intimen Fotos] alle irgendwann rauskommen werden, und wenn ich zu viel emotionale Energie darauf verschwende, zieht mich das nur runter.«[3]

Für Menschen, die mit digitalen Geräten und Pornos aufgewachsen sind, ist es meist ein Initiationsritus, Sexnachrichten und Nacktfotos auszutauschen.[4] Man kann es niemandem verbieten, aber wir können darüber aufklären, wie man die Grenzen der Weitergabe intimer Fotos respektiert. Wenn wir jemandem ein Nacktfoto schicken, sollten wir damit nicht riskieren, dass es womöglich eines Tages in der Öffentlichkeit auftaucht.

Carrie Goldberg wahrt als Anwältin die Rechte von Opfern und ist die Gründerin von C. A. Goldberg, einer innovativen Kanzlei, die Menschen im Kampf gegen »Psychos, Stalker, Perverse und Trolle« unterstützt, mit bekannten Klagen gegen das New York City Department of Education und Grindr. Carries persönliche Erfahrung mit einem rachsüchtigen Ex veränderte ihre berufliche Laufbahn, wie sie in ihrem Buch *Nobody's Victim* erzählt. Sie sagt:

» Millennials sind damit aufgewachsen, das Smartphone nicht nur stets griffbereit, sondern immer in der Hand zu haben, und wir haben uns daran gewöhnt, alles über Internet und Handy zu erledigen. Es gibt nichts, was wir nicht übers Internet machen. Da ist es selbstverständlich, dass dies auch für Sexualität und Dating gilt und es in diesen Bereichen als Hilfsmittel dient. Ich halte es für völlig unrealistisch zu sagen: ›Lasst das mit den Fotos lieber von vorneherein bleiben.‹ Man sollte eher sagen: ›Wenn euch jemand intime Fotos anvertraut, dann gebt sie nicht weiter.‹ Denn darauf kommt es an. Mit gewissen Informationen sollte man vertraulich umgehen. Wir akzeptieren, dass Kreditkarten- und Sozialversicherungsnummern vertraulich sind, dabei wäre es lange nicht so demütigend für uns, wenn sie durchsickern würden ... Wir fühlen uns viel weniger gedemütigt, wenn jemand versucht, mit unserer Kreditkarte zu zahlen, und trotzdem ist dieses Verhalten kriminell.«[5]

Ein Hinweis zu Dickpics (speziell für heterosexuelle Männer): Bitte schicken Sie Bilder niemals unverlangt; versenden Sie sie nur nach ausdrücklicher Aufforderung. Manche Menschen lieben Dickpics; viele meiner Freundinnen haben Hunderte davon auf ihren Smartphones gespeichert – Bilder, um die sie ausdrücklich gebeten haben. Trotzdem bekommen die meisten Frauen viele unerwünschte Bilder, häufig von Wildfremden. Jeden Tag sind meine ungelesenen Nachrichtenanfragen voll davon. Meine Freundin, der Pornosuperstar Riley Reid, deren Videos bislang über eine Milliarde Mal auf Pornhub abgerufen wurden, hat eine geniale Methode entwickelt, mit Dickpics umzugehen: Auf ihrem OnlyFans-Account lässt sie sich von ihren Abonnenten dafür bezahlen, dass sie ihre Penisbilder beurteilt. Es kostet nur ein paar Dollar pro Nachricht, doch wenn man bedenkt, dass sie jede Woche Hunderte bis Tausende davon bekommt, läppert sich das zusammen. Vielleicht sollten wir alle anfangen, Geld zu verlangen.

Die sozialen Medien haben sich darauf spezialisiert, uns

zur Darstellung einer idealisierten Version von uns, unserer Sexualität, sogar unserer festen und romantischen Beziehungen zu verführen (also, wenn man sie »auf Instagram offiziell« macht). Die Norm sind Filter und Facetune, Kurven wie bei den Kardashians und Muskelberge, die als eine Reihe von Selfies präsentiert werden, durch die man endlos weiterscrollen kann. Ich erschaudere bei dem Gedanken, was die jungen Menschen, die mit Smartphones aufgewachsen sind, für »normal« halten und wovon sie sich wieder lösen müssen – nun, da die sozialen Medien unsere Vorstellungen von »normal« völlig auf den Kopf stellen, überzeichnen und komplett verhunzen. Unsere Idee von »normal« ist heute so unrealistisch und unerreichbar, dass sich Teenager gezwungen sehen, Schönheitsoperationen und -spritzen über sich ergehen zu lassen, um einem immer höheren Standard gerecht zu werden. Dies führt dazu, dass sie ihre Sexualität präsentieren, um noch mehr Akzeptanz zu bekommen. Tiktok wird von Filmen überschwemmt, in denen Elfjährige die WAP[6]-Choreografie perfekt nachtanzen, aber noch nicht verstehen, welche Wirkung diese Bewegungen ihres Körpers auf das Verlangen anderer Menschen haben können.

Die Verwendung von Technik zur Selbstdarstellung wird durch das Streamen von Pornofilmen stark beeinflusst. Das ist nicht überraschend; schließlich fanden die Pornowebmaster als Erste heraus, wie man im Internet Geld verdienen kann. Wenn die Stars und Produzenten von Pornofilmen es nicht vorgemacht hätten, gäbe es weder Gamerinnen und Gamer noch Youtuberinnen und Youtuber, Tiktokerinnen und Tiktoker oder Prominente, die aus ihren Followern Kapital schlagen.

Ganz ehrlich? Ich glaube nicht, dass Pornografie schlecht ist und wir sie um jeden Preis unterbinden oder meiden sollten. Ich glaube, dass wir als Gesellschaft in der Lage sein müssen, uns kritisch mit einer Branche auseinanderzusetzen, die zu einer der ältesten der Welt gehört: der Sexarbeit. Anders als andere Formen der Sexarbeit befindet sich die Pornografie an der Schnittstelle zwischen Medien, Unterhaltung und Technik. Sie ist tief in allen diesen Lebensbereichen verwurzelt, ob es uns nun gefällt oder nicht. Die Verbreitung von Pornografie, die diese »legalen« Zweige ermöglichen, hat ein Monster aus ihr gemacht, das uns bezwingen und unterjochen kann, wenn wir nicht verstehen, wie sie das kulturelle und persönliche Verhältnis zur Sexualität beeinflusst.

Während der zweiten feministischen Welle (von den 60er- bis in die frühen 90er-Jahre) waren viele in der Bewegung strikt gegen Pornografie und verteufelten die Frauen, die in der Branche tätig waren, statt sie in den Kampf um Gleichberechtigung einzubeziehen. (Ein weiteres Beispiel für das Versagen des weißen Feminismus im Hinblick auf die Intersektionalität[7].) Leider vertreten »aufgeklärte« Menschen noch immer zuhauf die pauschale Ideologie: »Pornos sind schlecht, machen Frauen zu Sexobjekten und sind unmoralisch.« So einfach ist das nicht.

Pornos können hilfreich sein, um die eigene Sexualität zu erforschen und die Leidenschaft in Beziehungen neu zu entfachen, *und* sie können zahlreiche Unsicherheiten und schlechte Gewohnheiten verursachen. Viele Sexualtherapierende empfehlen ihren Klientinnen und Klienten, sich spezielle Filme für Erwachsene anzusehen, um ihre sexuellen Vorlieben und ihre Lust allein oder in einer Partnerschaft zu erweitern. Was bleibt uns auch anderes übrig, wenn wir nirgends Vorbilder finden oder keine vernünftige Sexualerziehung bekommen? Der größte Teil der Welt lernt Sex heute durch Pornografie. Wo sonst findet man klare Darstellungen von Vulven, Penissen, Blowjobs, Analsex oder auch der guten alten Missionarsstellung?

Eine zeitgemäße Aufklärung muss auch den Umgang mit Pornografie vermitteln. Wir müssen lernen, diese Bilder zu deuten, unseren Umgang mit ihnen zu hinterfragen und mehr Bewusstsein für den *achtsamen* Konsum pornografischer Inhalte zu entwickeln. Wir müssen emotionale und psychologische Gespräche führen, um die aufgenommenen Informationen zu verarbeiten.

Pornografie existiert seit Anbeginn der Zeit, und daran wird sich nichts ändern. Ich sage nicht, dass mir die aktuelle Landschaft der Pornoindustrie und Streamingportale gefällt (sowohl im Hinblick auf verfügbare Mainstreaminhalte als auch darauf, wer davon letztlich finanziell profitiert) oder dass der größte Teil davon ethisch oder inklusiv wäre. Aber das ist Hollywood auch nicht!

Früher, in einer Zeit ohne Computer oder die Möglichkeit, Filme zu Hause zu streamen, war es schwierig, an nicht jugendfreies Material zu kommen. Man musste in einen Sexshop gehen, um Pornohefte zu kaufen oder Pornofilme auf VHS zu leihen. Das Verkaufspersonal packte sie üblicherweise in braune Papiertüten. Der Konsum von pornografischem Material war diskret und tabu. Geht man noch weiter zurück, hätten Sie die auf den hinteren Seiten eines Versandkatalogs angebotenen Pornos bestellen und einen frankierten und mit der eigenen Adresse versehenen Umschlag beilegen müssen. Heute ist es einfacher, als ein Uber zu rufen. Ganz zu schweigen davon, dass es heutzutage unzählige Untergattungen gibt (wie Choking, Spitting, *bukkake*[8], *hentai*[9], Gangbang[10], DP[11] und so weiter), die vor dem Streamen von Pornos nicht derart ausufernd waren.

Viele verbringen ebenso viel Zeit mit dem stumpfsinnigen Scrollen durch Pornostreams wie mit Netflix oder Instagram. Wir verlassen uns beim Masturbieren so sehr auf Pornofilme, dass wir ganze Generationen großziehen, die ohne Pornos nicht kommen können.[12] Außerdem gilt, je mehr wir konsumieren und je wichtiger eine bestimmte Art der Stimulation ist, um zu kommen, desto größer unser Bedürfnis nach Spezial- oder Hardcorepornos, um Erregung zu empfinden.

Joseph Gordon-Levitt ist Autor, Regisseur und Star des Films *Don Jon* aus dem Jahr 2013, in dem die von ihm dargestellte Figur ein äußerst aktives Sexualleben hat, aber nur dann sexuelle Befriedigung finden kann, wenn sie sich zu Pornos einen runterholt. Der Film zeigt ihre Schwierigkeiten mit dem gewohnheitsmäßigen Pornokonsum und der Unfähigkeit zur Intimität mit Frauen im echten Leben. Ich wünschte, dieser Film gehörte zum Pflichtprogramm der schulischen Aufklärung! Ich würde sagen, dass es bei den Anliegen, die heterosexuelle Männer unter 40 mir gegenüber zum Ausdruck bringen, zu 80 Prozent um ihr Verhältnis zu Pornos und Intimität geht.

Einer meiner Freunde, ein erfolgreicher Schauspieler, der anonym bleiben möchte (er ist ein Frauenschwarm mit Millionen von Followerinnen und Followern in den sozialen Medien), schickte mir eine Reihe von Sprachnachrichten, in denen er ausführlich sein kompliziertes Verhältnis zu Pornos beschrieb. Er berichtete stolz, um herauszufinden, wie oft er sexuell explizites Material zur Selbstbefriedigung nutzte, habe er eine Zähl-App auf seinen Mobilgeräten installiert, um seinen Pornokonsum zu überwachen. Während ich diesen Satz tippe, hat er seit 2 Jahren, 4 Monaten, 9 Stunden, 5 Minuten und 16 Sekunden keine Pornos mehr gestreamt. Könnten Sie es eine Woche oder einen Monat lang versuchen – nur um zu sehen, was passiert?

Hier ist eine einfache Übung für einen bewussteren Umgang mit Ihrem Pornokonsum. Probieren Sie eine andere Form der Stimulation als die, mit der Sie sich am liebsten erregen oder masturbieren. Angenommen, Sie streamen immer Pornofilme, dann benutzen Sie einmal unbewegte Bilder, erotische Hörbücher, ein neues Sexspielzeug … oder gar die eigene Fantasie. Dauert es länger, bis Sie feucht werden oder eine Erektion bekommen? Sind Sie frustriert, weil es Ihnen schwerer fällt zu kommen? Nehmen Sie diese Gefühle zur Kenntnis und fragen Sie sich, warum Sie durch die Erfahrung des sexuellen Höhepunkts hetzen – die eigentlich *Lust und Entspannung* schenken soll.

Neue klinische Forschungen zeigen, dass Erektionsstörungen[13] bei sexuell aktiven Männern unter 40 Jahren (und sogar bei Teenagern) zunahmen, als etwa im Jahr 2006 die ersten Streamingdienste für Pornos online gingen. Auch eine schwache Libido und sexuelle Probleme sind auf dem Vormarsch, von einem gestörten Körperbild und bestimmten Erwartungen rund um Lust und Leistung ganz zu schweigen. Die Sexpertin Tyomi Morgan erklärt:

> »Die meisten Menschen haben sich beim Sex allgemein an die Vorstellung gewöhnt, eine gute Leistung bringen zu müssen. Ich glaube, das liegt am Konsum von Pornofilmen. Auch die Medien nähren diesen Tropus, indem sie die sexuelle Betätigung als ›Performance‹ bezeichnen. Die Menschen gehen an sexuelle Erfahrungen oft mit einer Vorstellung heran, wie Sex auszusehen hat, und haben dann das Gefühl, entsprechend agieren zu müssen – vor allem wenn ihre Vorstellung von Sex Dinge beinhaltet, für die sie eigentlich nicht viel übrighaben, oder Praktiken, die sie nicht sonderlich gut beherrschen. Sie haben das Gefühl, in eine andere Rolle schlüpfen und so tun zu müssen als ob, und sich [da] gewissermaßen durchzuvögeln. Oder [sie] kommen an, um eine Show abzuziehen. Ich stelle fest, dass Menschen mit Vulven oder Vaginen gerade dann, wenn es ihnen keinen Spaß macht, das Gefühl haben, trotzdem stöhnen, trotzdem das Gesicht verziehen und das ganze Theater machen zu müssen, um die Lust ihrer Partnerin oder ihres Partners zu schüren.«[14]

Es ist normal, wenn das Verhältnis zwischen unserer Sexualität und der Pornografie kompliziert ist oder wenn wir uns mit dem vergleichen, was wir auf dem Bildschirm sehen, sowie der Art von Pornos, die unsere Partnerin oder unser Partner mag, obwohl – und ganz besonders weil – nichts davon echt ist. Meine Lieben: *Wer vergleicht, verzweifelt!* Ich bekomme ständig Fragen wie diese: »Ich bin eine heterosexuelle Frau Mitte 20 und habe einen heterosexuellen männlichen Partner. Ich weiß, ich sollte nicht verletzt sein, weil er sich Pornos mit anderen Frauen ansieht, bin es aber trotzdem. Irgendwie habe ich *trotzdem* das Gefühl, dass ich nicht gut genug bin und er sich deshalb andere Frauen ansieht. Was kann ich tun, damit ich es okay finde? Ich bin nur so verwirrt und hoffe auf deine Einschätzung, ob auch andere so empfinden.«

Es gibt unzählige intelligente, wortgewandte und scharfsichtige Pornostars, die diese Fragen an meiner Stelle beantworten sollten. Warum sollten wir nicht jemanden um Rat fragen, der über 10 000 Stunden Erfahrung auf diesem Gebiet hat? Als ich ein Kind war und das Suchtpräventionsprogramm D.A.R.E. auf dem Grundschullehrplan stand, kamen Ex-Junkies in die Klasse und hielten Vorträge. Pornostar Jessica Drake ist zertifizierte Sexualerzieherin mit einer beliebten Reihe von ethisch korrekten Aufklärungsfilmen zu allen möglichen Themen von Fellatio über Analsex bis hin zu grundlegenden Stellungen. Aber ich bezweifle, dass die örtlichen Schulen sie zu einem Vortrag einladen würden. Es gibt viele Mainstreamstars, die uns erzählen, warum wir uns für den Klimawandel oder die Rechte indigener Völker interessieren sollten, obwohl sie selbst unter Umständen kaum Erfahrung mit diesen Themen haben. Doch die Darstellerinnen und Darsteller, die faktisch unsere sexuellen Vorbilder sind – und von denen Sie oder Ihre Kinder vielleicht gelernt haben, was ein Blowjob ist –, sind vom Sexualerziehungsdialog ausgeschlossen.

Lexington Steele gehört zu den weltweit bekanntesten männlichen Pornodarstellern. Er ist mit drei Auszeichnungen als AVN Performer of the Year in der AVN Hall of Fame vertreten. Es werden sogar Dildos nach seinem Ebenbild produziert, mit denen sich der Durchschnitt zugegebenermaßen nur schwer messen kann. Sein Rat:

» Vergleicht euch nicht mit dem, was ihr da seht. Glaubt ihr, ihr könntet auf der Autobahn wie ein NASCAR-Fahrer unterwegs sein? Ein NASCAR-Fahrer könnte vermutlich mit 150 Stundenkilometern gegen die Fahrtrichtung über eine große Autobahn rasen, ohne einen Unfall zu bauen, weil er sehr gut in dem ist, was er tut. Auch wenn jemand Pornos dreht, ist er sehr gut in dem, was er tut. Also macht euch keine Vorwürfe, wenn ihr zu früh kommt oder aus Lampenfieber versagt. Vergleicht euch nicht mit den Leuten in den Filmen, die ihr euch anschaut. Es hat seine Gründe, dass die Jungs in diesem Geschäft so gebaut sind und diese Dinge tun können. Wir verwenden keine Tricks, aber die männlichen Darsteller machen eine Menge Konzentrationsübungen. Wir sind nicht einfach eines Morgens aufgewacht und haben uns gesagt: ›Ich kann dafür sorgen, dass mein Schwanz hart wird!‹ Du versagst, und du überlebst es. Ein männlicher Pornodarsteller braucht ein kurzes Gedächtnis und/oder muss mit der Erinnerung klarkommen, dass er hinter den Erwartungen zurückgeblieben ist.«[15]

Riley Reid, die neben ihrem Erfolg als Unternehmerin in der Pornofilmbranche auch mit zahlreichen Auszeichnungen aufwarten kann, erklärt:

» Pornos sind keine Aufklärungsfilme. Pornos zeigen nicht, wie wir vorher und nachher hinter den Kulissen miteinander kommunizieren: ›Was ist in Ordnung für dich? Womit bist du einverstanden?‹ Pornos können sehr stark männlich dominiert sein, und die Frauen tun fast so, als hätten sie keinen Spaß daran oder [als] hätten sie Spaß daran. Wir sind Darstellende. Ich finde es wichtig, den Leuten zu sagen, dass es in Ordnung ist, wenn man seine eigenen Fetische und seine Sexualität hat. Aber vor allem sollte man erklären, was Einverständnis ist und Kommunikation. Ich glaube, dass wir nicht genug über Kommunikation reden. Und ich glaube auch, dass die Leute einfach zu viel Angst haben. Aber wenn man sie zu diesen unangenehmen Gesprächen zwingt, sorgt dies dafür, dass sie besser darin werden.«[16]

Asa Akira ist nicht nur ein berühmter Pornostar, sondern auch Mutter, und kann die Dinge deshalb aus mehr als einer Perspektive sehen. Seit sie Kinder hat, stellt sie sich Fragen wie:

» Wow, wie werden ihre ersten Erfahrungen mit Pornos wohl aussehen? Ich persönlich mag es hart. Und in vielen von den Pornos, die ich mache und im Laufe meiner Karriere gedreht habe, geht es sehr hart zu. Ich mag Gangbangs. Ich lasse mich gern würgen. Ich lasse mich gern schlagen. Natürlich kann niemand hinter die Kulissen schauen, wenn wir vor dem Dreh darüber sprechen. Was ich machen will, worauf ich stehe, worauf die anderen stehen. Ich glaube nicht, dass unsere Pornos das Problem sind. Ich finde es großartig, dass wir das ganze Spektrum der Sexualität zeigen. Wenn die Aufklärung besser wäre, würden sich die Leute keine Pornos anschauen, um etwas über Sex zu lernen. Wenn sich ein zehnjähriger Junge schon mit Sex und der Zustimmung zu sexuellen Handlungen auskennt und weiß, [dass] die Geschmäcker verschieden sind – wie beim Essen oder bei Spielfilmen oder allen anderen Dingen –, wird er beim Anblick von Gangbang-Pornoszenen nicht zwangsläufig denken, dass Sex immer [so] sein sollte. Ich glaube, dass wir als Gesellschaft für eine bessere Aufklärung sorgen müssen, statt mit dem Finger auf die Pornos zu deuten und zu sagen: ›Wir sollten keine solchen Pornos zeigen.‹ Denn diese sexuellen Fantasien existieren, und ich halte es für gut, Sex aller Art zu normalisieren.«[17]

Peggy Orenstein ist die Autorin des bahnbrechenden *New-York-Times*-Bestsellers *Girls & Sex: Was es bedeutet, in der Gesellschaft von heute erwachsen zu werden* sowie des Nachfolgetitels *Boys & Sex*. Sie formuliert es so:

» Wir können über feministische Pornos oder ethische Pornos sprechen … aber die befinden sich hinter Paywalls. Das, was für junge Leute leicht zugänglich ist und worauf sie schon sehr früh zugreifen, sind eine Menge Pornos, die sie in der Vorstellung bestärken, dass Sex eine Sache ist, die Männer mit Frauen machen, und dass die weibliche Lust der männlichen Befriedigung dient. Sie nutzen diese Inhalte, weil wir mit ihnen weder über Sex noch über Pornos sprechen und was echt ist und was nicht und was fehlt und was sein könnte oder sein sollte. Sie benutzen [Pornos] zur Aufklärung.«[18]

Selbstverständlich wollen wir Kinder davor bewahren, zu früh erwachsen und hypersexualisiert zu werden. Die traurige Realität aber ist, dass beinah 90 Prozent der Kinder zwischen acht und 15 Jahren schon einmal aus Versehen oder mit Absicht Onlinepornos geschaut haben – während die meisten Erwachsenen grundlegende Gespräche über Sex mit ihren Kindern vermeiden, bis es »altersgemäß« ist. Aber was ist heutzutage schon altersgemäß? Ich möchte keineswegs andeuten, dass Sie mit Ihrer Siebenjährigen über Analsex reden sollten. Aber ich glaube sehr wohl, dass man altersgerechte Gespräche über Sexualität, Einvernehmlichkeit, Geschlechtsorgane und mehr führen sollte, sobald Kinder anfangen, ihren Körper zu erkunden und Fragen zu stellen. Wir fühlen uns hauptsächlich deshalb unbehaglich, wenn wir mit unseren Kindern über Sex sprechen, weil wir die eigenen Hausaufgaben nicht gemacht haben.

Doch wenn Sie bis hierhin gelesen haben, sind Sie bereits entschlossen, sich der eigenen sexuellen Scham zu stellen, und wollen generationenübergreifende Traumata und Muster nicht an eine neue Generation weitergeben, oder? Herzlichen Glückwunsch! Sie haben die Chance, ein gesundes, ausgeglichenes, achtsames Kind großzuziehen, das lernen wird, sich selbst zu lieben, seinen Körper zu schätzen und die eigenen Grenzen und jene anderer zu respektieren.

Da aus Pornos auf Videokassetten in Papiertüten Angebote geworden sind, auf die man mit einem Klick zugreifen kann, ist leicht zu verstehen, dass pornografische Inhalte inzwischen sehr stark diktieren, wie wir uns sehen, was uns erregt und was wir von einer sexuellen Begegnung erwarten. Wie also verbessern wir unser Verhältnis zur Pornografie? Der erste Schritt ist die Pornokompetenz. Das heißt, wir müssen in der Lage sein, sowohl die persönliche als auch die kollektive Beziehung zur Pornografie zu verarbeiten und zu verstehen. Wir entscheiden ganz bewusst, was wir essen und welche Mainstreammedien wir nutzen, vergessen dieses Wertesystem aber gern, wenn es darum geht, welche Pornos wir uns ansehen. Ich zum Beispiel bin übersättigt, weil ich den lieben langen Tag etwas über Sexualität lese, sie erforsche und darüber spreche, weshalb ich privat keine Pornos konsumiere. (Ich besitze allerdings eine Sammlung von Vintage-Erotica.)

Der Besuch der AVN-Messe und der Preisverleihung in Las Vegas im Jahr 2012 war ein Wendepunkt für mich. Dank einer glücklichen Fügung bekam ich das Angebot, als Gast der Modemarke Chanel nach Las Vegas zu fliegen, um an einer Reihe von Events zur Eröffnung eines neuen Geschäfts im Wynn Las Vegas teilzunehmen. Als ich merkte, dass der Termin zeitlich mit der AVN-Messe zusammenfiel, hatte ich die Tickets dafür schneller gekauft, als Sie sagen können: »It's Chanel, Baby!« Das können Sie mir glauben.

Da ich die Sexualität erforsche, besuche ich eine Messe, bei der es um Pornografie geht, um Verbraucherdaten zu sammeln und die neuesten Produktentwicklungen zu sehen – ganz ähnlich wie ich auch an eine Automobil- oder Modemesse herangehen würde. Ich gehe hin, um beispielsweise herauszufinden, welche Dildos sich am besten verkaufen, wie hoch ihr Marktanteil ist, wie sich die Gruppe der Konsumenten zusammensetzt und welcher Pornostar kommerziell am erfolgreichsten ist. Mein Porno ist die Analyse. Bedenken Sie, dass eine Pornowebsite wie Pornhub täglich 100 Millionen Aufrufe hat. Ihr Wiedererkennungswert ist ebenso hoch wie der eines Mainstreamsenders wie HBO oder einer Luxusmarke wie Chanel, mit einem höheren Q-Score (der Q-Score misst den Bekanntheitsgrad einer Marke unter den Verbrauchern) und möglicherweise auch einem größeren kulturellen Einfluss.

Mein damaliger Freund begleitete mich und war von diesem Blick hinter die Kulissen zutiefst angewidert, überwältigt und ein wenig erschüttert. Ich erinnere mich an seinen ungläubigen

Kommentar: »Aber das ist doch nicht sexy!« An jenem Abend trat der Rapper Too $hort am Ende der Preisverleihung auf, und wir wollten bleiben, um ihn uns anzusehen, aber die Liste der Kategorien hatte Wörterbuchformat. Zur Blütezeit von Paul Fishbein,[19] der den Preis ins Leben gerufen hatte, gab es vielleicht 14 oder 15 Kategorien, aber im Jahr 2021 zog sich die Preisverleihung wegen der endlosen Subgenres, die es zu berücksichtigen galt, länger hin als die Oscarverleihung. Noch nicht einmal die Massen nackten Fleisches konnten unsere Aufmerksamkeit lange genug fesseln, dass wir durchhielten. Nachdem wir einen ganzen Tag lang mit sexuellen Inhalten zu tun gehabt hatten, waren wir beide so erschlagen, dass wir abends eingeschlafen sein dürften, ohne selbst Sex zu haben.

Ein Aspekt des Problems ist, dass Pornos häufig rein mechanisch und seelenlos rüberkommen. Nina Hartley sagt dazu: »Wenn man in unserer Kultur erotische Kunst macht, wird dies als Pornografie bezeichnet, weil wir die Sexualität nicht genug schätzen, dass sich die großen Künstler damit beschäftigen. Aber Sex, Lust und Leidenschaft sind künstlerischer Bemühungen ebenso würdig wie Liebe und Tod und Krieg und Allegorie und die Bibel. Jede Kultur hat die Pornografie, die sie verdient, denn das explizite Material, das wir auf den Bildschirm bringen, ist ein Spiegelbild der Kultur, nicht ihr Motor.«[20]

Wenn unsere Kultur tatsächlich die Pornografie hat, die sie verdient, dann hat es den Anschein, als hielten wir Sex (meist) für mechanisch, gefühllos, bar jeglicher Intimität. »Ich glaube, die menschliche Aufmerksamkeitsspanne und die Zerstreuung unserer Gefühle, sei es durch Pornos oder das Handy, sind noch gar nicht richtig untersucht«, erzählte mir der Schauspieler Ramy Youssef. »Ich muss daran denken, dass meine Freunde und ich schon sehr früh Zugriff auf Pornos hatten. In meiner Sendung *[Ramy]* spricht meine Figur darüber, dass sie Pornos schaut, um keinen Sex haben zu müssen. Ich glaube, das ist sehr real für mich, und man muss verstehen, dass das, was in Pornos passiert, nichts mit echter Intimität zu tun hat.«[21]

Auf der persönlichen Ebene müssen wir sensibler dafür werden, auf welche Weise wir uns möglicherweise der Pornografie bedienen, um unserer inneren Leere oder der Intimität mit anderen auszuweichen. Auf der kollektiven Ebene sollten wir hinterfragen, wie sehr unsere Sexualität mit der Technik verflochten ist. Gray Scott ist Zukunftsforscher, Techno-Philosoph und einer der weltweit führenden Experten auf dem Gebiet der neuen Technologien. Er verweist darauf, dass »wir schon längst eine sexuelle Beziehung zu Maschinen haben, ob das der Videorekorder mit der Pornokassette war oder das iPhone, auf dem man sich ein Video ansieht, zu dem man masturbiert. Wir befinden uns also bereits in einer sexuellen Begegnung mit einer Maschine, und mit unseren Smartphones sind wir schon so weit, dass diese sexuelle Erfahrung eine KI einschließt, die mit uns im Zimmer ist.«[22]

Dies sind die Themen, in denen ich mich oft verliere und bei denen ich mich frage, ob sie – obwohl die Technik unser Leben in unendlich vieler Hinsicht besser macht – nicht jetzt und in Zukunft verheerende Auswirkungen auf das Empfinden von Intimität, Liebe und Bewusstsein haben werden. Verursacht die Technik eine so starke Trennung von romantischer und sexueller Intimität, dass es kein Zurück mehr gibt? Oder existiert eine Möglichkeit, sie zu nutzen und sogar neue Formen davon zu entwickeln, die uns helfen, verbunden und zusammen statt verbunden und allein zu sein? Was wäre, wenn wir im Hinblick auf Liebe, Sex und Onlinebeziehungen neue Formen der digitalen Etikette einführen würden? Könnten wir es uns zur Gewohnheit machen, regelmäßig auf unsere mobilen Geräte zu verzichten? Ich frage mich, welche überraschenden menschlichen Verbindungen zustande kämen, wenn wir das Handy beim nächsten Abendessen oder beim Anstehen an der

Kasse wegstecken und uns auf die Realität vor unserer Nase einlassen würden.

Ich glaube, um zu erwachen, unsere digitale Realität zu erkennen und zu verstehen, wie sie unsere sexuellen Wünsche, Erfahrungen und Beziehungen beeinflusst, müssen wir uns unseres Verhältnisses zur Technik bewusst werden. Das könnte heißen, dass wir kritisch denken und eigene Recherchen anstellen müssen, da immer häufiger Fehlinformationen verbreitet und als höchste Wahrheit dargestellt werden (sogar und ganz besonders innerhalb der eigenen Filterblasen). Dass wir überlegen müssen, wie das digitale Leben das Gefühl verstärkt, vom *Vergleichen zur Verzweiflung getrieben zu werden*; oder dass wir die Nutzung von Technik in unserer Freizeit einschränken müssen. Eine Möglichkeit, wie ich mir selbst Grenzen setze, ist eine regelmäßige Social-Media-Abstinenz, zum Beispiel indem ich von Freitag bis Montag auf Instagram verzichte. Ich muss oft über mich selbst lachen, wenn es mir mehr oder weniger lang gelingt, den Feed zu ignorieren. Doch wenn ich mir eine Auszeit nehme, merke ich, dass ich viel weniger Angst habe, etwas zu verpassen, und viel klarer bin. Schließlich ist dies eine virtuelle Welt, nicht meine unmittelbare Umgebung. Die Technik hat größtenteils die Kontrolle über unsere Interaktionen übernommen. Da ist es wichtiger denn je, dass wir uns unserer Umgebung, unserer Gemeinschaften und der süßen, sexy, wohltuenden Beziehungen bewusst werden, die wir vielleicht erleben und für die wir auch Zeit haben, wenn wir *präsent* sind.

7 SEXARBEIT

Triggerwarnung: In diesem Kapitel wird ausführlich über ein Thema berichtet, das viele Menschen verstörend finden: die Prostitution, heute meist »Sexarbeit« genannt. Bevor wir uns damit beschäftigen, wie wir Sex haben können, der etwas Heiliges ist, und uns an der transzendenten, intuitiven Weisheit unseres Körpers erfreuen können (worum es in der zweiten Hälfte dieses Buches geht), möchte ich über dieses Thema sprechen, das die meisten Menschen lieber ignorieren. Als ich weiter oben darüber gesprochen habe, wie wir die innere Leere füllen, habe ich das Konzept der »spirituellen Vermeidung« oder das Ignorieren des eigenen Schattens erwähnt. In Selbsthilfe- und New-Age-Kreisen *gibt es die Tendenz, in einer »Schlechte Schwingungen verboten«-Blase zu leben*, in der man sich nicht eingesteht, dass es im Bereich der Sexualität der kollektiven Heilung der dunkleren Seite des Menschen bedarf.

Ich bin absolut für Licht und Liebe und mehr Lust, sonst hätte ich dieses Buch nicht geschrieben. Allerdings glaube ich auch, wenn wir uns unserer Sexualität und des überholten Systems, in dem wir alle operieren (die alte Normalität), *bewusst* sein möchten, müssen wir auch *den wirtschaftlichen Aspekt von Sex* verstehen. Um auf das alte System pfeifen und ein neues aufbauen zu können, müssen wir über die Sexarbeit reden.

Da Sex ein menschliches Grundbedürfnis ist, wird damit auch schon immer Handel getrieben. Wegen der starken Stigmatisierung und des Mangels an Forschungen zu diesem Thema sind verlässliche neuere Studien, wie hoch der Prozentsatz der Menschen ist, die für Sex zahlen, schwer zu bekommen. In diversen Studien aus der Zeit des Anfangs des 21. Jahrhunderts wird geschätzt, dass etwa 15 bis 20 Prozent der US-Amerikanerinnen und -Amerikaner schon einmal bei einem Sexarbeiter oder -arbeiterin waren. Die Zahlen variieren je nach Land. In Italien, Spanien und Japan schwankt der Anteil zwischen 30 und 45 Prozent, an Orten mit legalisierter Sexarbeit sind die Prozentsätze tendenziell höher – beispielsweise in Kambodscha und Thailand mit 59 bis 80 Prozent. Aller Wahrscheinlichkeit nach hat irgendjemand in Ihrem engeren Bekanntenkreis also schon einmal für eine sexuelle Dienstleistung bezahlt – und sei es nur für eine »Massage mit Orgasmus«. Unabhängig davon, wie es um Ihre persönliche Erfahrung oder Ihren moralischen Kompass bezüglich der Sexarbeit steht, gilt: Sie existiert, daran wird sich auch nichts ändern, und sie ist ein Bestandteil unseres Verständnisses der menschlichen Psyche und Erfahrung von Sexualität. *Wenn dieses Thema nichts für Sie ist, können Sie dieses Kapitel gern überspringen. Falls Sie sich dafür entscheiden weiterzulesen, möchten ich Sie um Bewusstsein und Mitgefühl bitten, während wir uns dieser problembeladenen Materie nähern.*

Ob reguliert oder kriminalisiert, gepriesen oder verteufelt – die Sexarbeit hat Wurzeln in nahezu allen Zivilisationen auf diesem Planeten. In vielen (wenn nicht gar allen) von Europäern kolonialisierten Ländern der Welt wurden Frauen regelmäßig als »Preis« beansprucht oder von den Siedlern in die sexuelle Sklaverei verkauft; sie wurden ihrer körperlichen Autonomie und Rechte beraubt. Die Welt ist nicht fair zu Menschen, die mit einer Vagina zwischen den Beinen zur Welt kommen.

In der antiken römischen Stadt Pompeji, die durch den Ausbruch des Vesuvs im Jahr 79 n. Chr. verschüttet wurde, gibt es ein erhaltenes Bordellviertel, das man sich auch heute noch ansehen kann. Hier finden Sie riesige Phalli an den Eingängen, die verraten, welcher Art von Geschäft die Menschen darin nachgingen, und an den Innenwänden zeigen erotische Malereien die angebotenen Dienstleistungen. Heute schätzen Archäologinnen und Historiker, dass jeder fünfte (männliche sowie weibliche) Beschäftigte in diesen Bordellen in Sklaverei lebte.

Kennen Sie den Ausdruck, jemand sei »nicht mit Gold aufzuwiegen«? Diese Formulierung entstand während des kalifornischen Goldrauschs Ende der 1840er-Jahre, als Goldgräber zusammen mit den ersten Sexarbeiterinnen den Wilden Westen besiedelten. Bevor echte Saloons gebaut werden konnten, stellte man behelfsmäßige Trinkzelte auf. Auf einer Bar aus Holzbrettern stand eine Balkenwaage. Bitte bedenken Sie, dass der Goldrausch gerade erst begonnen hatte und Gold noch keine feste Währung war. Nach einem langen Arbeitstag legten die Männer Goldnuggets auf die eine Seite der Waage, die Dame ihrer Wahl stellte sich auf die andere. Wenn beide ausbalanciert waren, stand der Preis für die Nacht fest – daher der Ausdruck »mit Gold aufwiegen«. Damals waren weibliche Figuren in Mode, die als »fleischig« bezeichnet wurden, was auf eine eher kräftige Statur schließen lässt und dem Bordell wiederum einen saftigeren Profit bescherte.

Wenn wir gute 100 Jahre weitergehen, finden wir berühmte Bordellbetreiberinnen des 20. Jahrhunderts wie Heidi Fleiss, die Hollywood bediente; Sydney Biddle Barrows, die »Mayflower Madam«, die sich um die Ostküstenelite kümmerte; sowie Madame Claude in Paris, die in den 1960er- bis 1980er-Jahren Frauen für prominente Klienten in ganz Europa, den USA und dem Nahen Osten buchte.

Kostengünstigere Optionen sind der berühmte Bois de Boulogne in Paris, ein Ort mit einer langen Geschichte als Straßenstrich, oder der Hollywood Boulevard in Los Angeles. Er diente als Kulisse für den großartigen Film *Tangerine L. A.* von Sean Baker aus dem Jahr 2015 über Transgender-Prostituierte und ist die Gegend, in der Filmstar Hugh Grant im Jahr 1995 verhaftet wurde, weil er die sexuellen Dienste der Prostituierten Divine Brown in Anspruch genommen hatte.

Unabhängig davon, wie sehr sich Kultur, Technik, Wirtschaft oder die rechtliche Situation im Laufe der Jahrhunderte verändert haben, gibt es kaum Verbesserungen in dieser Branche oder Verständnis für sie und ihre Reichweite.

Sehen wir uns dies im Einzelnen an.

Sexarbeit ist der einvernehmliche Tausch sexueller Dienstleitungen gegen Geld oder Waren (wie Nahrung, Obdach, Luxusgüter oder Gegenstände des täglichen Bedarfs). Diese sexuellen Dienstleitungen können über sexuelle Handlungen hinausgehen und auch emotionale Arbeit wie den Aufbau von Selbstwertgefühl, das Erzeugen einer Illusion von Liebe oder das Angebot von Nähe, Gesellschaft und Trost beinhalten. Gelegentlich werden diverse Kinks bedient, körperliche Erkrankungen berücksichtigt (zum Beispiel in der Arbeit mit behinderten Klientinnen und Klienten, denen es unter Umständen schwerfällt, Partnerinnen oder Partner zu finden) oder erniedrigende Handlungen erduldet. Sexarbeiterinnen und -arbeiter gehen ihrem Gewerbe zusammen mit anderen, einzeln, zum Vorteil einer weiteren Person oder eines größeren Betriebs nach. Während die meisten Formen der Sexarbeit in den USA als Straftaten gelten, ist ein großer Teil der Branche (unter anderem Strippen, Begleitagenturen, Camping und Pornografie) reguliert.

Menschen aller sozioökonomischen Schichten, aller sexuellen und geschlechtlichen Identitäten suchen Sexarbeiterinnen und -arbeiter auf. Sie suchen Nähe, sexuelle Befriedigung, Urteilsfreiheit, wollen eine sexuelle Fantasie verwirklichen, eine innere Leere füllen, bedingungslos akzeptiert werden, dominieren oder dominiert werden und vieles mehr.

Ich kenne viele heterosexuelle Männer, die schon bei Sexarbeiterinnen waren oder nach wie vor hingehen. Sie erzählen mir oft, sie täten sich schwer damit, ihre Lebensgefährtinnen oder Ehefrauen sexuell begehrenswert zu finden – besonders nach der Geburt eines Kindes. Dies verrät mir, dass wir den alten Mythos von der Jungfrau und der Hure entzaubern, dahingehend aufklären und Erregung mit Nähe verknüpfen müssen. Durch den zunehmenden Einfluss der Pornografie auf unsere sexuellen Erwartungen nimmt dieser Trend immer weiter zu.

Alice Little ist eine der Spitzenverdienerinnen unter den legalen Sexarbeiterinnen in den USA und auf der Moonlite Bunny Ranch in Nevada tätig. Sie erzählte mir, sie arbeite »viel mit Jungfrauen, die ein gutes erstes Mal erleben möchten, weil sie im Kino und im Fernsehen so viele grauenhafte Vorbilder sehen, die für einvernehmlichen Sex eigentlich nicht repräsentativ sind. Wir zeigen den Menschen nicht, was gesunder Sex ist. Die Pornografie tut es nicht. Das Kino tut es nicht. Das Fernsehen tut es nicht. Wie in aller Welt sollen sie es dann lernen?«[1] Es gibt sogar historische Vorbilder dafür. Auf der ganzen Welt brachten viele wohlmeinende oder gut betuchte Väter ihre Söhne zu Sexarbeiterinnen für ihr erstes Mal. In früheren Jahren war es auch nicht ungewöhnlich, dass die Eltern von Studenten an Eliteuniversitäten, die nicht wollten, dass eine Geliebte ihren Sohn vom Studium ablenkte oder – noch schlimmer – die Erbschaftsplanung durcheinanderbrachte, ein Kundenkonto in einem der örtlichen Bordelle für ihn einrichteten.

Ich erkläre die Bedeutung der Sexarbeit hier so genau, weil viele die einvernehmliche Sexarbeit mit dem Sexhandel verwechseln. Menschenhandel bedeutet meist, dass jemand mit Zwang, Gewalt oder Betrug in einen Arbeitssektor genötigt wird. Sexarbeiterinnen oder -arbeiter können Menschenhandel erleben, und dies ist auch häufig der Fall, doch in den Bereichen der Landwirtschaft und der Hausarbeit ist der Anteil viel größer als in der Sexindustrie. Menschenhandel ist illegal und sittenwidrig, und man sollte alle gesetzlichen Möglichkeiten zu seiner Verfolgung ausschöpfen. Doch ein generelles

Verbot der Sexarbeit macht dem Sexhandel kein Ende, sondern erhöht die Wahrscheinlichkeit dafür sogar noch (in Kürze mehr darüber).

Derzeit befindet sich die Sexarbeit in Amerika und dem größten Teil der Welt in einem desolaten Zustand. Die Bedingungen für Sexarbeiterinnen und -arbeiter sind unsicher, sie sind weder krankenversichert noch grundlegend geschützt und werden von der Gesellschaft weitgehend verachtet. Ich glaube, dass die Sexarbeit legalisiert und reguliert werden sollte, um das gesundheitliche und körperliche Wohlergehen der Beschäftigten in der Sexindustrie zu schützen.

Falls Sie sich fragen, wie oder warum sich jemand entschließt, einer derart ungeschützten Tätigkeit nachzugehen, wollen wir uns ein paar historische Realitäten ansehen.

Beginnen wir damit, dass bis ins frühe 20. Jahrhundert den meisten Menschen, die als Frauen zur Welt kamen (und die in die Sklaverei hineingeboren wurden), kaum berufliche Möglichkeiten offenstanden. Ich grüble manchmal darüber nach, welches Schicksal ich wohl gehabt hätte, wenn ich im England des Mittelalters, im Italien der Renaissance oder in Frankreich während der Revolution geboren worden wäre. Als weiße Frau mit einer Vulva, die in eine Familie der Mittel- oder Oberschicht hineingeboren wurde, wäre ich vermutlich auf eine von drei Möglichkeiten beschränkt gewesen: Hausfrau zu werden, mein Leben Gott zu widmen oder Sexarbeiterin zu werden.

Ich hätte gewiss nicht aus Liebe heiraten können, sondern die Eheschließung wäre eine Frage der gesellschaftlichen Schicht und der Umstände gewesen. Von da an wäre ich das Eigentum eines anderen Menschen gewesen, und selbst wenn ich das große Glück gehabt hätte, ein Stück Land zu besitzen, wäre es automatisch in den Besitz meines Mannes übergegangen. Er hätte mich schlagen oder sich von mir scheiden lassen können, ganz wie er es für richtig hielt (oder mich sogar als Hexe bezeichnen und mich auf dem Scheiterhaufen verbrennen lassen können). Selbst wenn ich die Ehefrau eines Adeligen gewesen wäre, wären eine Enthauptung oder eine Palastrevolution im Bereich des Möglichen gewesen. Im besten Fall hätte man mir einen Keuschheitsgürtel umgelegt, während mein Mann in die Schlacht zog. Als Nonne hätte man mich in ein Kloster gesperrt. Dort wäre ich vor männlichen Annäherungsversuchen »sicher« gewesen, hätte meine Tage aber im Kreise meines eigenen Geschlechts verbringen müssen und nur wenig oder gar keinen Umgang mit der weltlichen Gesellschaft gehabt. Als Sexarbeiterin wäre ich mit vielen Schwierigkeiten konfrontiert gewesen – von der Gewalt über den körperlichen und psychischen Stress bis hin zu der grundlegenden Missachtung durch meine Mitmenschen –, hätte aber eine gewisse finanzielle Autonomie haben können. Unabhängig von meiner Rolle hätte meine Vulva mein Schicksal bestimmt.

Obwohl Menschen mit Vulven im 21. Jahrhundert mehr berufliche Möglichkeiten haben, sind Sexarbeiterinnen aus einer Reihe von Gründen in der Branche tätig: um ihre Rechnungen zu zahlen, Essen auf den Tisch zu bringen, für ihre Kinder zu sorgen, ein Dach über dem Kopf zu haben, das Studium zu finanzieren, für andere zu sorgen, »leichtes« Geld zu verdienen (es ist niemals leicht) und vieles mehr. Eine Freundin erzählte mir, nachdem sie als 14-Jährige wegen des Missbrauchs von zu Hause fortgegangen war, wurde sie von ihrer damaligen Freundin, die sie liebte, in die Prostitution »eingeführt« – als eine Möglichkeit, ihren Lebensunterhalt zu bestreiten, statt auf der Straße zu leben.

Manchmal sorgen Armut, Missbrauch oder ein Mangel an Bildung dafür, dass jemand die Sexarbeit für seine einzige Chance hält. Wenn Menschen obdachlos, Überlebende von Missbrauch, Sucht oder häuslicher Gewalt sind, wird ihre Tätigkeit als Sexarbeiterinnen und -arbeiter oft als »Überlebensprostitution« bezeichnet – buchstäblich eine Möglichkeit, am Straßenhandel teilzuhaben, um einen weiteren Tag zu überleben.

Ich lernte meine Freundin Catherine Clay bei einem Event der gemeinnützigen Organisation Dress for Success kennen, einer internationalen gemeinnützigen Organisation, die Frauen zeigt, wie sie wirtschaftlich unabhängig werden können. Catherine hat sich inzwischen aus der Sexindustrie zurückgezogen und erzählte mir: »Ich stamme aus einer Familie, in der die Jüngeren auf diesen Beruf vorbereitet wurden. Wenn ich zurückschaue, wird mir klar, dass [die Tätigkeit als Sexarbeiterin] voll unterstützt wurde. Niemand sagte uns, dass man das nicht tat. Mir wurde immer gesagt, dass man das sehr wohl tun sollte und wir nie pleite wären, solange wir dies zwischen unseren Beinen hätten.«[2]

In allen anderen Arbeitsbereichen – besonders solchen, in denen es Menschenhandel gibt – werden Beschäftigte jener Sektoren von den Regulatoren bei der Entwicklung von Maßnahmen und Gesetzen zu ihrer Sicherheit zurate gezogen. Doch wenn es um die Vorschriften geht, die Auswirkungen auf ihre Branche haben, werden die Stimmen der Sexarbeiterinnen und -arbeiter ignoriert. In den USA führt dies dazu, dass Gesetze verabschiedet werden, die am Ende den Menschen schaden, die sie angeblich schützen sollen, wie FOSTA-SESTA[3], kurz für Fight Online Sex Trafficking Act und Stop Enabling Sex Traffickers Act – ein Paket von landesweiten Gesetzen, das im Jahr 2018 verabschiedet wurde.

Ich werde mich hier in das Dickicht stürzen, um Ihnen Schritt für Schritt zu erklären, wie sich etwas, was gut gemeint war (dem Sexhandel Einhalt zu gebieten), in etwas verwandeln kann, was mehr schadet als nützt, wenn die betroffenen und ausgegrenzten Gemeinschaften, zum Beispiel die Sexarbeiterinnen und -arbeiter, nicht gehört werden. FOSTA und SESTA sind gute Beispiele dafür, dass der technische Fortschritt und unser kollektiver Wunsch, *ohne* einen offenen und integrativen Dialog sexuelle Handlungen und Inhalte zu konsumieren und daran teilzuhaben, ein riesiges Chaos und viel Verwirrung darüber stiften, wer hier die »Guten« und die »Bösen« sind.

In den letzten 20 Jahren hat sich wie in den meisten anderen Branchen auch ein großer Teil der Sexarbeit ins Internet verlagert. Dank des Internets ist es für Sexarbeiterinnen und -arbeiter in vielerlei Hinsicht weniger gefährlich, Klientinnen und Klienten im Vorfeld zu überprüfen und auszusieben, Listen mit »miesen Tricks« zusammenzustellen und zu teilen, ihre Bezahlung zu gewährleisten und fernab der Straße Werbung zu machen. Auch für die Strafverfolgenden ist es leichter, illegalen Aktivitäten und möglichem Sexhandel nachzugehen.

Seit sich die Sexarbeit ins Internet verlagert hat und die Pornografie explodiert, sehen wir eine Zunahme von »akzeptableren« Mainstreamseiten wie OnlyFans. Dort kann man NSFW[4]-Bilder und Videos von einer Reihe von Leuten erwerben – sowohl von solchen, die sich als Sexarbeiterinnen oder -arbeiter betrachten, als auch von solchen, die es nicht tun, aber auf direktem Weg mit ihren Fans in Kontakt treten möchten. Rap-Superstar Cardi B hat (während ich dies schreibe) einen Account, und Beyoncé erwähnte die Seite in einem Song mit Megan Thee Stallion.

Natürlich billigt niemand Kinderpornografie oder Sexhandel (zumindest niemand, der dieses Buch liest). Das Problem mit FOSTA und SESTA ist, dass sie offenbar keine konkreten Möglichkeiten bieten, den illegalen Sexhandel gezielt zu unterbinden, und gleichzeitig für Unklarheit in verschiedenen Bereichen sorgen. Zum einen werfen sie einvernehmliche und nicht einvernehmliche Sexarbeit in einen Topf, mit massiven Folgen für alle, die Onlineplattformen nutzen, um gefahrlos zu arbeiten und/oder sexuelle Inhalte aller Art zu präsentieren. Während die Gesetze vorgeblich existieren, um die

Zwangsprostitution auf inzwischen stillgelegten Internetseiten wie Backpage zu unterbinden (die Janicza Bravos Film *Zola* aus dem Jahr 2020 verewigte), nehmen sie auch Internetseiten wie The Sex Ed ins Visier, die das Internet nutzen, um sich für Aufklärung zu engagieren. Auf unserem Instagram-Account müssen wir sogar bestimmte Begriffe wie »Vagina« in unseren Posts über die Menstruation zensieren oder »Orgasmus«, wenn es um die Sicherheit von Sexspielzeug geht, da Instagram aufgrund dieser Gesetze alles zensiert, was irgendwie mit Sex zu tun haben könnte.

Während Seiten verstärkt überprüft werden, die offen sexuell explizite Inhalte anbieten oder sexuelle Aufklärung betreiben, werden Mainstreamseiten nicht für Sexhandel, Stalking oder Rachepornos zur Verantwortung gezogen. Laut einem offiziellen Bericht des Human Trafficking Institute aus dem Jahr 2020 zum Menschenhandel fanden über die Hälfte der Onlinerekrutierungen für den Sexhandel in diesem Jahr über Facebook statt, wo es keinerlei Verifizierungsprozesse für Accounts oder hochgeladene Inhalte gibt. Instagram, das ebenfalls Meta Platforms gehört (der neue Name von Facebook seit der Umfirmierung im Jahr 2021), hat das gleiche Problem.

Jeder kann ganz einfach Rachepornos oder freizügige Inhalte auf Mainstreamplattformen posten, ohne mit Konsequenzen rechnen zu müssen oder gesetzlich daran gehindert zu werden. Die sozialen Plattformen machen auch die Meldung oder Entfernung von Rachepornos nicht gerade leicht. Anwältin Carrie Goldberg erklärt:

> Zufällig geht Pornhub bei der Entfernung von Inhalten recht aggressiv vor. Sie sind schneller als Facebook oder Twitter – die Unternehmen, die wir früher für rechtschaffene Firmen gehalten haben, die das Richtige tun. Die

> Unternehmen mit den größten Ressourcen sind oft am langsamsten. Aber Pornhub reagiert sehr schnell, weil sie sagen: ›Wir haben genügend Pornos. Es gibt genügend einvernehmliche Pornos. Wir müssen kein Geld mit nicht einvernehmlichen Pornos verdienen. Das ist schlecht für die Branche.‹ Sie entfernen Sachen, ohne allzu viele Fragen zu stellen.«[5]

Dies sollten wir bedenken, wenn wir die Gesetzesvorlagen oder Kommentare von Menschen lesen, die andere ausgrenzen, weil sie in der Sexindustrie arbeiten und *sich für Veränderungen einsetzen.* Die Situation im Bereich der Sexarbeit erinnert mich an einen weiteren interessanten Bereich voller Doppelmoral und Heuchelei. Inzwischen wurde Cannabis in fast allen 50 US-Bundesstaaten entkriminalisiert oder legalisiert. Wie bei der Sexarbeit handelt es sich um einen Bereich mit einem großen Anteil von Inhaftierungen von Schwarzen. Aber da weiße Investoren und Tech-Bros auf Marihuana gewettet und sich für die Legalisierung eingesetzt haben, ist Cannabis heute in vielen US-Bundesstaaten frei verkäuflich.

Innerhalb der Sexindustrie gibt es eine Hierarchie – die sogenannte »Hurarchie«. Sie orientiert sich daran, wie nah die Arbeiterinnen und Arbeiter ihren Klienten kommen, auf welche Art sie Geschäfte machen und welcher Form von Stigmatisierung sie ausgesetzt sind. Dieser Ideologie liegt die Vorstellung zugrunde, dass manche Formen der Sexarbeit »besser« seien als andere, und sie existiert seit dem ersten bekannten Tempelbordell im Jahr 2400 v. Chr., das von sumerischen Priestern betrieben und Ishtar, der Göttin der Liebe, der Fruchtbarkeit und des Krieges geweiht war. Dort wurden die Arbeiterinnen in drei Kategorien eingeteilt. Die höchste Gruppe durfte im Tempel sexuelle Handlungen für Personen von hohem Rang vornehmen;

die zweite arbeitete in der Anlage und diente den Besuchern; und die niedrigste suchte sich ihre Freier auf der Straße.

Heute staffelt sich die Hurarchie wie folgt: Stellen Sie sich eine Pyramide vor, an deren Spitze Camgirls und -boys, Telefonsexanbietende und alle stehen, die keine sexuellen Handlungen von Angesicht zu Angesicht vornehmen. Eine Stufe darunter finden wir Stripperinnen und Stripper (obwohl Burlesque-Tänzerinnen normalerweise eine Stufe nach oben rücken, da sie heute weniger Interaktion mit dem Publikum haben als Anfang des 20. Jahrhunderts). Auf der mittleren Stufe stehen Sugarbabes, Pornodarstellerinnen und -darsteller und Dominas. Auf der zweiten Stufe von unten sind Sexarbeiterinnen und -arbeiter angesiedelt, die Vollservice anbieten und in Häusern oder lizenzierten Etablissements arbeiten. Auf der untersten Stufe stehen Sexarbeiterinnen und -arbeiter, die Vollservice anbieten und auf den Straßenstrich gehen. Die verstorbene Mistress Velvet erläuterte diesen Punkt mit den Worten:

» Da ich nicht auf der Straße arbeite, habe ich das Privileg, dass ich eine Internetseite und eine Postadresse habe und zu meiner Sicherheit Nachforschungen über das Zahlungsverhalten anstellen und dann auch vielleicht mein eigenes Hotel oder Miete für den Dungeon arrangieren kann und so weiter. All dies spielt in meine Preisgestaltung hinein. Insofern ist auch bekannt, dass ich mich in einem bestimmten Preissegment der Sexarbeit befinde. Wenn du dagegen auf der Straße arbeitest, keine Internetseite und kaum Sicherheit hast und im Auto arbeitest, ist es viel billiger. Es könnte aber auch viel gefährlicher sein.«[6]

Kommen wir noch einmal auf den Fall von Hugh Grant zurück, der im Jahr 1995 verhaftet wurde, weil er die Dienste der Prostituierten Divine Brown in Anspruch genommen hatte. Grant musste 1180 Dollar Strafe zahlen, bekam zwei Jahre auf Bewährung und musste ein Aids-Aufklärungsseminar besuchen. Er erlebte einen kurzen Augenblick öffentlicher Schande und einen unbedeutenden Karriereknick (von dem er sich rasch erholte). Und Brown? Auch sie musste 1150 Dollar Strafe zahlen (wegen Verstoßes gegen die Bewährungsauflagen), an einem Aids-Aufklärungsseminar teilnehmen, fünf Tage gemeinnützige Arbeit leisten und wurde *außerdem* zu 180 Tagen Gefängnis verurteilt. Wenn Jahre später Hugh Grants Name fällt, erinnert sich interessanterweise kaum einer an diese Geschichte. Er konnte diese Verfehlung hinter sich lassen (»So sind die Männer eben!«). Doch wenn man einmal als Sexarbeiterin oder -arbeiter tätig war, bleibt dieser Makel für immer bestehen.

Viele historische Slangbezeichnungen für Sexarbeiterinnen spielen darauf an, dass diese Frauen irgendwie besudelt oder »kaputt« seien: »Rinnsteinengel«, »Bordsteinschwalbe«, »Straßenmädchen«, »gefallenes/leichtes/halbseidenes Mädchen«. Die Transaktivistin und Journalistin Ashlee Marie Preston sagte: »Ich schämte mich so sehr dafür, dass ich mich prostituiert habe, und für alles, was ich tun musste, um zu überleben, für den Verlust meiner Jungfräulichkeit als Sexarbeiterin, und dafür, dass ich all diese Dinge tat, dass ich mich diesen Dingen nicht stellen wollte. Ich wollte auch von anderen, ganz besonders der Cis-Het-Community, nicht für die Entscheidungen verurteilt werden, die ich hatte treffen müssen.«[7]

Solange ich denken kann, interessiere ich mich für das Leben und die Geschichten von Sexarbeiterinnen. Wirklich. Schon als Kind fand ich dieses Thema faszinierend. Ich fand es immer unfair, dass die Gesellschaft im Laufe der Geschichte (und bis heute) so viele Menschen gleich zweifach verurteilte, obwohl sie eigentlich keine andere Wahl hatten. Früher fragte ich mich, weshalb ich mich so leidenschaftlich für die Rechte der Sexarbeiterinnen und -arbeiter interessierte, doch dann hörte ich etwas, das für mich die Bestätigung dafür war, dass Kinder den Ballast ihrer Eltern mitschleppen.

Ich werde Ihnen eine Geschichte erzählen – eine Geschichte, die Sie hoffentlich nicht verurteilen werden.

Es war das Jahr 2015, und mein Vater war gerade gestorben. Meine Geschwister und ich waren dabei, das Haus zu verkaufen, in dem er gelebt hatte und das meine Großeltern Anfang der 1930er-Jahre gebaut hatten. Ich war im gleichen Zimmer groß geworden wie mein Vater. An einem verlängerten Wochenende gingen wir Erinnerungsstücke und Erinnerungen aus drei Generationen und über 80 Jahren durch. Es war kein Spaß. Die Tage schleppten sich endlos hin, während wir Schachteln, Schränke und Schubladen ausräumten und entschieden, welche Andenken wir behalten, was wir für einen guten Zweck spenden und was wir wegwerfen wollten. Besonders schmerzhaft war es, die Kleider meines Vaters durchzugehen. Es war im Ganzen einfach seltsam.

An den Abenden holten wir uns immer etwas zu essen, setzten uns zusammen, köpften eine Flasche Wein und erzählten uns Geschichten über unseren Vater. Während der Alkohol floss, gingen die Geschichten in die Richtung: »Er war einfach ein liebenswerter Gauner!« Ich liebte meinen Vater sehr, aber er war kompliziert. Ein Grund, weshalb ich versuche, nicht über das individuelle Verhältnis der Menschen zu Sex, Liebe und Treue zu urteilen, ist vielleicht, dass mein Vater die Frauen sehr verehrte. Ich war mir seiner außerehelichen Affären stets voll bewusst gewesen. Sie waren ein offenes Geheimnis. Ich meine, ich habe mit meiner Mutter nie darüber gesprochen, aber wir Geschwister haben uns darüber unterhalten. Als ich jung war, war ich ihretwegen wütend, aber als ich älter wurde, wurde mir klar, dass mein Vater eine tiefe Leere in Bezug auf die Liebe in sich trug, die er mit Sex gleichsetzte. Er war auch nicht der einzige Mann, der dies tat. Statt ihren Partnerinnen zu sagen, dass sie auch andere Frauen (oder Männer) begehren, machen Männer oft ein Geheimnis aus diesen Wünschen und schämen sich dafür, was zu Lug und Trug führt.

Da ich meinen Vater liebte, akzeptierte ich letztlich, dass das Bedürfnis, seine Frau zu betrügen, ein Teil von ihm war. Jeder hat Fehler; sie machen uns menschlich. Ich wusste, wer er war und dass er mich auf jede ihm bekannte Weise liebte. Aber zurück zu dem Wochenende mit meinen Geschwistern. Während wir herumsaßen und uns darüber amüsierten, wie sehr sich unser Vater danebenbenommen hatte, sagte jemand: »Wisst ihr noch, wie er wegen Sex mit einer Prostituierten verhaftet wurde, als du noch ein Baby warst, Liz?« Alle lachten, nur ich nicht. Ich hatte die Geschichte noch nie gehört. Niemand hatte sie mir je erzählt. Meine älteren Halbgeschwister wussten auch nur deshalb davon, weil mein Vater eine Person des öffentlichen Lebens gewesen war und die Zeitungen damals über die Verhaftung berichtet hatten (einer der Gründe, weshalb ich hier davon erzähle – nicht um sein Andenken zu beschmutzen).

Ich lachte nicht, aber ich war auch nicht überrascht. In gewisser Weise ergab es einen Sinn. Natürlich drängte es mich dazu, ein Buch über die Sexarbeit im 19. Jahrhundert in Los Angeles zu schreiben und The Sex Ed zu gründen. Kein Wunder, dass ich den starken Wunsch hatte, mich für die Rechte der Sexarbeiterinnen und -arbeiter einzusetzen. Es war buchstäblich in meinen Genen angelegt. Es änderte nichts an meinen Gefühlen für meinen Vater, und ich verurteilte ihn nicht dafür. Ich habe keine Ahnung, ob es eine einmalige oder eine regelmäßige Sache war. Das spielt auch wirklich keine Rolle. Ich verstand, dass es lediglich eine weitere Methode für ihn war, Nähe und eine Linderung des Mangels zu finden, den er empfand. Ich meine, der

Mann war ein einsames Einzelkind und hatte sechs Kinder! Er tat alles, um ein starkes Gefühl von Liebe und Stabilität um sich herum zu erzeugen, und es war doch nie genug.

Manche Menschen brauchen mehr Liebe und Sex, als ihre Partnerin, ihr Partner oder ihre Familie geben können – sodass sie dafür zahlen müssen. Ich war mit einem Mann zusammen, der mir ganz beiläufig erzählte, vor unserer Beziehung sei er ziemlich regelmäßig mit seinen Kumpels zu Sexarbeiterinnen gegangen. Ich verurteilte auch ihn nicht, aber ich stellte Fragen nach fairer Bezahlung und fand es problematisch, als er die Frauen abwertete, die er für Sex bezahlte, als seien sie deshalb »weniger wert«. All dies zeigt meiner Ansicht nach, dass wir kulturell offener sein und – besonders heterosexuelle Männer – über diese Dinge reden müssen. Dass wir über die Einsamkeit und den Mangel und die Leere, die wir empfinden, reden und sie akzeptieren müssen. Dass wir Sexarbeiterinnen und -arbeitern mit weniger Verachtung begegnen müssen. Dass wir eine Möglichkeit finden müssen zu würdigen, dass die Dinge im Bereich der Sexualität nicht immer so aussehen werden, wie wir es gern hätten. Wir müssen uns also bewusst sein, dass die Art und Weise, wie wir die Welt gern sehen würden (also voller Liebe und Licht und heiligem Sex), nicht zwangsläufig alle Menschen und Dinge widerspiegelt.

Je mehr wir die unbequemen und illegalen Aspekte der Sexualität ignorieren, abwerten und unter den Teppich kehren, desto mehr Gelegenheiten schaffen wir für Sexhandel, Gewalt und dafür, dass Menschen Teil einer Statistik werden. Ich möchte mir des kollektiven Schattens bewusst sein; wenn wir so tun, als gäbe es etwas nicht, können wir auch nichts daran ändern. Wenn es uns gelingt, Licht auf die dunklen Flecken zu werfen, können wir uns vielleicht auch ein anderes System der Sexarbeit vorstellen. Ich habe keine Antworten und bin auch nicht in der Lage, hier einen Systemwechsel herbeizuführen, sondern wünsche mir lediglich mehr Transparenz und einen inklusiven Dialog.

Ich möchte Ihnen noch ein paar Worte von Catherine Clay mit auf den Weg geben, einer der stärksten Frauen, die ich kenne:

» Solche Gespräche helfen mir, dass ich nicht das Gefühl habe, mich dafür schämen zu müssen, dass ich über Prostitution rede. Ich habe ein paar gute Kolleginnen in der psychiatrischen Klinik, und viele von ihnen haben Kinder, aber sie trauen sich nicht, über Sex zu reden. Doch wenn Organisationen versuchen, dir eine Wohnung zu besorgen, dann klappt das nur, wenn du erzählst, dass du dich prostituierst. Aber das ist tabu. Niemand will darüber reden. Ich arbeite für das Department of Mental Health. Ich bin die einzige Ex-Prostituierte, die bei diesen Besprechungen dabei sein und beraten darf, wie man diese Frauen erreicht und mit ihnen in Kontakt kommt. Ich darf bei verdeckten Operationen gegen Prostitution auch mit der Polizei zusammenarbeiten. Ich kann mit den Prostituierten reden und psychologische Beratung anbieten. Es ist eine Unterwelt, die man nur verstehen kann, wenn man darin lebt. Dieses Leben verschlingt dich und spuckt dich wieder aus, und wenn du nicht stark genug bist, um zu überleben, holt es sich den oder die Nächste. Ich denke einfach, darüber zu sprechen … ist wirklich wichtig, um ein Bewusstsein dafür zu schaffen.«[8]

MENSTRUATION, MASTURBATION UND MANIFESTATION 8

Je besser es uns gelingt, die uralte Weisheit unseres Körpers – und unserer Körperflüssigkeiten – zu nutzen, und je bewusster wir uns in Selbstliebe (Masturbation) üben, desto eher können wir unsere Orgasmen dahingehend kanalisieren, dass sie die Manifestation unserer innigsten Gebete und Träume unterstützen.

In den letzten Kapiteln habe ich mich mit grundlegenden Aspekten der sexuellen Gesundheit beschäftigt und erklärt, wie wir uns ihnen achtsam nähern können. Ich hoffe, Sie haben inzwischen ein besseres Verständnis dafür, auf welche Weise Ihre Sexualität oder Ihre sexuelle Energie alle Aspekte Ihrer Existenz beeinflusst, und umgekehrt.

In den folgenden Kapiteln werden wir uns noch intensiver mit der Frage beschäftigen, wie wir die Sexualität mit Bewusstsein oder Spiritualität verbinden können. Ich werde mit ein paar esoterischen Vorstellungen aufwarten, aber nicht alles lässt sich wissenschaftlich erklären. Schließlich sind es die großen Mysterien des Universums, die dafür sorgen, dass wir nicht aufhören, existenzielle Fragen zu stellen (und Selbsthilferatgeber und spirituelle Bücher zu lesen)!

Im 20. und 21. Jahrhundert ist der Kontakt zu unserer animalischen Natur und Intuition verloren gegangen, und wir sind nicht mehr im Einklang damit. Wir leben in künstlich beleuchteten Städten, lassen uns von digitalen Signalen wecken, waschen uns von Kopf bis Fuß mit einem Arsenal von »Hygieneprodukten« und vermeiden es ganz bewusst, uns unsere Körperflüssigkeiten anzusehen.

Waren Sie schon einmal bei der Akupunktur, bei einer Gynäkologin oder einem westlichen Schulmediziner? Möglicherweise haben sich diese Menschen nach Ihrem Stuhlgang, Ihrem Menstruationszyklus und/oder anderen Körperflüssigkeiten erkundigt, um sich ein umfassendes Bild von Ihrem Gesundheitszustand machen zu können. Die Körperflüssigkeiten verraten nicht nur etwas über die körperliche Gesundheit, sondern können auch Hinweise auf den emotionalen und psychischen Zustand geben.

Historisch und kulturell ist die Menstruation im Westen eher gefürchtet, als ein Anlass zum Feiern, zur Begeisterung und Verehrung zu sein. Während des Zyklus fordert der Körper die Aufmerksamkeit derjenigen unter uns, die menstruieren, und kommuniziert über starke körperliche und emotionale Schwankungen oft klar und deutlich mit uns. Mag sein, dass wir diese Veränderungen früher als schlecht oder unangenehm bezeichnet haben. Aber wie wäre es, wenn wir respektierten, dass die Menstruation eine Zeit des starken kreativen Flusses und der Energie ist? Eine Chance, in uns zu gehen und unsere außerordentliche Fähigkeit zur Reflexion, Heilung, Intuition und Weisheit zu nutzen? Die Menstruation spiegelt die Rhythmen der Natur und die Phasen des Lebens und des Todes und ist deshalb vielleicht nicht sonderlich angenehm, stärkt aber unsere geistige, körperliche und spirituelle Sensibilität.

Die Menstruation braucht einen Imagewechsel.

Unabhängig davon, ob Sie bluten oder nicht, ist es grundsätzlich hilfreich, sich mit der Menstruation vertraut zu machen. Die Wahrscheinlichkeit ist groß, dass ein Mensch, den Sie lieben, menstruiert. Ein besseres Verständnis für das, was er jeden Monat durchmacht, wird Ihr Wissen und auch Ihr Mitgefühl vergrößern. Ein 20-jähriger heterosexueller Freund sagte unlängst zu mir, dass er *niemals* Hygieneprodukte für jemanden kaufen würde (er war noch nie richtig verliebt). Ich habe mit ihm um 1000 Dollar gewettet, dass er es innerhalb der nächsten zehn Jahre für seine Freundin, seine Schwester oder eine andere gute Freundin tun würde. Außerdem deutete ich an, wenn er mehr über den Menstruationszyklus wüsste, wäre er auch besser darüber informiert, in welcher Phase des Monats die Wahrscheinlichkeit am größten ist, eine Partnerin zu schwängern. Ich sagte auch, dass es sehr sexy sei, bei Menstruationskrämpfen Schokolade und Medikamente anzubieten. Nach unserem Gespräch nahm er die Wette nicht an.

Falls Sie menstruieren, ist Ihnen dann bewusst, wie sich Farbe, Intensität und Konsistenz des Blutes von Monat zu Monat verändern? Falls Sie eine Menstruationstasse verwenden, dürften Sie mit Ihrem Blut vertrauter sein als Benutzerinnen von Tampons oder Binden. Konzentrieren Sie sich beim Wechseln oder Auswaschen von Hygieneprodukten auf den Reinigungsvorgang, oder nehmen Sie sich noch etwas Zeit, um sich das Blut anzusehen? Ist es in diesem Monat dunkler oder heller als im letzten? Gibt es in Ihrem Privatleben gerade irgendwelche Stressfaktoren oder Veränderungen? Falls Sie Tagebuch führen, könnte es interessant sein festzuhalten, wie sich Ihr Zyklus mit Ihrem emotionalen und spirituellen Befinden verändert.

Würden Sie in Erwägung ziehen, noch einen Schritt weiterzugehen und Ihren Körper unter der Dusche mit etwas Blut zu betupfen? Ich sage nicht, dass Sie einen auf *Midsommar* machen und nackt und mit Menstruationsblut beschmiert durch die Felder laufen sollen (es sei denn, das ist Ihr Fetisch und Sie leben in der Natur, wo Sie dies ungehemmt tun können, ohne Ihre Nachbarschaft zu verstören). Aber es wird Ihnen nicht schaden, eine Körperstelle für ein paar Sekunden mit Ihrem Blut zu beschmieren und es dann wieder abzuwaschen. Ich kenne viele Leute, die mit dem Inhalt ihrer Menstruationstassen die Pflanzen in ihrem Garten düngen, und ein Tupfer Blut unter der

Dusche kann Ihnen einen kleinen Vorgeschmack darauf geben, wie es ist, Ihre animalische Natur zu spüren.

Sie wollen wissen, warum Sie das tun sollten? Je besser unser Verhältnis zu unserem Körper und unserer Blutung, desto mehr Kraft können wir aus der Periode schöpfen, statt »unsere Tage« zu fürchten.

Überlegen Sie auch, ob Sie wissen, in welcher Phase sich der Mond während Ihrer Periode befindet. Die einen bluten bei zunehmendem Mond, die anderen bei Vollmond, manche bei abnehmendem Mond und wieder andere bei Neumond. Das Wort »Menstruation« kommt vom Lateinischen *mensis*, »Monat«, und ist auch eine der Wurzeln des Wortes »Mond«. Der Menstruationszyklus dauert im Durchschnitt etwa 29,5 Tage – genau wie der Mondzyklus. Es ist in Ordnung, wenn sich Ihr Zyklus nicht exakt damit deckt; angesichts von moderner Technologie, Empfängnisverhütung, Hormonen und Stressfaktoren ist eine solche Abweichung völlig normal. Um das Verhältnis zwischen Ihrer Regelblutung und dem Mondzyklus zu studieren, sehen Sie sich einfach den Zusammenhang mit dem Mond selbst an. Haben Sie Ihren Eisprung bei Vollmond und Ihre Menstruation bei Neumond? Oder ist es anders? Nicht urteilen, nur beobachten. Neben der Beobachtung der Mondphase sollten Sie Tagebuch führen und notieren, wie Sie sich vor und während der Menstruation fühlen. Auf diese Weise gewöhnen Sie sich daran zu spüren, wie Ihr Körper sich an die Natur anpasst.

Ich habe festgestellt, wenn ich meine Periode an Vollmond bekomme, ist Vorsicht geboten! Wenn ich es mir erlaube, die aufkommenden Empfindungen wahrzunehmen, habe ich das Gefühl, mehr im Einklang mit der Natur zu sein. Einen meiner intensivsten Zyklen hatte ich, als ich zur Frühjahrstagundnachtgleiche während einer Sonnenfinsternis und bei Vollmond im mexikanischen Mérida war. Wie es der Zufall wollte, hatte ich meine Periode, als ich Dzibilchaltún besuchte, eine heilige archäologische Stätte der Maya. Eine der dortigen Strukturen, der sogenannte Tempel der sieben Puppen, ist perfekt auf den Sonnenstand zur Tagundnachtgleiche ausgerichtet. Ich weiß nicht, ob es am Mond lag oder an der Kraft dieses Ortes oder an beidem, aber nie in meinem Leben waren meine Blutungen so stark und meine Krämpfe so schrecklich wie damals. Ich erinnere mich daran, dass ich in unserem Hotelzimmer auf dem Boden lag und zu meinem Partner sagte: »Ich möchte einfach auf dem Boden liegen, und mein Blut soll die Erde tränken, wie das von Generationen von Frauen vor mir.« Ich war völlig durch den Wind! Gleichzeitig fühlte ich mich so lebendig, so mächtig und mit der Erde und meinen Ahninnen verbunden. Glücklicherweise hatte mein Partner genügend emotionale Intelligenz und Verständnis für meine Verschrobenheit, dass er Geduld mit meiner zutiefst empfundenen Erfahrung hatte. Trotz der überwältigenden Schmerzen hatte ich in diesem Augenblick das Gefühl, Teil von etwas Größerem und Rätselhafterem zu sein, als ich mit dem Verstand begreifen konnte.

Viele antike Kulturen und Mythologien feierten die Heiligkeit oder Magie der Menstruation. Die alten Ägypter sollen verschiedene Körperteile mit Menstruationsblut beschmiert haben, das als mächtiger Talisman galt und vor dem Bösen schützen oder Fruchtbarkeit schenken sollte. Die alten Griechen mischten Menstruationsblut unter die Erde, damit die Pflanzen besser wuchsen. In vielen Kulturen galt (und gilt) die Menstruation als Zeit stärkerer Intuition, lebendigerer Träume und größerer spiritueller Einsicht. Lei Wann vom botanischen Garten Limahuli Garden & Preserve sagte, in der hawaiianischen kulturellen Praxis glaube man daran, dass »du während der Menstruation für die Götter und die Elemente empfänglich bist. Du bist mit dem Mond und den Gezeiten verbunden und kannst ihre Welt betreten. Du befindest dich im Fluss mit den Gezeiten und der Erde; du besitzt die ultimative Macht der Empfängnis und der

Geburt. Du bist Hina, die Mondgöttin!«[1] Die Menstruation macht uns empfänglicher für die Rhythmen und Mysterien der Natur. Es kann eine machtvolle Zeit sein, um in sich zu gehen, zu meditieren, sich auf das einzustellen, was Ihr Körper Ihnen mitteilt.

Wie wäre es, wenn wir die magischen Eigenschaften der Menstruation würdigten, statt uns nur darauf zu konzentrieren, inwiefern sie uns behindert? Wir müssen eine neue Möglichkeit finden, über die Menstruation zu sprechen. Ich habe schon ewig den Wunsch, dem Ausdruck PMS ein neues Image zu verpassen! Warum das so ist, werden wir gleich hören. Lassen Sie mich den Menstruationszyklus zunächst in seine vier Hauptphasen herunterbrechen und diese korrekt benennen. Während der *Menstruation* wird die Gebärmutterschleimhaut abgestoßen (was die Blutung verursacht). Östrogen- und Progesteronspiegel sind niedrig. Die *Follikelphase* ist die Zeit zwischen dem ersten Tag der Periode und dem Eisprung. Der Östrogenspiegel steigt, während sich ein Ei bereit macht, um ausgestoßen zu werden. Der *Eisprung* findet ungefähr zwei Wochen vor Menstruationsbeginn statt. Dies bedeutet, dass ein reifes Ei von der Oberfläche des Eierstocks ausgestoßen wird. Während des Eisprungs erhöht sich die Wahrscheinlichkeit einer Schwangerschaft. Auf den Eisprung (wenn die Eierstöcke ein Ei ausstoßen) folgt unmittelbar vor dem Beginn der Periode die *Lutealphase*. Wurde das Ei nach dem Eisprung befruchtet, produziert der Körper der Frau humanes Choriongonadotropin, um die Gebärmutterschleimhaut aufzubauen. Wurde es nicht befruchtet, fallen der Östrogen- und der Progesteronspiegel ab und bereiten die Gebärmutter auf die Blutung vor.

Die Lutealphase ist das, was heute als PMS bezeichnet wird. PMS ist die Abkürzung des Begriffs »prämenstruelles Syndrom«, den die Ärzte Raymond Greene und Katharina Dalton im Jahr 1953 in einem Artikel im *British Medical Journal* eingeführt haben.[2] Ihre Definition von PMS beinhaltete Symptome wie Blähungen, Brustschmerzen, Migräne, Angst, Niedergeschlagenheit und Reizbarkeit. Allerdings fand der Begriff erst in den 80er-Jahren Eingang in den populären Sprachgebrauch und wurde oft verwendet, um »hysterische« oder »wahnsinnige« Frauen zu beschreiben, die sich irrational verhalten. In dieser Zeit gab es in Großbritannien sogar zwei Mordprozesse, bei denen das Strafmaß der Frauen herabgesetzt wurde, nachdem sie ein starkes prämenstruelles Syndrom zu ihrer Verteidigung angeführt hatten!

Von den 80er-Jahren bis zum Beginn des 21. Jahrhunderts waren Formulierungen wie »seine Tage haben«, »Besuch von Tante Rosa haben« und »voll PMS haben« oft zu hören. Wenn ich schlecht gelaunt oder emotional bin, muss ich mir oft Kommentare wie »Hast du deine Periode?« anhören, die beleidigend gemeint sind. Vielleicht haben Sie auch schon einmal jemanden sagen hören, dass Menschen, die einen Zyklus hätten, keine guten Führungskräfte abgäben, weil sie einmal im Monat außer Rand und Band gerieten? Ich wünschte, jeder Mensch könnte – wenigstens für zwei bis sechs Zyklen – die Erfahrung der Menstruation machen, um für Gleichberechtigung und für eine Normalisierung des Spektrums der körperlichen und psychischen Veränderungen zu sorgen, durch die sich die Blutenden unter uns durchboxen müssen, wenn sie zur Arbeit gehen, Sport machen, ein Geschäft führen, ein Gehirn operieren oder alltägliche Routineaufgaben erledigen.

Als ich herausfand, dass der Begriff PMS vor den 80er-Jahren kaum verwendet wurde, begann ich über das nachzudenken, was man früher die Symptome der Lutealphase genannt hatte. Dies veranlasste mich zu der Überlegung, wie sehr die sogenannte weibliche Hysterie in die Vermarktung von PMS und die Kommerzialisierung entsprechender Produkte zu ihrer Regulierung hineinspielte.

Der Begriff »Hysterie« ist vom griechischen Wort *hystera*, »Gebärmutter«, abgeleitet. Vor dem 20. Jahrhundert hielten die Ärzte die »Hysterie« für die Ursache einer bunten Palette von Symptomen bei Frauen wie Ohnmachtsanfällen, Nervosität, Schlafstörungen, Reizbarkeit, Verlust des sexuellen Appetits oder Sexualtriebs oder umgekehrt einem übermäßigen sexuellen Appetit oder Sexualtrieb sowie Stimmungsschwankungen. Das Wort diente dazu, weibliches Leiden, weibliche Unabhängigkeit, Depression und Erschöpfung abzutun. In der Zusammenfassung des Artikels »Women and Hysteria in the History of Mental Health«, der im Jahr 2012 in der Fachzeitschrift *Clinical Practice and Epidemiology in Mental Health* erschienen ist, heißt es: »Die Hysterie ist zweifellos die erste psychische Störung, die Frauen zugeschrieben wurde, im zweiten Jahrtausend v. Chr. korrekt beschrieben wurde und bis in die Zeit von Freud als ausschließlich weibliche Erkrankung galt. In einer über 4000-jährigen Geschichte wurde diese Krankheit aus zwei Perspektiven betrachtet: der wissenschaftlichen und der dämonologischen. Sie wurde mit Kräutern, Sex oder sexueller Enthaltsamkeit behandelt, aufgrund der Assoziation mit Hexerei mit Feuer bestraft und geläutert und schließlich klinisch als Krankheit untersucht und mit innovativen Therapien behandelt.«[3]

Die »Hysterie« war bis ins frühe 20. Jahrhundert so weit verbreitet, dass man bei einer schnellen Durchsicht der Literatur unzählige Heldinnen findet, die wegen dieser rätselhaften Krankheit weggesperrt werden, und man beim Durchblättern alter Versandhauskataloge noch mehr Werbung für Produkte entdeckt, die Abhilfe versprechen. Überraschenderweise stellte der kulturelle Dialog (oder das kulturelle Schweigen) keinen Zusammenhang zwischen der Hysterie und der Menstruation her. Bis weit ins 19. Jahrhundert wurde in der Öffentlichkeit *niemals* über Menstruation und Hygieneartikel gesprochen –

und selbst dann meist nur in Versandkatalogen, die Werbung für Bindengürtel aus Gummi machten, die man um die Hüften legte, um die Binden zwischen den Beinen zu fixieren.

Erst in den 30er-Jahren begannen Wissenschaftler ernsthaft damit, den Menstruationszyklus zu untersuchen. Der Gynäkologe Robert Frank notierte in seinem 1931 in der Zeitschrift *Archives of Neurology and Psychiatry* veröffentlichten Aufsatz »The Hormonal Causes of Premenstrual Tension« (dt. etwa »Die hormonellen Ursachen prämenstrueller Spannung«) den Zusammenhang zwischen schlechter Laune und dem Menstruationszyklus: »Es ist bekannt, dass normale Frauen vor Menstruationsbeginn unter unterschiedlich starken Beschwerden leiden ... Zu diesen geringfügigen Beeinträchtigungen gehören schnellere Ermüdung, Reizbarkeit, Konzentrationsmangel und anfallartige Schmerzen.«[4] Klingt ein wenig wie Hysterie, oder?

Ebenfalls im Jahr 1931 beschrieb die Psychoanalytikerin Karen Horney bei einer ihrer Patientinnen eine erhöhte Anspannung, Reizbarkeit, Depressivität und Ängstlichkeit in der Woche vor der Menstruation und diagnostizierte »prämenstruelle Verstimmungen«[5]. Interessant ist, dass Horney in der Tradition Freuds ausgebildet war, später aber seine psychosexuellen Theorien und die zum Penisneid verwarf. Zu den 14 psychologischen Forschungsarbeiten, die sie zwischen 1922 und 1937 verfasste, gehören Titel wie »The Problem of the Monogamous Ideal« (dt. etwa »Das Problem des monogamen Ideals«). Man könnte sagen, sie war ihrer Zeit voraus.

Wenn es komplexe Zusammenhänge zwischen PMS und einer erfundenen Krankheit (der »Hysterie«) gibt, die jahrhundertelang dazu diente, die Frauen zu unterdrücken und zu beherrschen, sollten wir dann nicht überdenken, wie wir über die Menstruation aufklären und über die hormonellen Veränderungen im Laufe des Monats sprechen? Meine Freundin Erica Chidi bezeichnet das prämenstruelle Stadium als ihre »Lutealphase« und nimmt ihm meines Erachtens damit die Spitze. Es ist schon erstaunlich, dass man an Einsicht und Stärke gewinnt, wenn man sich Dinge zurückerobert und umbenennt.[6]

Unabhängig davon, ob Sie Ihren Zyklus mit einer App oder einem altmodischen Mondkalender verfolgen, kann das Bewusstsein dafür, in welcher Phase Sie sich gerade befinden, Raum dafür schaffen, dass Sie die einst gefürchtete Lutealphase nach und nach *schätzen* lernen. Vielleicht gönnen Sie sich in dieser Zeit häufiger einen Augenblick der Reflexion oder passen Ihre Ernährung oder Ihr Sportprogramm vorübergehend an, um den Fluss zu unterstützen; oder machen die Masturbation zu einer eher täglichen Praxis: Beim Orgasmus werden die Hormone Dopamin und Oxytocin freigesetzt, die auf natürliche Weise Schmerzen lindern. Die Masturbation kann auch dazu beitragen, dass vermehrt Blut in den Beckenbereich fließt, was wiederum die Durchblutung verbessert. Dies kann helfen, Menstruationskrämpfe zu lindern.

Unmittelbar bevor und oft auch während der Menstruation können Sexualität und Sinnlichkeit extrem gesteigert sein – *ohne auf ein patriarchalisches Fortpflanzungsideal gerichtet zu sein*. Wenn die Libido und das sexuelle Verlangen in dieser Zyklusphase einen Höhepunkt erreichen, kann dies auch die Orgasmen intensivieren. Ob allein oder mit einem Partner: Der Sex kann Sie zu neuen Gipfeln der Lust und der Erfahrung führen.

Sex während der Periode ist vielleicht nicht jedermanns Sache (aber *absolut* mein Ding) und kann zu unschönen Missgeschicken führen. Die meisten von uns sind nicht so vorausschauend, Periodensex zu planen, rote Bettwäsche aufzuziehen oder sich auf die Dusche zu beschränken, was das Saubermachen erleichtert. Wenn Sie schon einmal mitten in der Nacht Bettlaken geschrubbt haben, empfehle ich Ihnen eine einfache Reinigungslösung zum Selbermachen. Sie wurde mir von befreundeten Eishockeyspielern empfohlen mit jahrelanger Erfahrung darin, wie man Blut aus Eis und Trikots bekommt. Mischen Sie einfach 60 Milliliter Wasserstoffperoxid mit 180 Millilitern kaltem Wasser. Geben Sie diese Lösung vor dem Waschen auf den Fleck oder weichen Sie das Material darin ein. Glauben Sie mir, es funktioniert!

Ich persönlich habe festgestellt, dass nichts so gut gegen meine Krämpfe hilft wie ein richtig guter Orgasmus. Ich glaube, wir alle sollten regelmäßigere Orgasmen haben – mit uns selbst! Ich kann nicht genug für die Masturbation werben, ganz gleich was für Genitalien Sie haben und ob sie menstruieren oder nicht. *Masturbation ist Selbstliebe im wahrsten Sinne des Wortes und der Schlüssel, um Zugang zur eigenen sexuellen Kraft zu bekommen.* Wenn Selbstfürsorge gleich Selbstliebe ist, ist das Spiel mit dem eigenen Körper die ultimative Verbindung aus beidem.

Wenn wir den eigenen Körper und den Sex mit uns selbst bewusst schätzen und erotisieren, hilft uns dies auf der oberflächlichen Ebene, die tiefere Bedeutung der Befriedigung zu entdecken. Nur zu! Streicheln Sie Ihre Kurven, liebkosen Sie Ihre Hoden, ritualisieren Sie die Erfahrung, während Sie sich vorstellen, dass eine Partnerin oder ein Partner sie für Sie erschafft.

Ich fände es toll, wenn im Rahmen der Sexualerziehung in der Grundschule auch vermittelt würde, dass Masturbation gesund, natürlich und normal ist. Sie verleiht Ihnen Autonomie bezüglich der eigenen Lust und des eigenen Körpers – bevor Sie Ihre Befriedigung in fremde Hände geben. Viel zu oft haben wir von anderen gelernt, was uns zum Orgasmus bringt, bevor wir uns die Erlaubnis gaben, den eigenen Körper zu erkunden. Ich habe schon viele Vibratoren für erwachsene Freundinnen gekauft, die sagten, sie würden nicht regelmäßig masturbieren. Manchmal machen sie die Schachtel erst Monate später auf, aber irgendwann bekomme ich einen Anruf oder eine Nachricht, in der sie schreiben, was für eine umwälzende

Erfahrung es war. Unlängst sprach ich mit einer Frau, die mir erzählte, sie fühle sich unwohl, wenn ihre jugendliche Tochter sage: »Ich bin so geil, ich brauche einen Schwanz.« Sie wisse nicht so recht, wie sie über Sex reden solle – und mache sich Sorgen, dass irgendein Fuckboy ihrer Tochter das Herz brechen würde. Ich schlug vor, dass sie ihr stattdessen einen Vibrator kaufen und ihr damit die Möglichkeit geben sollte, auch ohne Partner zu kommen (und so ihr Verlangen vorübergehend zu lindern). Wenn wir von anderen abhängig sind, um einen Orgasmus zu bekommen, sind wir bei unseren Partnern oft weniger wählerisch.

Für Teenager und Männer bis Ende 20 oder auch Anfang 30 ist es nicht nur gesund, vor einem Date oder vor dem Ausgehen zu masturbieren; es ist auch ein gutes Ventil für ihre wilden Hormone. Es gibt eine ganze Reihe beliebter Masturbationshilfen für Penisbesitzer, zum Beispiel das Fleshlight. Es ähnelt einer Taschenlampe, verfügt aber über einen flexiblen und wie eine Vagina, ein Anus oder ein Mund geformten Kanal, der der entsprechenden menschlichen Körperöffnung nachempfunden ist und aus von der Firma selbst entwickelten thermoplastischen Elastomeren besteht. (Achtung: Säubern Sie Sexspielzeug nach dem Gebrauch gründlich und teilen Sie es nur mit Ihren Partnerinnen oder Partnern.)

Es ist schon seltsam, dass es uns offenbar besonders schwerfällt, uns Zeit für Dinge wie die Masturbation und die Meditation zu nehmen, die uns erden, uns Glück und Wohlbefinden bescheren können, *keinen Cent kosten und für die wir niemanden brauchen.*

Dr. Jocelyn Elders ist Doktor der Medizin und hat einen Master in Biochemie. Sie war im Jahr 1993 die erste Afroamerikanerin in der Position des Surgeon General (des Sanitätsinspekteurs der Vereinigten Staaten). In ihrer Amtszeit unter Präsident Bill Clinton ging die Zahl der Schwangerschaften bei

Teenagern zurück und wurde der Zugang zu Empfängnisverhütung, HIV-Tests und Mammografie-Screenings verbessert. Während ihrer Zeit im Amt trat Dr. Elders für umfassende Aufklärung, die Legalisierung von Drogen und einen einfacheren Zugang zu Abtreibungen ein, was Kontroversen verursachte. Nach einer nur 14-monatigen Amtszeit wurde sie zum Rücktritt gezwungen, weil sie in einer Rede am Welt-Aids-Tag vor den Vereinten Nationen vorgeschlagen hatte, dass Jugendliche im Rahmen der Aufklärung über Safer Sex das Masturbieren erlernen sollten. Dr. Elders erzählte mir:

> »Mein Gott mag sich von Ihrem Gott unterscheiden, aber mein Gott ist der Ansicht, dass Sex zu 99 Prozent zum Vergnügen da ist. Ich bin der Meinung, dass Sex von Gott als etwas Wundervolles, Lust- und Genussvolles gedacht ist. Ich glaube, Gott lehrte uns zu masturbieren. Wenn er nicht gewollt hätte, dass wir uns selbst berühren oder beim Masturbieren Lust empfinden, hätten wir es nie gelernt. Eltern sollten ihren Kindern sagen, dass es nicht falsch ist, sich selbst zu befriedigen. Man wird davon weder verrückt noch blind oder krank, und man kann sich sicher sein, dass man Sex mit jemandem hat, den man liebt. Man schwängert niemanden. Trotzdem sollte man sich dazu ins eigene Zimmer zurückziehen. Man sollte es nicht in der Öffentlichkeit tun, sondern stets im stillen Kämmerlein.«[7]

Wann und wie haben Sie gemerkt, dass die Berührung der eigenen Geschlechtsorgane lustvoll ist? Haben Ihre Eltern Ihnen gesagt, dass Sie sich schämen sollten, oder haben sie Sie dazu ermutigt, Ihren Körper zu erkunden? Haben Sie im Freundeskreis offen über verschiedene Masturbationsstile gesprochen?

Pflegen Sie aktuell eine regelmäßige Masturbationspraxis – unabhängig davon, ob Sie eine Beziehung haben oder nicht? Ich merke, dass viele Manchen aufhören zu masturbieren, wenn sie in einer Beziehung sind, oder dass es ihnen unangenehm ist, wenn sich ihre Partnerin oder ihr Partner selbst befriedigt. Diese Auffassung kann ich nicht nachvollziehen. Hören Sie auf, Sport zu machen, etwas für Ihre Psyche zu tun, sich mit Freundinnen und Freunden zu treffen, zu meditieren – was immer Sie tun, um im Gleichgewicht zu bleiben und die innere Ruhe zu bewahren –, weil Sie eine Partnerin oder einen Partner haben? Nicht anders verhält es sich mit der Masturbation.

Zu den gesundheitlichen Vorteilen der Masturbation zählen unter anderem Stressabbau, erholsamerer Schlaf, ein besseres Selbstwertgefühl und häufig das vorübergehende Lösen von Muskelspannungen und Menstruationskrämpfen. Beim Orgasmus werden Endorphine, Oxytocin und Dopamin ausgeschüttet, was Lustgefühle im Körper und im Gehirn verstärkt. Wenn Sie zum Orgasmus gelangen, schüttet der Körper das Hormon DHEA aus, von dem man weiß, dass es das Immunsystem stärkt, die Kognition verbessert und die Haut gesund hält. Beim penilen Orgasmus wird Testosteron freigesetzt, was dazu beiträgt, Spermienproduktion, Muskelkraft und Sexualtrieb zu regulieren. Darüber hinaus können Orgasmen den Tonus der Muskeln im Bereich der Geschlechtsorgane und des Beckenbodens stärken, was wiederum den Sex verbessert und die Orgasmen verstärkt. Für mich hört sich das alles großartig an!

Die gemeinsame Masturbation – wenn man sich in Gegenwart einer Partnerin oder eines Partners befriedigt, die das Gleiche tun, oder sich die Partner gegenseitig mit den Händen verwöhnen (und oft ohne, dass es zur Penetration kommt) – ist eine wunderbare Möglichkeit, sich mit einer Partnerin oder einem Partner vertraut zu machen. Es ist viel leichter, jemanden zu beglücken, wenn einem dieser *ganz genau* zeigt, wie er sich selbst befriedigt. Leider ist das Masturbieren allein oder in Gegenwart einer anderen Person für viele von uns immer noch sehr schambesetzt. Es folgen zwei Beispiele aus dem echten Leben, wie sich dies bemerkbar machen kann:

1. Sie sind ein gesunder, sexuell aktiver Mann, der sich gern zu Onlinepornos einen runterholt. Aber die Bitte Ihrer Partnerin oder Ihres Partners zu demonstrieren, wie Sie masturbieren, lässt Sie erstarren. Sie fühlen sich unwohl und unsicher. Vielleicht liegt es auch an Ihrem religiösen oder kulturellen Hintergrund, dass Sie glauben, man sollte sich nur befriedigen, wenn man für sich allein ist. Ihre Partnerin oder Ihr Partner ist frustriert, und Sie sind es auch.
2. Sie wünschen sich unbedingt einen Orgasmus, aber Ihre Partnerin oder Ihr Partner möchte gerade keinen Sex. Sie holen Ihren Vibrator raus und wollen gerade so richtig loslegen, ernten aber Blicke, als seien Ihnen Hörner gewachsen! Sie versuchen zu erklären, dass Sie dringend kommen müssen, dass dies nichts mit der anderen Person zu tun hat und sie diese nicht um Hilfe bitten – aber Sie fühlen sich schuldig oder schämen sich dafür, dass Sie sich selbst um Ihre Bedürfnisse kümmern.

Meiner Ansicht nach zeigen diese Beispiele, wie sehr wir den Kontakt zu unserer animalischen Seite verloren haben. Ich schwöre, mein Kater leckt sich den halben Tag am Sack, und er wirkt ziemlich glücklich auf mich. Genau wie die Babys, die unbefangen am Penis zupfen oder sich einen Finger in die Vagina stecken. Selbstverständlich werden wir gesellschaftlich darauf konditioniert zu verstehen, dass diese Aktivitäten nicht für die Augen der Öffentlichkeit bestimmt sind. Gleichzeitig ist nicht zu verhindern, dass wir eine gewisse Verlegenheit aufschnappen, wenn es um das Herumspielen an uns selbst geht.

Wir setzen uns beim Masturbieren auch oft unter einen starken Orgasmusdruck. Man kann die Selbstbefriedigung als Selbstfürsorge betrachten wie Dehnübungen, langsames Eincremen oder ein genüssliches Bad. Es geht nicht um das Ergebnis, sondern darum, dass wir uns die Zeit nehmen, uns selbst zu bewundern und zu unserem Fetisch zu machen.

Um ein paar urbane Mythen auszuräumen: Sie werden Ihre Genitalien nicht desensibilisieren oder überreizen, wenn Sie Ihren Vibrator stets mit der gleichen Geschwindigkeit verwenden. (Falls Sie sich ernsthaft Sorgen machen, können Sie ein neues Sexspielzeug ausprobieren.) Und NEIN, es werden Ihnen keine Haare auf den Handflächen wachsen, wenn Sie es mit der Selbstbefriedigung übertreiben. Derartige Antimasturbationsmythen wurden Ende des 19. Jahrhunderts von entsetzten Ärzten verbreitet, die behaupteten, die meisten Frauen wären völlig frigide und besäßen nur ein Zehntel der sexuellen Energie der Männer. Es hieß, der weibliche Orgasmus (den man damals als »wollüstige Zuckungen« bezeichnete) würde die Empfängnis stören und »unreine Gedanken« seien um jeden Preis zu unterdrücken. Ärzte wie Gesundheitsreformer drängten die Frauen, einen Bogen um Liebesromane zu machen, damit bei der Lektüre nicht das Blut in die Genitalien strömte und eine übermäßige Erregung verursachte.

Derart hirnverbrannte Behauptungen flossen sogar in die Entwicklung der amerikanischsten aller Produkte ein: der Frühstückszerealien. Dr. John Harvey Kellogg, der Gründer der Zerealienmarke Kellogg's, war ein vehementer Gegner der Masturbation.[8] Er entwickelte das ursprüngliche Cornflakesrezept im Jahr 1878 im Rahmen eines allgemeinen Ernährungsplans, der sexuelle Erregung unterbinden sollte, indem die Kinder jeden Morgen diese »gesunden« Flocken zum Frühstück bekamen. Er glaubte, die Masturbation verursache unter anderem Gebärmutterkrebs, Erkrankungen der Harnwege, nächtlichen Samenerguss, Impotenz, Epilepsie, Wahnsinn sowie psychische und physische Schwäche. Kellogg sprach sich auch für die Rehabilitation von Masturbierenden aus, empfahl bei Jungen die Beschneidung und bei Mädchen, Phenol (Karbolsäure) auf die Klitoris zu geben. DU LIEBES BISSCHEN!

Man sollte mit der gleichen Begeisterung Werbung für die Masturbation machen, mit der die Menschen auch auf den Sport oder die Meditationspraxis schwören. Ich persönlich fühle mich stärker, wenn ich vor einem öffentlichen Auftritt oder vor geschäftlichen Verhandlungen für einen Orgasmus gesorgt habe. Es verleiht mir einen gewissen *Vorteil*. Noch besser ist es, wenn es uns gelingt, Meditations- und Masturbationspraxis zu verbinden. Ich spreche aus Erfahrung, wenn ich sage, dass die Kombination aus Atemübungen, Beckenbodenübungen und Masturbation transzendente Glückseligkeit schenken kann.

Damit es gelingt, ist es wichtig, dass wir mit einer Masturbationspraxis beginnen. Ich verwende ausdrücklich den Begriff der »Praxis«, weil wir diese Zeit *bewusst* nutzen und nicht nur schnellen Orgasmen hinterherjagen sollten. Können Sie die Masturbation von Zeit zu Zeit zu einem Ritual machen (Ihrer ganz persönlichen Zeit für die Selbstliebe)?

Wenn Ihnen bereits der Gedanke unangenehm ist, sich selbst zu befriedigen, können Sie es langsam angehen. Beginnen Sie zum Beispiel mit einem Bodyscan. Legen Sie sich bequem hin und machen Sie sich allmählich bewusst, wie sich Ihr Körper anfühlt. Atmen Sie in Ihre Füße und Zehen, gehen Sie mit der Atmung zu Ihren Knien, Innenoberschenkeln und Ihrem Becken weiter ... Sie können die Geschlechtsorgane auch überspringen und zum Bauchnabel, den Brustwarzen und Schlüsselbeinen weiterwandern ... Sexualisieren Sie sich selbst. Falls Sie sich von einem Körperteil besonders angezogen fühlen, atmen Sie etwas länger hinein. Sie können ihn auch berühren, streicheln oder massieren. Es geht darum, dass Sie sich damit vertraut machen, wie wunderbar und mächtig Ihr Körper und Ihre sexuelle Energie sind.

Sie können sich auch so anziehen oder so weit entblättern, dass Sie sich besonders erotisch, heiß oder ursprünglich fühlen. Sorgen Sie für die richtige Stimmung, als wollten Sie jemanden verführen. Zünden Sie vielleicht eine Kerze an und lassen Sie eine Playlist laufen, die Sie mit einer speziellen Stimmung im Hinterkopf zusammengestellt haben. Wenn Musik nicht Ihr Ding ist, könnten Sie mit einem schweißtreibenden Training, einem langen Bad, einer köstlichen Mahlzeit, einem Glas Wein oder einem Joint vorglühen – eigentlich allem, was Ihre Endorphine zum Sprudeln bringt und dafür sorgt, dass Sie das Tempo *drosseln*, um Kontakt mit Ihrem Körper aufnehmen zu können.

Stellen Sie sich bei der Selbstbefriedigung vor, die sexuelle Energie zu empfangen, die Sie normalerweise der Partnerin oder dem Partner schenken. Wenn Sie sich besseren Sex mit anderen wünschen, müssen Sie sich zunächst einmal selbst lieben! Falls Sie ein gemeinsames Masturbationsritual mit Ihrer Partnerin oder Ihrem Partner planen, wechseln Sie sich ab, wenn es darum geht, eine erotische Atmosphäre zu schaffen und zu beobachten, während Sie einander zeigen, wie Sie sich zum Höhepunkt bringen würden, wenn Sie allein wären. Das wird nicht nur heiß, Sie werden auch sehr viel dabei lernen.

Und wie verbinden wir alle diese Punkte zur *Manifestation durch Masturbation*? Das hört sich jetzt vielleicht etwas verrückt an, ist aber eigentlich ganz einfach: Wenn man die Energie des Orgasmus mit einer Absicht verbindet, *entsteht Macht*. An diesem Punkt ist klar, dass die sexuelle Energie große Macht besitzt und wir deshalb ein besseres Bewusstsein dafür entwickeln sollten, wie wir sie verstehen und lenken können, finden

Sie nicht auch? Stellen Sie sich also vor, dass Ihr Orgasmus eine der *stärksten Ausdrucksmöglichkeiten* dieser Energie ist. Es ist, als würden Sie Ihre volle Aufmerksamkeit auf Ihren 500-PS-Motor richten, um allen anderen Autos davonzufahren. Wenn wir mit unserem Körper verbunden sind, wenn Körper, Geist und Seele in Harmonie sind, können wir diese große Macht auf höhere Ziele richten und unsere Orgasmen zur Selbstermächtigung nutzen.

Es gibt einen französischen Ausdruck für den Orgasmus, *la petit mort*, was sich mit »der kleine Tod« übersetzen lässt. Er bezieht sich auf die Zeit nach dem Orgasmus, wenn das Bewusstsein geschwächt ist und man sogar eine Art spirituelle Erlösung empfinden kann. Hatten Sie nach einem starken Höhepunkt schon einmal eine Art außerkörperliche Erfahrung? Haben Sie, falls Sie meditieren oder beten, nach dem Orgasmus vielleicht schon einmal eine andere Art von Transzendenz, eine göttliche Verbundenheit erlebt – und sei es nur für einen Augenblick? Dieser Moment des Orgasmus oder der Transzendenz ist bei jedem Menschen anders und fühlt sich, genau wie Farben und Texturen, für jeden von uns unterschiedlich an.

Es mag etwas albern wirken, wenn man sich beim Anblick einer Sternschnuppe etwas wünscht oder an einem Ort der Verehrung oder auf dem Hausaltar eine Kerze anzündet – aber vielleicht sind diese Dinge ja bereits Teil Ihrer Alltagsroutine. Vielleicht haben Sie ein bestimmtes Ritual, wenn Ihre Lieblingsmannschaft spielt, oder nutzen vor Vorstellungsgesprächen eine bestimmte Visualisierungstechnik. Die Manifestation durch einen Orgasmus unterscheidet sich nicht wesentlich davon. Sie können sogar Aspekte der spirituellen Traditionen integrieren, nach deren Maximen Sie bereits leben. Es bedeutet einfach, das achtsame Gewahrsein der Dinge, die Sie manifestieren möchten, in einen sinnlichen Zusammenhang zu bringen. Können Sie sich an die mit mitreißender Musik unterlegten Zusammenschnitte von Trainingsszenen in den *Rocky*-Filmen erinnern, in denen sich der Held voll darauf konzentriert, der beste Boxer zu werden? Wenn Sie Ihren Orgasmus nutzen, um etwas zu manifestieren, ist das ähnlich, aber das Ziel kann konkret (»Ich möchte mehr Geld verdienen, ein Haus kaufen, einen besseren Job bekommen, meinen Körper mehr lieben«) oder mystisch sein (»Ich möchte Kontakt zum Universum aufnehmen, tiefen Frieden empfinden, eins mit der Natur sein«).

Je mehr Affirmationen von positiver Selbstakzeptanz und Selbstliebe Sie einbauen, während Sie auf den Orgasmus hinmanifestieren, also hinmasturbieren, desto besser! Visualisieren oder wiederholen Sie laut, was Sie sich wünschen, während Sie sich verwöhnen. Ärgern Sie sich nicht, wenn der Orgasmus ausbleibt (denken Sie daran, dass er nicht immer das Ziel ist). Die Arbeit ist bereits dadurch zu 80 Prozent getan, dass Sie Ihre ganze Aufmerksamkeit darauf richten, mithilfe des sexuellen Höhepunkts etwas zu manifestieren.

Lust- und Intimitätscoach Ashley Manta bezeichnet die Manifestation mittels Orgasmus als »Sexualmagie«. Diese definiert sie als »lustgetriebene Alchemie« und sagt, »in der Solopraxis hat mir die Sexualmagie geholfen, mein persönliches Wachstum und meinen beruflichen Erfolg zu beschleunigen. Heute bin ich der Mensch, mit dem ich am liebsten Sex habe, und ich hätte nie gedacht, dass ich das einmal sagen würde. Ich habe gelernt, wie ich meine Energie so einsetzen kann, dass ich außergewöhnliche Lust erlebe. Ich habe mich von der Scham wegen meiner sexuellen Fantasien befreit und eine zutiefst liebevolle Beziehung zu meinem Körper entwickelt.«[9]

Die ekstatische Ausschüttung von Neurotransmittern und Hormonen beim Orgasmus oder dem intensiven Liebesspiel kann heilig oder gar übernatürlich sein. Ehrlich! Es ist, als wollte ich beschreiben, wie sich ein Regenbogen anfühlt. Das hört sich jetzt vielleicht alles ziemlich hippiemäßig an, aber es gäbe keine Legenden über uralte und religiöse Texte, die der transzendenten Macht des Orgasmus gewidmet sind, wenn an alldem nichts dran wäre. Wie Sie diese persönlich manifestieren, bleibt Ihnen überlassen. Sie müssen nur offen sein für Experimente.

9 LIEBE – WAS IST DAS?

Was ist *Liebe*?

Wie schenkt man *Liebe*?

Wie empfängt man *Liebe*?

Was genau ist Selbst*liebe*?

Wie können wir mehr *Liebe* erzeugen?

Ich habe im Laufe meines bisherigen Lebens schon viele verschiedene Arten von Liebe erlebt, doch in den letzten Jahren wurde meine Liebesdefinition vollständig auf den Kopf gestellt. Früher dachte ich, die Liebe befände sich außerhalb von mir, und um Liebe zu erleben, müsste ich von einem oder mehreren anderen Menschen Bestätigung erfahren und wiedergeliebt werden.

Obwohl ich beruflich und privat die Praxis der Selbstliebe predigte, war mir – ehrlich gesagt – nicht klar, wie viel Arbeit es machen würde, mich aufrichtig zu lieben. Ich wusste auch nicht, wie ich mich *voll und ganz* der Liebe hingeben konnte. Eigentlich war ich gar nicht offen für die Liebe und verschenkte sie auch nicht ohne Erwartungen und Bedingungen. Inzwischen ist mir klar, dass die Liebe für uns selbst, die Gemeinschaft, die Natur und das Allgemeinwohl von grundlegender Bedeutung ist hinsichtlich der Tiefe unseres Verständnisses dessen, was Liebe sein kann.

Unsere gemeinsame Definition von Liebe ist häufig mit romantischen und sexuellen Idealen verwoben. Die meisten Menschen verbinden Liebe mit Romantik, Sex und Partnerschaft. Wir sind es gewohnt, von der Liebe beeinflusst oder beeinträchtigt zu werden, die dafür sorgt, dass wir uns zwanghaft mit dem Objekt unserer Begierde beschäftigen oder das Verlangen haben, jemanden besitzen oder Anspruch auf ihn erheben zu wollen. Wir können uns einem anderen Menschen aus freien Stücken und ganzem Herzen erklären oder ihn zurückweisen, wenn die Liebe unerwidert ist oder uns verletzt. Allgemeinverständlich ausgedrückt lässt uns die Liebe an berauschende Höhenflüge und ihr Gegenteil, die tiefsten Tiefen denken. Die meisten Lieder, Bücher, Gedichte und Kunstwerke über die Liebe feiern diese Extremzustände.

Dr. Walter Brackelmanns sagte gern zu mir, »das Verliebtsein ist eine vorübergehende Psychose, die man überwinden muss, um eine echte Liebesbeziehung mit einem anderen Menschen führen zu können«[1]. Die Liebe kann dafür sorgen, dass wir komplett bescheuert sind, wenn Körper und Gehirn auf das chemische Hochgefühl der Anziehung reagieren. Untersuchungen über die Anfangsstadien der Liebe und Kokainabhängigkeit zeigen, dass beide durch die Flut von Dopamin und Noradrenalin die Aktivität in Gehirn und Nervensystem verstärken und die Erregung im Nervensystem erhöhen. In beiden Fällen geht die Lust mit Verlangen (nach Sex oder Kokain), Schlaflosigkeit, Euphorie und Appetitmangel einher. Die Abhängigkeit von Kokain und das Sichverlieben können zu zwanghaftem Verhalten führen. Frisch Verliebte denken meist 95 Prozent des Tages an den anderen, so wie das auch bei jemandem der Fall ist, der nach der nächsten Dröhnung lechzt. Liebe kann sich anfühlen wie eine Sucht – daher der Ausdruck: »Liebe ist eine Droge.« Außerdem können die Symptome eines Kokain- oder Opioidentzugs den Folgen von Liebeskummer ähneln.[2]

Wenn ich mich an meine erste Liebe mit 13 Jahren zurückerinnere, assoziiere ich das Gefühl mit dem Verlust meiner selbst: damit, dass ich in jenem Halbjahr keines meiner Fächer bestand; nächtelang bis zum Sonnenaufgang mit ihm telefonierte; schlaflos und desorientiert war und maßlos für ihn schwärmte. Ich änderte meinen Tagesablauf, meine Prioritäten und meine Wünsche, sodass sie zu der Romanze passten. Ich war wie berauscht und völlig verwirrt von seinen Augen und den Haarsträhnen, die über seine dicken Brauen fielen. Er war der erste (aber leider nicht der letzte) hinreißende Bad Boy, an den ich mein Herz verlor. Ich glaubte, ohne ihn zu sterben. Vielleicht lag es daran, dass ich ein Teenager war und meine Hormone verrücktspielten, aber ich war bis über beide Ohren unsterblich in ihn verliebt. Etwa zu der gleichen Zeit, als ich dieses neue Gefühl auslotete, entdeckte ich auch wahrnehmungsverändernde Drogen (LSD und Cannabis). Sowohl meine Verliebtheit als auch die Drogenhighs waren eine wunderbare Flucht vor der Realität; ich hatte das Gefühl, in andere Universen abzudriften, mich ihnen hinzugeben. Wenn ich heute darüber nachdenke, wird mir klar, wie stark die Verknüpfung zwischen dem Gefühl von Liebe und Rausch für mich war; das Gefühl, ganz von einem vorübergehenden Zustand verschlungen zu werden, auf den ein Absturz folgte. Heute empfinde ich die Liebe eher so, als würde ich in den Armen eines Geliebten in ein warmes Bad sinken, als mich völlig zu verlieren.

Vielleicht kennen Sie das ja? Oder haben eine Freundin oder einen Verwandten, die von einer neuen Liebe so gefangen genommen werden, dass sie ihre Gewohnheiten ändern und sich so sehr von allen anderen Aktivitäten und Beziehungen entfernen, dass sie zu anderen Menschen werden? Dies ist typisch für die allgemeine Vorstellung vom Gefühl der Liebe, das die Popkultur gern feiert und das wir inzwischen *erwarten*, wenn wir potenzielle Partner kennenlernen. Das unmittelbare Dilemma: »Heilige Scheiße, ich bin so hin und weg, dass ich nicht mehr klar denken kann. Ich habe weiche Knie, und mir ist ganz schlecht vor Aufregung.«

Der Zustand der Verliebtheit oder Limerenz hält etwa zwei bis vier Jahre an. Wird das Gehirn von Oxytocin überschwemmt, fühlt man sich high, und das Gefühl ist von Vernarrtheit und Sorge gekennzeichnet. Eine romantische Beziehung verändert sich im Laufe der Zeit, wenn die Lust schwindet. Es ist zu hoffen, dass eine Bindung und, um es mit Walter zu sagen, ein »intimer Dialog« entstehen – eine Kommunikation über Gefühle und Unsicherheiten. Die romantische Liebe erhält Beziehungen über die Jahre; genau wie regelmäßiger Sex, ein wichtiger Aspekt der Intimität. Dies ist nicht die Disneyversion, in der Aschenputtel (das Sie durch jede beliebige Prinzessin ersetzen können) und der Prinz gemeinsam in den Sonnenuntergang reiten und glücklich und zufrieden sind bis an ihr Lebensende. Walter formulierte es so: »Wer den Rest seines Lebens ›verliebt‹ sein will, muss alle ein bis vier Jahre den Partner wechseln.«[3] Wahre Liebe beginnt, wenn sie gemeinsam ins Schloss ziehen und mit den Eigenheiten, der Entwicklung und der restlichen Familie des jeweils anderen klarkommen müssen. All dies bedarf gewaltiger Entschlossenheit und Rücksichtnahme auf beiden Seiten.

In unserer Jugend war die Vorstellung von Liebe bei vielen von uns mit der Einstellung verbunden, dass die oder der Geliebte uns retten, erlösen oder heilen würde. Die von mir konsumierten kulturellen Ansichten und Medien zeigten die »perfekte Liebe«, nach der man streben sollte: »Eines Tages wird dein Märchenprinz kommen«, und der ganze Unsinn, mit dem viele kleine Mädchen aufgewachsen sind. Es ist beinah, als lernten wir, uns in ein Bild der Möglichkeiten zu verlieben, wer jemand sein könnte, statt in den Menschen, der er wirklich ist. Ich habe echt lange gebraucht, um diese Programmierung zu löschen. Früher dachte ich, Liebe hieße, sich von seiner besten Seite zu zeigen, die Maske niemals fallen zu lassen oder zuzulassen, dass der andere einen sieht, *wie man wirklich ist.*

Für die erste Staffel des Sex-Ed-Podcasts fragte ich 50 mir unbekannte Frauen und Männer nach ihrer Auffassung von Liebe.

Ihre Definitionen klafften weit auseinander, aber sie kreisten alle um die romantische und die sexuelle Liebe:

- »Ich habe es bisher zu sechs Menschen gesagt, und ich habe es immer so gemeint.«
- »Ich war zweimal verheiratet. Dies ist meine zweite Ehe. Ich bin sehr verliebt in meinen Mann. Ich habe [auch] eine Freundin, die zwei Stunden weiter nördlich wohnt und die ich sehr liebe. Ich habe es nur noch nicht geschafft, ihr das auch zu sagen, aber ich denke ständig darüber nach.«
- »Bislang war ich definitiv in idealisierte Vorstellungen verliebt. Gerade versuche ich, mich in echte Menschen zu verlieben.«
- »Queere Menschen mit einem männlichen Körper haben es schwerer, diese Art von Intimität zu finden. Sex ist leicht zu kriegen. Aber die Suche nach Weichheit wird nicht direkt unterstützt. Es ist also eher eine Frage, ob es Momente gibt, in denen ich Nähe finde, ob diese auf Gegenseitigkeit beruht oder ob es eine Art Romantisierung oder Schwärmerei ist. Darf ich fragen, wie man erkennt, ob die eigene Liebe erwidert wird?«
- »Mein jüngeres Ich in den Zwanzigern dachte, bei der Liebe ginge es um Sex. Und dann wird man älter und weiser und merkt, dass sie meiner Ansicht nach nichts mit Sex zu tun hat. Es geht eher ums Geben und Nehmen und darum, gut und liebevoll zu sein und Respekt [zu haben]. Liebe ist definitiv Respekt.«
- »Sie ist das Einzige, was zählt. Und ich habe nicht genug davon. Ich habe eine Frau, und wir lieben uns nicht immer. Aber als ich ihr begegnet bin und wir uns verliebt haben, war das auf jeden Fall eine tiefe Erfahrung für mich. Und ich kann spüren, dass ein kleiner Kern davon immer noch vorhanden ist. Er ist zum Glück nicht vollständig

verschwunden, aber er wird definitiv schwächer. Und dann explodiert er. Und dann ist er wieder ganz schwach.«

- »Ich will nicht allein sterben. Ich habe Angst, nur die Frau mit der Katze zu sein und dann zu sterben. Und dass man meine Leiche erst zwei Wochen später findet und mir meine Katze Nase und Ohren abgenagt hat. Wenn es ›den Richtigen‹ wirklich gibt, besteht die Herausforderung doch darin, diese Person zu finden, oder? Also ist der Richtige irgendwo da draußen. Es gibt für jeden jemanden. Wie soll man diesen Menschen finden? Findet man ihn auf scheiß Tinder? Ich mache das jedenfalls so. Es funktioniert nicht, aber ich versuche es. Ich habe zwar keine Hoffnung, aber ich probiere es trotzdem weiter.«

Obwohl die Liebe ein so zentrales Element der menschlichen Existenz ist, hat es den Anschein, als wüsste niemand so recht, was Liebe ist. In den meisten Selbsthilfebüchern, bei Internettherapeuten und Instagram-Expertinnen, die sich der Liebe widmen, geht es ausschließlich darum, den Menschen zu helfen, eine Person zu finden, mit der sie Sex haben und sich möglicherweise fortpflanzen können. Sie erzählen von den Sprachen der Liebe und davon, wie man Zuneigung nährt und empfängt, aber sie definieren nur selten, was Liebe ist. Es herrscht die Vorstellung, dass die Liebe eher ein Spiel ist (also wie man sie besitzen, gewinnen, erreichen kann) als eine Erforschung dessen, wie man zu einem tieferen Verständnis von Liebe gelangen kann, das Körper, Geist und Seele verbindet. Viele Menschen (ich höre dies vor allem von Männern) laufen vor Liebe und Nähe lieber davon, als sich der Möglichkeit zu stellen, verletzt zu werden, Ablehnung zu erfahren und ihr Innerstes zu offenbaren.

Aber die Sehnsucht nach Liebe bleibt.

Sosehr wir uns nach Liebe sehnen, leben wir doch auch in Angst davor: Die Liebe ist ein Risiko, und es besteht die

Möglichkeit, dass sie uns Schmerz zufügt. Vielleicht haben wir auch Angst, nicht so geliebt werden, wie wir sind. Wenn wir uns selbst nicht lieben, wird womöglich ein Abwehrmechanismus aktiviert und wir halten den geliebten Menschen sogar in langjährigen festen Beziehungen emotional auf Abstand.

Wie haben Sie gelernt zu lieben? Wer hat Sie gelehrt, sich selbst zu lieben? Gab es da überhaupt jemanden? Gab es in Ihrem Umfeld Erwachsene, die sich selbst liebten? Wenn wir uns zu jemandem hingezogen fühlen, basiert diese Anziehung meist auf unserem verletzten kindlichen Selbst und spiegelt uns, welche unserer Eigenschaften wir verleugnen und annehmen müssen. Es kann vorkommen, dass wir die Liebe anderer benutzen, um unsere Verletzungen zu heilen oder unsere innere Leere zu füllen. Vielleicht flattern wir sogar von einer Beziehung zur nächsten, aber uns selbst lieben wir nicht. Letztlich suchen wir nach »Liebesbeziehungen«, die unsere frühkindliche Konditionierung spiegeln – bis wir uns von den Mustern befreien, die dafür sorgen, dass wir immer wieder nach den gleichen ungesunden Idealen von Liebe streben.

Die Art und Weise, wie wir als Erwachsene Liebe geben und empfangen, ist von unseren primären Bezugspersonen und deren charakterlichen Neigungen geprägt. Ihre primäre Bezugsperson dürfte genau die Bereiche, in denen sie möglicherweise einen Mangel an Liebe empfunden oder besonders hart über sich selbst geurteilt hat, auf ihr Kind projiziert haben – also auf Sie. War ein Elternteil zum Beispiel unglücklich mit seinem Körper, könnte er stark auf Ihren Körper fixiert gewesen sein; war er sich der eigenen Intelligenz nicht sicher, sorgte er sich vielleicht übertrieben um Ihre Noten. Falls Sie von einer Bezugsperson im Stich gelassen oder abgelehnt wurden, suchen Sie sich möglicherweise Partnerinnen oder Partner, die emotional nicht verfügbar sind. Falls Ihre Bezugsperson zu sehr mit Ihnen verbunden war und Sie erdrückt hat, kann dies dazu führen, dass

Sie offen zur Schau gestellte Zuneigung oder Nähe eher kalt lässt und Ihnen Unbehagen bereitet.

Vielleicht mussten Sie erfahren, dass die Liebe einer primären Bezugsperson mit Scham oder Kritik verbunden war, angeblich um Ihnen zu »helfen« oder um Sie zu »disziplinieren«. Vielleicht war ihre Liebe von Vernachlässigung, Verletzung oder Missbrauch geprägt. Vielleicht haben Sie gelernt, dass Liebe an Bedingungen und Erwartungen geknüpft ist – und wenn Sie gute Noten hatten, sich ordentlich benahmen, dieses oder jenes Ziel erreichten oder die erwartete Leistung brachten, bekamen Sie Liebe. Vielleicht schwankte die Haltung Ihrer Bezugsperson Ihnen gegenüber zwischen kühl und emotional unzugänglich einerseits und besitzergreifend und überschwänglich andererseits. Aus all diesen Erfahrungen lernen wir, was wir für Liebe halten und wie wir darauf reagieren.

Wir sollten uns vor Augen führen, dass wir auf die gleiche Weise zu lieben gelernt haben wie unsere Bezugspersonen! Erinnern Sie sich noch an das Traumakapitel und daran, wie weit diese Dinge zurückreichen? Es ist nicht leicht, aber wir müssen uns von unseren Bezugspersonen abnabeln – und andere (auch die eigenen Kinder) mit genügend Freiraum lieben, damit sie sich entwickeln können, ohne unseren »Altlasten« gerecht werden oder sie entsorgen zu müssen.

Niemand behauptet, Liebe sei einfach.

Wir sollten andere in der Kunst unterrichten, wie man sich zunächst in sich selbst verliebt, bevor man seine Liebe verschenkt. So viele von uns lernen die falsche Vorstellung, dass uns die Liebe und die Anerkennung eines anderen Menschen vervollständigen oder heilen würden. Dass der richtige Mensch oder die richtigen äußeren Umstände unseren Schmerz, unsere Wut, unsere Trauer oder Einsamkeit auflösen würden. Die Wahrheit ist: Wenn wir uns selbst nicht lieben, wie sollen wir dann über so viel Liebe verfügen, dass wir sie verschenken können? Wie können wir unterscheiden, welche Art von Liebe oder Beziehung am besten für uns ist, wenn wir einfach alles akzeptieren, was unseres Weges kommt, weil es besser ist als nichts; besser als allein zu sein?

Stellen Sie sich vor, von Ihrer Liebe für sich selbst so geblendet zu sein, dass Sie sogar Ihre Schwächen schön finden; vom Wunder Ihres Körpers überwältigt und jeden Tag dankbar zu sein für alles, was Sie einzigartig macht; Ihre Schwachstellen ebenso sehr zu lieben wie die eines anderen Menschen. Wie wäre es, wenn wir uns als wunderschön dekorierte Torte mit reichlich Zuckerguss betrachten würden, auf der die romantische Liebe nur das Sahnehäubchen ist? Können Sie Ihrem Körper sagen, was Sie an ihm lieben? Falls Sie noch nie einen Spiegel zu Hilfe genommen haben, um einen Blick auf Ihre Genitalien zu werfen, fordere ich Sie hiermit dazu auf. Sie können sich auch nackt vor einen größeren Spiegel stellen und sich ansehen. Das hört sich peinlich an? Warum? Vielleicht weil Sie wünschten, Sie hätten schlankere Oberschenkel, einen größeren Penis, weniger Cellulite? Können Sie sogar die Grübchen an den Oberschenkelrückseiten oder den niedlichen Hüftspeck lieben? Unser Körper ist ein Wunder, aber wie oft sprechen wir über das, was uns daran missfällt oder was wir gern ändern würden, statt über das, was wir lieben. Mag sein, dass wir uns mit dieser Übung schwertun. Doch wenn es uns gelingt, hinter die Konditionierung der Geschichten zu schauen, die wir uns über unseren Körper erzählen, ist dies der Anfang der Selbstliebe.

Ich bin in Hollywood aufgewachsen, buchstäblich dem Epizentrum der Medienmythologie, was zu einer völlig verzerrten Sicht auf die Liebe und besonders die *Selbstliebe* geführt hat. Ich stamme aus einer Showbusiness-Familie. Mein Großvater väterlicherseits produzierte im Jahr 1914 einen der ersten Spielfilme in Hollywood und gründete anschließend mehrere Filmstudios. Meine Großmutter väterlicherseits war Schauspielerin und arbeitete gelegentlich als Model für die *Vogue*. Meine ganze Familie und ein großer Teil meiner Verwandten sind irgendwie im Showbusiness tätig. Meine Kindheit war sehr privilegiert und nicht mit normalen Maßstäben zu messen. Die meisten Menschen, mit denen ich aufgewachsen bin, oder ihre Angehörigen waren Schauspielerinnen, Regisseure, Produzentinnen, Musiker oder hatten sonst irgendwie mit dem Filmgeschäft zu tun. Es war ein geballter Haufen ganz »besonderer« Menschen. Ich verwende das Wort »besonders« hier nicht, weil ich manche Menschen für wichtiger halte als andere, denn jeder Mensch ist einzigartig; ich verwende es, weil die Welt denjenigen, die im Licht der Öffentlichkeit stehen, gern einen hohen Wert beimisst, was gewissen Leuten ein sehr merkwürdiges Gefühl von »Besonderheit« verleiht. All dies führt zu einem verzerrten Realitätsempfinden.

Aus diesem Grund konnte ich als Kind einen Blick aus der Vogelperspektive auf eine mit Narzissmus und Prominenz verwobene Liebe werfen – ein Punkt, an dem sich inzwischen offenbar unsere gesamte Kultur befindet. Wir belohnen Geld, Ruhm und Macht mit Liebe. Mein Vater sagte immer: »Du bist nur so gut wie dein letzter Film«, und beim Abendessen ging es häufig darum, welcher Film oder welche Person in dieser Woche an den Kinokassen am erfolgreichsten war. Hier ist der äußere Erfolg der Maßstab dafür, wie »gut« jemand ist. Weil ich so aufgewachsen bin, habe ich unbewusst gelernt, dass Bestätigung und Wert dadurch entstehen, dass man sich und andere auf ein Podest stellt. Alles drehte sich darum, dass man entweder selbst im Rampenlicht stand oder diejenigen verehrte, auf die das zutraf. Wenn wir uns in den bewundernden Blicken anderer gespiegelt sehen möchten, lassen wir uns von ihnen im Grunde diktieren, ob wir liebenswert sind oder nicht.

Von frühester Kindheit an sah ich, dass die Erwachsenen in meiner Umgebung, was die Liebe anging, in einem verschlungenen Netz der Toxizität gefangen waren. Für die Außenwelt ist der Rummel um die Oscar-Verleihung einer der glamourösesten Aspekte Hollywoods. Wissen Sie, was ich von dieser Zeit hielt und wie ich sie empfand? Als Großaufgebot der Hollywood-Hierarchie, bei dem man die Dysfunktionalität, Unsicherheit und ständige Selbstvermarktung förmlich riechen konnte. Wenn Leute mit mir sprachen, schauten sie mir nicht in die Augen, sondern sahen sich um, wer noch da war, wer wichtiger war, wer sie beruflich weiterbringen konnte. Ich habe erlebt, dass mich Menschen, die ich sehr gut kannte, links liegen ließen, bis sie sahen, dass ich mich mit einem Prominenten unterhielt, und dann schnurstracks angelaufen kamen. Oder das Gegenteil, dass sie in meiner Gegenwart ganz offensichtlich die Zeit totschlugen, während sie über meine Schulter schauten, um mitten im Satz abrupt abzubrechen und zu verschwinden, sobald jemand auftauchte, der toller war als ich. Das fühlte sich verdammt mies an. Meine Selbstachtung und das Gefühl für meinen eigenen Wert rauschten in den Keller, und ich fing sofort an, zu vergleichen und an all den Dingen zu verzweifeln, bei denen ich nicht mithalten konnte. Selbst der am besten angepasste Mensch hätte in der wie mit dem Vergrößerungsglas betrachteten Welt der Superstars seine Probleme damit, sich seine Selbstsicherheit zu bewahren.

Ich bin sehr stolz auf meine Familie, aber auch sehr hin- und hergerissen, weil ich Teil eines Vermächtnisses bin, das dazu beigetragen hat, Ruhm und Geld über Mitgefühl, Gemeinschaft, Aufrichtigkeit und Demut zu stellen. Damit möchte ich nicht sagen, dass ich als Kind keine positiven Vorbilder für die Liebe gehabt hätte oder die meisten Menschen, mit denen ich aufgewachsen bin, keine gesunden Werte hatten. Mein Vater bemühte sich wirklich sehr darum, dass wir bei all dem Glitzer, von dem ich als Kind und als Jugendliche umgeben war, nicht abhoben. Es gibt sehr viele bodenständige, »normale« Leute im Filmgeschäft (oder so normal, wie man in einem solchen Umfeld eben sein kann). Aber der ganze Egoismus und die Vorstellung, dass Ruhm das Allheilmittel sei, beeinträchtigten die Liebe, die ich für mich selbst empfand.

Leider ist dies heute die Norm, der es nachzueifern gilt. Weil Instagram, Reality-TV und die Influencenden in den sozialen Medien das Sagen haben, wachsen die Generationen Y, Z und jünger in einer noch stärker kommerzialisierten Kultur auf, in der es mehr Narzissmus gibt als je zuvor und die Vorstellung herrscht, dass Liebe mit Bestätigung von außen verbunden ist. Heute bemisst sich unser Wert nach »Likes«, Kommentaren und plattformübergreifendem Engagement. Das ist verdammt aufreibend. Wenn ich durch Los Angeles fahre und mir die ganzen Plakatwände ansehe, auf denen die unterschiedlichsten Produkte mit Gesichtern beworben werden, die im Alter von Anfang 20 perfekt konserviert wurden, und mit superstraffen Körpern, verliere ich kurz das Vertrauen in die Menschheit. Prominenz ist das Ziel, aber neben dem finanziellen Gewinn ist da auch noch die sehr reale Sehnsucht nach Liebe. Mehr und mehr sollen öffentliche Akzeptanz und Anerkennung die Leere füllen, die durch einen Mangel an Selbstliebe entsteht. Was bedeutet das für uns? Wie hilft es uns, die Liebe und Akzeptanz für uns und andere zu mehren?

Womit wir wieder bei der Frage wären, was Liebe überhaupt ist. Seit Jahrhunderten bemühen sich große Philosophen, Dichterinnen, Musiker und Autorinnen um eine Antwort. Die Person, der es vielleicht am besten gelungen ist, die modernen Komplexitäten und Mysterien dieses schwer definierbaren Begriffs zusammenzufassen, ist die großartige und inzwischen verstorbene bell hooks mit ihrer Abhandlung *Alles über Liebe*, die ich wärmstens empfehlen kann. Ich lese sie von Zeit zu Zeit, um mich daran zu erinnern, dass sich auch viele andere Menschen um eine neue Einstellung zur Liebe bemühen. Und doch ist es nach wie vor unmöglich, den Begriff der *Liebe* selbst auf einen Soundbite zu reduzieren, da wir sie von einem Jahr, von einer Beziehung zur nächsten immer wieder neu erleben, je besser wir uns selbst kennenlernen und je mehr unsere Liebesfähigkeit wächst.

Tiefgründige Liebeslieder haben mich nie berührt, bis ich mich scheiden ließ und mir die Tränen herunterliefen, während ich *On the Beach* von Neil Young und *Begin Here* von den Zombies in Dauerschleife hörte. Damals wurde mir klar, dass die Musik, die ich schätzte, oft nicht vom Hochgefühl einer großen Liebe, sondern von gebrochenen Herzen handelte. Haben Sie schon einmal so sehr geliebt, dass der Schmerz nach dem Verlust des geliebten Menschen durch Trennung oder Tod größer war als alles, was Sie sich vorstellen konnten? Hat die Liebe Sie schon einmal so tief verletzt, dass Sie glaubten, nie wieder jemanden lieben zu können? Wir entwickeln ein Muskelgedächtnis in Sachen Liebe; Narben, die sich kreuz und quer über unser Herz ziehen und uns daran hindern können, dass wir an die Macht der Liebe glauben.

Ein paar Jahre später befand ich mich in einer Phase euphorischer Liebe und hörte pausenlos die Alben von Al Green. Ich lauschte seinen frühen romantischen Liebesliedern unter dem Aspekt seiner späteren Liebe zu Gott. Dies stieß eine weitere Denkspirale über die Liebe und darüber an, welche Gefühle sie in uns weckt. War seine Liebe zu Gott größer als die Liebe zu seinen früheren Geliebten? War es ein und dieselbe Liebe? Gibt es ein spirituelles Ideal von Liebe, nach dem man streben sollte? Ist wahre Liebe nur möglich, wenn das Weltliche und das Göttliche im Einklang sind?

Meine Sicht auf die Liebe aus der ganzheitlichen Perspektive von Sex, Gesundheit und Bewusstsein (oder Körper, Geist und Seele) veranlasste mich dazu, mich der Realität zu stellen, dass ich meine Libido in den Griff bekommen musste. Sie war stets der Auslöser dafür gewesen, dass ich Beziehungen einging; dass ich mich »verliebte«. Ich wollte die oberflächliche Ebene der Manifestation der Liebe in Form von körperlichem und sexuellem Verlangen überwinden und stattdessen die Möglichkeit tieferer spiritueller Verbindungen zu mir selbst und anderen schaffen.

Liebe ist so viel mehr als toller Sex und gemeinsame Interessen. Liebe ist Freiheit und spirituelles Wachstum; sie dehnt sich aus, entwickelt sich, fließt über.

Liebe ist radikale Ehrlichkeit gegenüber uns selbst und den Menschen, die wir lieben. Wir sind vor allem darauf gepolt, uns Liebe zu wünschen; aber Liebe ist großzügiges Geben, ohne Gegenliebe zu erwarten. Liebe, das sind Gesten bedingungsloser Unterstützung, Freundlichkeit und Mitgefühl. Liebe ist Großzügigkeit gegenüber anderen, der Gemeinschaft, dem ganzen Planeten. Die Liebe schließt ein. Wenn Sie leiden, leide auch ich. Liebe ist Dienen.

Liebe ist, sich den eigenen Schattenseiten zu stellen und sie anzunehmen. Liebe ist, andere zu akzeptieren, wie sie sind – ganz und gar, Schatten und Licht –, und sie nicht ändern zu wollen. Erinnern Sie sich noch an die innere Leere, über die wir weiter oben gesprochen haben? Wir müssen sie in anderen ebenso lieben wie in uns selbst. Das war eine harte Nuss für mich. Ich musste aufhören, mich in das zu verlieben, was ich als das Potenzial eines Menschen betrachtete, und mich von der falschen Vorstellung lösen, dass meine Liebe ihn in eine Version seiner selbst verwandeln könnte, die meinen Partnerwünschen besser entsprach. Heute weiß ich: Dass ich die Menschen nicht so lieben konnte, wie sie sich zeigten, verhinderte, dass ich in der Liebe *sah und gesehen wurde*. Das Ego ist schon fies!

Liebe ist Geduld und ständiges Bemühen. Es gibt keinen Autopiloten für die Liebe. Liebe ist Arbeit – harte Arbeit noch dazu! Es ist so viel einfacher, sich auf einer Basis von gutem Sex und netter Gesellschaft durchzumogeln, als sich intensiver mit der Liebe zu beschäftigen.

Die Liebe hat etwas Freies, etwas Weites. Wenn wir jemanden lieben, wollen wir das Wachstum dieses Menschen unterstützen. Liebe bedeutet, Opfer zu bringen (oder, anders ausgedrückt, »Gaben« darzubringen), ohne aufzurechnen. Liebe heißt, Dankbarkeit für die schiere Existenz eines anderen zum Ausdruck zu bringen. Liebe ist Ermutigung. Liebe ist, sich auf die Suche zu machen, ohne Garantien.

Liebe bedeutet zu differenzieren, den Tanz von Gemeinsamkeit und Autonomie zu tanzen, während wir gemeinsam wachsen und jeder für sich. Liebe klebt nicht an der Vorstellung davon, wie die Dinge sein »sollten« oder bisher waren; Liebe lässt Freiraum, damit sich die Menschen, an denen uns etwas liegt, bestmöglich entwickeln können.

Ich habe den größten Teil des Jahres, in dem ich dieses Buch geschrieben habe, auf Hawaii verbracht, wo ich tagtäglich radikale Akte der Liebe beobachten konnte. In einer Sprache, in der es Hunderte von Wörtern gibt, um verschiedene Arten von Wind zu beschreiben,[4] wird *aloha*, das Wort für »Liebe«, nicht nur zur Begrüßung und zum Abschied verwendet; es hat eine viel tiefere Bedeutung.

Mit der Hilfe hawaiianischer Freundinnen und Freunde verstand ich Aloha schließlich als die Beteiligung an einem großzügigen Austausch liebevoller Energie. Wenn man das Wort in seine Einzelbuchstaben zerlegt, bedeutet es:

A steht für **ala** oder »wachsame Aufmerksamkeit«.

L steht für **lokahi**, was »Harmonie« oder »Einheit« bedeutet.

O steht für **oia'i'o** mit der Bedeutung »aufrichtige Ehrlichkeit«.

H steht für **ha'aha'a** oder »Demut«.

A steht für **ahonui** oder »geduldige Beharrlichkeit«.

Ich habe gelernt, Aloha als Ausdruck der Wahrheit der eigenen Seele, als behutsamen Umgang mit sich und anderen, als unvoreingenommene, nährende, selbstlose Liebe zu verstehen – eine Liebe, die ruhig, voller Akzeptanz, herzlich, stark und sanft ist. Das Wort regte mich zum Nachdenken an, wie ich ohne Zurückhaltung oder Angst bewusster und nach außen hin liebevoller sein konnte – und dazu, diese Liebe auch auf fremde Menschen, die Natur, die Menschheit auszudehnen. Öfter aus bedingungsloser Liebe heraus zu handeln.

Um Aloha praktizieren zu können, müssen wir zunächst in der Lage sein, uns in einem Gefühl der Selbstliebe zu verankern. Mit der Liebe verhält es sich in etwa so, wie wir es aus der Durchsage im Flugzeug kennen, dass wir zuerst die eigene Sauerstoffmaske anlegen müssen, ehe wir anderen helfen; dass wir zuerst den eigenen Körper, die eigene innere Leere, die eigene innere Weisheit lieben müssen.

Das ganze Nachdenken über die Liebe und ihre transformative Kraft veranlasste mich dazu, mich noch intensiver mit meiner Intuition zu beschäftigen. Bevor wir näher darauf eingehen, wie wertvoll es für alle Aspekte unseres Lebens ist, wenn wir unsere Intuition schärfen, möchte ich klarstellen, dass dies kein New-Age-Konzept ist! Große Geister und klare Denker erklären seit Jahrhunderten, wie wichtig es ist, auf die eigene Intuition zu hören. In seinem Buch *Pensées* schrieb der Physiker, Philosoph und Mathematiker Blaise Pascal aus dem 17. Jahrhundert: »Das Herz hat seine Gründe, die die Vernunft nicht erkennt … Wir erkennen die Wahrheit nicht allein durch die Vernunft, sondern mit dem Herzen.«[5]

Das Herz ist der Sitz eines inneren Orakels. Es »weiß« oft Dinge, für die der Kopf keine rationale Erklärung hat. Dieses »Wissen« ist zwischen dem bewussten Denken und dem Unbewussten angesiedelt. Manchmal fühlen oder »hören« wir diese Botschaften auch im Bauch. Wenn etwas nicht stimmt und wir nicht genau wissen, was los ist, kann dies als plötzlicher Schmerz, als Darmkrämpfe, Durchfall oder ein unangenehm banges Gefühl zum Ausdruck kommen – wie in der Redensart: »Mir ist das Herz in die Hose gerutscht.« Jeder von uns hat die angeborene Fähigkeit zu somatischem Bewusstsein, doch für gewöhnlich wird es von geistigem Geschwätz und gesellschaftlichen Konditionierungen übertönt. Oder von dem, was andere für das »Beste« für uns halten, und was von uns erwartet wird.

Gavin de Becker gilt als einer der international führenden Sicherheitsexperten und ist hauptsächlich für Regierungen, große Unternehmen und Personen des öffentlichen Lebens tätig. Die Intuition und ihre wesentliche Bedeutung für unser Überleben stehen im Mittelpunkt seines ersten Buchs *Vertraue deiner Angst: Wie unsere Intuition uns vor Gewalt schützt.* De Becker schreibt: »Vertrauen Sie darauf, dass das, was Ihnen Gefahr signalisiert, dies mit Recht tut, denn wenn es um Gefahr geht, hat Ihre Intuition auf mindestens zwei Arten immer Recht: 1. Sie reagiert immer auf etwas Bestimmtes. 2. Sie will Sie immer nur beschützen.«[6]

In seinem Buch betont de Becker, wie wichtig die Intuition ist, nachdem er ein Leben lang Opfer und Überlebende von traumatischen Ereignissen, die meist mit extremer oder sexueller Gewalt verbunden waren, beobachtet und mit ihnen gearbeitet hat. Viele seiner Geschichten zeigen beispielhaft, auf welche Weise wir darauf programmiert sind, unsere innere Führung zu ignorieren, weil wir sie für »unlogisch« halten oder nicht »unhöflich« sein wollen (was bei Frauen oft der Fall ist). »Tagtäglich«, so sagt er, »werden Menschen, die sich einer besonders schlauen Abwehr ihrer eigenen Intuition rühmen, quasi mitten in ihrer Anstrengung Opfer von Gewalt und Unfällen. Und deshalb gilt auf die Frage, warum wir so oft zu Opfern werden, nur die eine Antwort: weil wir so gut darin sind.«[7]

Als ich dieses Kapitel schrieb, sprach ich mit einer Freundin, die kurz davor in der Damentoilette von einem nackten Mann angegriffen worden war (zum Glück war ihr nichts passiert). Sie erzählte, sie habe schon beim Betreten der Toilette ein merkwürdiges Gefühl gehabt: Obwohl an den Toilettentüren Coronahinweise mit der Bitte angebracht waren, nur jede zweite Kabine zu benutzen, befand sich irgendjemand direkt nebenan. Ihr fiel auch auf, dass die Hose dieser Person bis zum Boden heruntergezogen war, was ihr seltsam vorkam. Aber wie so viele von uns ignorierte sie die Warnsignale ihrer Intuition.

Auch nach der Lektüre von de Beckers Buch tat mein logisches, rationales Denken die Warnsignale meines Bauchs und meines Herzens weiter ab. Bis ich einen Unfall hatte und im Krankenhaus landete – und alles nur, weil ich nicht auf meine Intuition gehört hatte. Ich habe diesen Vorfall bereits im Traumakapitel erwähnt, wo ich von einem »dummen Unfall in meinem Garten« gesprochen habe.

Ich liebe Pflanzen. Als mein Vater im Jahr 2015 starb, pflanzte ich 26 Rosenstöcke aus seinem Garten vorübergehend in Töpfe und suchte fast ein Jahr nach einer Heimat für meine Rosen, während sie bei Freunden untergebracht waren. Es waren die Rosen, die mich zum Kauf meines Hauses bewogen. Im Jahr 2017 zog ich in mein erstes eigenes Haus, nachdem ich immer in Wohnanlagen gewohnt hatte. Ich verbrachte viel Zeit damit, dafür zu sorgen, dass mein Traumgarten genauso wurde, wie ich ihn haben wollte.

Ich arbeitete mit einem Landschaftsgärtner, um die letzten Arbeiten im Garten abzuschließen, und in dieser Zeit bekam ich von Freunden eine Zitronenverbene zum Einzug geschenkt. Der Strauch war schwer, und wir mussten ihn zu zweit in meinen Kofferraum heben, damit ich von ihrem Haus zu meinem fahren konnte. Als ich zu Hause eintraf, war mein Landschaftsgärtner gerade da und holte ihn für mich aus dem Wagen, während ich mit weiteren Tüten die über 40 Stufen von der Straße zur Haustür hinaufstieg. Als ich ungefähr eine halbe Stunde später wieder aus dem Haus kam, hatte er ihn bereits eingepflanzt.

Mir wurde ganz schlecht, als ich sah, wo er stand: am Fuße eines schmalen, abschüssigen Hangs am unteren Ende des Zauns zur Straße, wo ein Wasserschlauch am Wegesrand und die Traufe der Garage einen knappen Meter darüber verlief.

Noch nie hatte ich so stark auf den Standort einer Pflanze reagiert. Es fühlte sich einfach nicht richtig an. Ich sagte ungefähr sechsmal zu meinem Gärtner: »Der Strauch möchte dort nicht stehen. Er fühlt sich nicht sicher. Er möchte dort nicht stehen.« Aber er war ein älterer Herr, der mehr Ahnung vom Gärtnern hatte als ich und darauf beharrte, dass dies ein guter Platz sei. Also ignorierte ich meine Intuition, die mir bisher meist gute Dienste geleistet hatte.

Zehn Tage später, am Abend vor einer Geschäftsreise nach New York, hatte ich einige Leute zu Besuch und beschloss, ein paar Blätter von meiner Zitronenverbene zu holen, um Tee für alle zu kochen.

Der Weg hinunter zu dem Strauch war genauso beschwerlich und gefährlich, wie ich es mir vorgestellt hatte. Ich dachte: »Wie um alles in der Welt ist er nur auf die Idee gekommen, die Zitronenverbene an diese Stelle zu pflanzen?« Ich musste mich auf die Zehenspitzen stellen, damit ich die Blätter mit der Schere abschneiden konnte. Als ich die Fersen wieder senkte, rutschte ich auf der Erde aus und kippte nach hinten. Ich sah, wie meine Knochen aus meinem Schienbein platzten, und verzichtete darauf, weiter nach unten zu schauen.

Warum habe ich trotz der starken inneren Warnung auf jemand anderen gehört? Warum konnte ich nicht an mich glauben? De Becker schreibt dazu: »Selbst wenn unsere Intuition uns ganz klar etwas sagt, selbst wenn wir das eindeutig verstehen, konsultieren wir häufig noch eine fremde Meinung, bevor wir uns selbst zuhören.«[8] Es kann schwierig sein, uns selbst so weit zu vertrauen, dass wir uns von anderen nicht zu etwas drängen lassen, was sich instinktiv falsch anfühlt. Wenn andere Ratschläge erteilen, tun sie dies wie mein Landschaftsgärtner vielleicht in bester Absicht; und trotzdem wissen wir genau, was richtig für uns ist. Wir sind nur so gut darin, unsere innere Weisheit infrage zu stellen.

Unsere Selbstzweifel gehen zu einem großen Teil auf einen Mangel an Selbstliebe und Selbstwertgefühl zurück. Wenn wir Selbstliebe praktizieren wollen, gehört viel mehr dazu, als uns ordentlich zu ernähren, zu meditieren oder Tagebuch zu führen. Wir müssen uns intensiv mit unserer Unsicherheit auseinandersetzen und lernen, uns zu lieben und zu vertrauen. Sogar und ganz besonders dann, wenn unsere intuitive Führung im Widerspruch zur gängigen Meinung und den Dingen steht, die alle anderen tun.

Die Wahrheit finden wir, wenn wir auf unser Herz- und unser Bauchzentrum hören. Ich bekomme ständig Anrufe von Freundinnen und Freunden, die mich bitten, ihnen bei ihren Entscheidungen zu helfen. (»Weil du so intuitiv bist«, sagen sie.) Wenn ich um Rat gefragt werde, wissen die Fragenden in 100 Prozent der Fälle bereits, was das Beste für sie ist – man muss sie nur daran erinnern, auf ihren Instinkt zu hören. Ich bin keine Hellseherin. Ich habe Dinge ausprobiert und gelernt, in mich hineinzuhören – und Sie können es auch.

Es folgt eine einfache, erdende Herzensübung. Probieren Sie sie aus, wenn Sie sich das nächste Mal fragen, wie Sie im Hinblick auf eine Situation, einen Menschen oder eine Frage weiter vorgehen sollen. Machen Sie es sich an einem ruhigen Ort bequem und schließen Sie die Augen. Atmen Sie ein paarmal vollständig ein und aus – sooft es nötig ist, bis Ihre Atmung tiefer wird. Formulieren Sie nun laut oder im Stillen Ihre Frage und achten Sie aufmerksam auf die Reaktion Ihres Körpers.

Verändert sich Ihre Atmung oder Ihr Puls? Werden sie schneller, hektischer? Sind Sie nervös oder hibbelig? Fühlt es sich an, als hätten Sie Bauchschmerzen oder müssten auf die Toilette? Spüren Sie eine Enge in Ihrer Brust? Sind Ihre Lunge oder Ihre Atmung eingeschränkt? Empfinden Sie Traurigkeit, Angst, Schuld oder Besorgnis? Jedes dieser körperlichen Signale könnte ein Stoppsignal sein – ein Nein.

Oder sind Ihr Puls und Ihre Atmung gleichmäßig? Spüren Sie ein Gefühl von Wärme oder Ruhe in Brust und Bauch? Heben sich Ihre Mundwinkel bei dieser Frage zu einem Lächeln – oder wenn Sie an die betreffende Person oder Situation denken? Ist Ihr Körper entspannt? Was sagt Ihr Herz? Je mehr wir uns darin üben wahrzunehmen, wie wir uns *fühlen*, desto besser können wir – ob in beruflichen Situationen, im Vorfeld einer sexuellen Situation oder im Schlafzimmer – *im Augenblick* reagieren, indem wir uns in die Wahrheit der Logik unseres Herzens einfühlen.

Diese Übung kann besonders in romantischen Beziehungen hilfreich sein. Wenn wir mit unserem Gegenüber streiten oder uns in einer unangenehmen Situation befinden, machen wir möglicherweise schnell dicht oder reagieren mit Unmut. Können wir lernen innezuhalten und zu spüren, wenn sich unser Ego über unser Herz hinwegsetzt? Können wir den Kontakt zu unserem Herzzentrum wiederherstellen, bevor wir uns mit unserem Gegenüber auseinandersetzen? Wie die Autorin Madeleine L'Engle einst schrieb: »Deine Intuition und dein Verstand sollten zusammenarbeiten … miteinander schlafen. So funktioniert es am besten.«[9]

Stellen Sie sich vor, was wäre, wenn jeder für sich und alle gemeinsam auf die Intuition hören und aus *Liebe* handeln würden. Nachdem ich das Bewusstsein (oder die Intelligenz) in meinem Herzen verortet hatte, verließ ich mich bei wichtigen Entscheidungen immer mehr auf das, was sich *richtig anfühlte*, statt auf das, was mir mein Kopf als die logische Lösung präsentierte.

Je mehr ich meinem Herzen die Führung überlasse, desto mehr Liebe empfinde und empfange ich in allen Lebensbereichen. Heute versuche ich, mir selbst und anderen gegenüber mehr liebende Güte zu praktizieren – vor allem wenn ich gereizt bin oder mich getriggert fühle. Es ist definitiv eine Form der Meditation, und sie ist nicht immer angenehm.

Die Liebe ist eine Herausforderung, selbst wenn man mit seiner »Seelenverwandten« zusammen ist oder einem »Seelenverwandten« begegnet.

Gibt es so etwas wie Seelenverwandtschaft überhaupt? Ähnelt die Suche nach dem Seelenverwandten der nach einem Einhorn? Ich habe Walter Brackelmanns gefragt, ob er an Seelenverwandtschaft glaube. Er bejahte meine Frage, betonte aber, wie unglaublich selten man jemanden fände, dessen Psychopathologie perfekt zur eigenen passe. Unter seinen Patientinnen und Patienten zählte er einen einzigen Fall. Bedenken Sie, dass er seit 50 Jahren unterrichtet und 97 000 Stunden praktische klinische Erfahrung hatte. Walters Ansicht nach können auch Seelenverwandte Partnerschaftsprobleme haben. Ein Paar begab sich in seine Behandlung, weil der Mann »Sexarbeiterinnen vögelte …« Weil die Sache aus dem Ruder lief, erzählte er ihr davon. Sie regte sich ziemlich auf. Walter befreite die Ehefrau von der Therapie – der Mann hatte eigene Probleme, die nichts mit der Ehe zu tun hatten und angegangen werden mussten. Obwohl es rätselhaft scheint, dass Walter dieses Paar als Seelenverwandte bezeichnete, kann man nie beurteilen, wie es um die Beziehung anderer tatsächlich bestellt ist, und ist es durchaus möglich, sexuelle Bedürfnisse außerhalb der Primärbeziehung zu haben, aber auf allen anderen Ebenen spirituell und emotional kompatibel zu sein.

Jeder kennt die gängigen Mythen über Seelenverwandte: Dass es bei der Begegnung die perfekte Liebe auf den ersten

Blick sein wird; dass der Weg mühelos und mit Rosen bestreut sein wird; dass die Liebe ewig währen wird. In Wirklichkeit ist es nicht einfach, jemanden zu finden, mit dem wir bedingungslose Liebe, gegenseitigen Respekt, Verständnis und eine tiefe körperliche, geistige und spirituelle Verbundenheit erleben können. Wenn wir nicht fest entschlossen sind zu wachsen (und uns verdammt noch mal in uns selbst verlieben), kann die Begegnung mit einem seelenverwandten Menschen schwierig werden. Vielleicht lernen wir jemanden kennen, mit dem wir uns sofort verbunden fühlen, um gleich darauf an die Arbeit erinnert zu werden, die wir noch vor uns haben. Oder wir suchen nach jemandem, der uns vervollständigt (ein Paradox), um daraufhin zu entdecken, dass wir die Eigenschaften, nach denen wir woanders so verzweifelt suchen, in der eigenen Psyche tragen.

Nehmen wir an, wir erledigen die ganze Selbstreflexion und das spirituelle Wachstum, und unsere Seele kollidiert mit einer anderen, die einfach zu passen scheint. Wie groß ist die Wahrscheinlichkeit, dass sich diese Person ebenfalls bemüht, stärker im Einklang mit der eigenen Wahrheit zu leben? Können wir, falls wir zusammenkommen, verbunden bleiben und uns weiterentwickeln und uns laufend um die Probleme und Sorgen kümmern, die dadurch entstehen, dass wir unsere Liebe erblühen lassen? Halten Sie es für möglich, Gleichgesinnte zu finden, bei denen Werte und Timing passen? Ich schon.

So, wie wir mehr als eine tiefe, lange Liebe erleben können, können wir – wenn wir Glück haben – auch mehr als einen seelenverwandten Menschen finden. Ich bin schon einigen davon begegnet. Zuweilen tauchen sie an den unmöglichsten Orten und in den unmöglichsten Gestalten auf – um uns zu lehren, uns zu lieben, uns alles zu nehmen und uns zum Nachdenken über unsere Existenz anzuregen. All dies unterstützt unser Wachstum.

Mag sein, dass ich hier eine idealistische Vorstellung von der Liebe präsentiere. Aber vergessen Sie nicht, dass wir alle nur Menschen sind und Mist bauen werden. Es liegt in unserer Natur. Wir dürfen nur nicht aufgeben. Am Ende läuft es darauf hinaus, dass wir uns ganz der Liebe verschreiben – mit all ihren Hindernissen. Damit meine ich nicht, dass wir uns verpflichten, an einer unglücklichen Beziehung oder Dynamik festzuhalten. Ich meine, dass wir uns verpflichten, für die Liebe da zu sein; uns für all ihre Arten und Ausdrucksformen zu öffnen. Liebe kann unsere Schale knacken, uns dazu bringen, dass wir uns den Aspekten unserer Persönlichkeit stellen, vor denen wir lieber die Augen verschließen, und uns auf völlig unerwartete und wunderschöne Art und Weise verändern. Je mehr wir unsere Fähigkeit zur Liebe in all ihren Ausprägungen – einschließlich unserer Liebe zu Gemeinschaft, Familie, Freundinnen und Freunden, Selbst, Partnerinnen und Partner, Natur, Geist – erweitern, desto mehr Liebe können wir geben und empfangen. Ich werde vielleicht nie ergründen, was Liebe ist, aber ich bin bereit, alles dafür zu geben.

10 ÜBERGANGSPHASEN

Auf dem Weg durchs Leben müssen wir uns verschiedenen Übergangsriten und Situationen stellen, die uns wie Hindernisse erscheinen können. Ich bezeichne sie als »Übergangsphasen«. Dazu können unter anderem die Pubertät, das Erwachsensein und das Altern gehören, gesundheitliche Probleme, der Verlust oder Tod eines geliebten Menschen, das Erkunden der sexuellen Identität, eine Geschlechtsangleichung, Trennungen, Liebeskummer oder Scheidung, ein neues Zuhause, ein neuer Beruf oder ein spirituelles Erwachen – und vieles mehr.

Wenn wir vor einer, geschweige denn mehreren dieser lebensverändernden Situationen gleichzeitig stehen, kann das sowohl bei uns als auch bei anderen Menschen in unserem Leben zu extremer Besorgnis, Verzweiflung und Ungewissheit führen. Wir starren nicht gern in den Abgrund der Ungewissheit. Womöglich würden wir vor diesen Entwicklungsphasen am liebsten davonlaufen, weil sie uns zu komplex sind.

In Übergangsphasen verändern wir uns und bewegen uns von einem Ort zum anderen. Dieses Zwischenstadium – auch *Liminalraum* genannt – ist das, was uns oft geistig die größten Schwierigkeiten bereitet, wenn wir oder andere weder hier noch dort sind; wenn wir uns auf den Weg gemacht haben, aber noch nicht an seinem Ende angelangt sind. Ein Aufzug oder eine Rolltreppe sind konkrete Beispiele für Liminalräume. Auch ein Mensch, der gerade dabei ist, seine sexuelle oder geschlechtliche Identität zu ändern, erlebt den Tod oder das Loslassen des alten Selbst und befindet sich im Prozess der Integration in eine neue Form.

Ich stelle mir den Liminalraum wie das Puppen- oder Kokonstadium im Lebenszyklus des Schmetterlings *Mechanitis polymnia* vor. Dieser verfügt über ein schützendes Exoskelett, glänzend wie Chrom, das ihm während des Übergangs von der Raupe zum Schmetterling Schutz bietet. Es ähnelt einer glänzenden goldenen Rüstung. Im Inneren befindet sich seine bisherige Gestalt in zellulärer Auflösung; er verwandelt sich buchstäblich in eine klebrige Flüssigkeit. Dieses Stadium, in dem man eine Form hinter sich lässt, um eine andere anzunehmen, wird *Metamorphose* genannt.

Wenn sich mein Leben verändert und ich ungeduldig der Manifestation und Lösung harre, hilft mir der Gedanke an diese Schmetterlinge, die in ihrem Kokon in einem Schwebezustand darauf warten, dass sich ihre neue Gestalt offenbart. Wenn ich bei all dem Unbehagen und dem Schmerz der Situation, der ich mich gerade stelle, dieses Bild im Kopf behalte, kann ich die Schönheit des Liminalraums sehen.

Es kann passieren, dass andere uns meiden, wenn wir mitten im Übergang sind – besonders dann, wenn wir zusätzliche Unterstützung und Verständnis brauchen. Waren Ihnen die Krankheit oder die sichtbare Trauer eines Menschen schon einmal unangenehm? Wussten Sie nicht, was Sie zu jemandem sagen sollten, für den neue Pronomina galten oder der sich öffentlich mit einem anderen Geschlecht oder Ausdruck von Sexualität identifizierte, als Sie gewohnt waren? Vielleicht trennt sich gerade eine enge Freundin oder Verwandte, die Sie in einer stabilen Partnerschaft wähnten, was allerlei gemischte Gefühle weckt, die Sie im Hinblick auf die eigene Beziehung lieber nicht hätten. Wir distanzieren uns oft nur deshalb von Menschen und Dingen, die eine gewisse Scheu in uns wecken, weil es uns an Übung, bestimmten Fähigkeiten und dem Wortschatz dafür fehlt.

Wenn wir etwas tun, was den Überzeugungen der Gesellschaft widerspricht, weil wir zum Beispiel eine Geschlechtstransition vollziehen, uns scheiden lassen oder öffentlich trauern, macht dies anderen Angst. Die Menschen mögen es nicht, wenn wir das Gegenteil von dem tun, was sie gewohnt sind; es kann sie sogar wütend oder nervös machen. Vielleicht stellen wir durch unsere schiere Existenz ihre Vorstellung vom Status quo infrage, weil wir nicht in eine hübsche kleine Schublade passen. Es kann schwierig sein, sich in einer solchen Situation daran zu erinnern, aber: *Was andere von uns denken, geht uns nichts an.*

Wir versuchen doch alle nur, aus uns – und dem Leben – schlau zu werden. Was wäre, wenn wir Veränderungsprozessen mehr Raum geben würden, statt von uns und anderen Entscheidungen zu erzwingen? Gibt es Raum für Erkundungen zwischen den Schubladen, in die unsere Kultur uns stecken möchte, um unsere Identität für andere einfacher, klarer und verständlicher zu machen? Manchmal wissen wir noch nicht einmal, welche Schublade am besten beschreibt, wo wir uns gerade befinden.

Wie wäre es, wenn wir die Phase des Ergründens, was zum Teufel bei mir/ihm/ihr/ihnen/uns gerade vor sich geht, als *Metamorphose* bezeichnen würden? Wie wäre es, wenn wir weder uns noch andere zwingen würden, ein Ende zu finden, bevor wir bereit sind, und den Dingen stattdessen ihren Lauf ließen? Gerade im Hinblick auf die Sexualität und die Geschlechtsidentität können wir uns dazu gedrängt fühlen (es ist durchaus möglich, dass andere Druck machen), uns auf eine bestimmte Weise zu definieren, obwohl Übergänge an sich eine Reise sind. Nichts davon geschieht über Nacht, sosehr wir es uns vielleicht auch wünschen. Es gibt unterwegs so viele Gelegenheiten für Wachstum, Akzeptanz und Wunder, wenn es uns gelingt, in unserem Prozess präsent zu bleiben. Die Dichterin Gwendolyn Brooks schrieb so schön:

» Lebe nicht für gewonnene Schlachten.
Lebe nicht für das Ende des Lieds.
Lebe im Währenddessen.«[1]

Ich weiß, das ist leichter gesagt als getan. Vor allem wenn diese Entdeckungsreise selbst furchteinflößend sein kann und wir sie schon uns selbst kaum erklären können – von anderen ganz zu schweigen.

Die Transaktivistin und Journalistin Ashlee Marie Preston erzählte mir, dass

> »ich immer dann einen neuen Höhepunkt in meinem persönlichen Wachstum erlebe, wenn ich in das Unbehagen hineingehe ... Es gibt Momente, in denen ich ... unendlich viele verschiedene Dinge am Laufen habe. Ich fühle mich zu Männern hingezogen, [aber] eher nicht sexuell. Ich muss auf den Menschen stehen, fast wie die Sapiosexuellen[2] ... manchmal kann ich auch eine Frau attraktiv finden. Mein Ex-Freund war ein Transmann, dem bei der Geburt das weibliche Geschlecht zugewiesen worden war. Wir hatten ähnliche Erfahrungen gemacht. Ich musste mir nicht die Arbeit machen, es zu erklären, und ich musste mich auch nicht entschuldigen. Weil wir beide wissen, dass wir versuchen, aus alldem schlau zu werden, und es chaotisch und verrückt und fließend ist und sich ständig verändert.«[3]

Prestons Erfahrung zeigt, wie fließend die Dinge sein können, wenn es um Geschlecht und Sexualität geht. Aber in vielerlei Hinsicht hat es besonders bei der Sexualität und der Geschlechtsidentität den Anschein, als steckten wir in einem binären Denken fest, das nur Schwarz und Weiß – mit wenigen oder gar keinen Grautönen – kennt. Dr. Amy Weimer gründete das innovative UCLA Gender Health Program an der University of California in Los Angeles. Es bietet eine umfassende medizinische und chirurgische Versorgung für die Transgender- und gendervariante Community in Los Angeles und den gesamten USA. Sie sagt dazu:

» In meiner Jugend existierte keine Vorstellung davon, dass man auch eine andere Geschlechtsidentität als die männliche oder weibliche haben konnte. Menschen, die sich als transgender identifizierten, betrachteten sich immer noch streng als Transmann oder Transfrau. Das neue Konstrukt – das besonders bei Jüngeren Anklang findet – [ist], dass es viele Menschen gibt, die sich außerhalb dieser Binarität befinden und sich nicht ausschließlich als männlich oder weiblich identifizieren. Dies sind die sogenannten nichtbinären Identitäten. Innerhalb dieses Bereichs gibt es viele verschiedene Möglichkeiten, die jemand für sich in Anspruch nehmen kann: Two-Spirit, genderfluid, agender. Ich halte es für wirklich wichtig, dass man sich immer von den Betreffenden selbst sagen lässt, wie sie ihr Geschlecht beschreiben. Es kann sich mit der Zeit entwickeln.«[4]

Alle Menschen und Dinge befinden sich in einem Zustand ständiger Veränderung – einschließlich der Natur, für die dies ganz besonders gilt. Wir verlassen uns darauf, dass Liebe ewig währt, Menschen ewig bei uns bleiben, unser Körper immer gleich bleibt, das Leben und die Welt, wie wir sie kennen, vorhersehbar bleiben. Aber nichts ist selbstverständlich. Veränderung macht Angst, aber sie ist die einzige Konstante, auf die wir zählen können. Vielleicht ist das, was uns den Übergang noch schwerer macht, die eigene Angst, die uns in die Quere kommt.

Mein Freund Bill T. Jones ist Choreograf, Regisseur, Tänzer und Autor. Er ist Mitbegründer der Bill T. Jones/Arnie Zane

Dance Company und einer der genialsten Menschen, die ich kenne. Ich hatte das Privileg, schon mehrfach bei Proben, bei Ritualen vor Aufführungen und bei Auftritten mit seinem Ensemble dabei sein zu dürfen. Jedes Mal, wenn ich mir Sorgen mache, erinnere ich mich daran, wie ich Bill vor einem Auftritt hinter der Bühne zusah. Zum Aufwärmtraining und Segen versammelt er seine Tänzerinnen und Tänzer im Kreis und gibt ihnen die Anweisung, alle Glieder zu schütteln, als wollten sie die Nervosität oder Wasser wegschnippen. Gegen Ende sagt er, dass das, was sich nun noch in ihrem Magen befinde (Nerven, Angst, Schmetterlinge), »Feenstaub« sei. Wäre es möglich, dass Angst – nicht die Art von Angst, die wir empfinden, wenn wir bedroht werden, sondern jene, die wir erleben, wenn wir ein gesundes Risiko eingehen oder etwas verändern – positive Anspannung ist?

Können wir etwas (einen Übergang) annehmen, obwohl es uns und andere schmerzt? Können wir die eigene Besorgnis und die Sorge der anderen wahrnehmen und uns entscheiden, trotzdem kühn und tapfer zu sein? Nach dem alten binären Denken kann eine Erfahrung, die »schlecht« ist oder zu sein scheint, keine Leichtigkeit haben. Aber alle diese Gefühle können gleichzeitig existieren, genau wie Schmerz Erkenntnis in sich trägt und in Kummer Freude stecken kann. In der Übergangsphase zwischen zwei Beziehungen haben wir zum Beispiel die Möglichkeit, unser Verständnis von Liebe und Partnerschaft zu erweitern und neue Muster zu erlernen. Trauer und Liebe sind miteinander verbunden: Haben Sie in tiefem Kummer schon einmal Trost in den endlosen Tränen gefunden? Oder in einem bedrückenden Augenblick schon einmal laut gelacht? Immer dann, wenn ich beim Überbringen schrecklicher Nachrichten einfach loslachen muss, denke ich an Joni Mitchell, die singt: »Laughing and crying/ You know it's the same release« (dt. etwa »Lachen und Weinen/ Die Erleichterung ist die gleiche«).

Das Leben und die Menschen sind nicht statisch, sondern in Bewegung. Wir verändern uns ständig, erleben sowohl Verluste als auch Expansion. Beim Älterwerden und dem Tod – Übergängen, die *jeder Mensch* erleben wird – hat es den Anschein, als ginge es in der westlichen Kultur und den Medien nur darum, beides abzuwenden. Wenn es darum geht, über Sex zu reden, ist das kulturelle Unbehagen gewaltig. Aber wir wollen *schon gar nicht* akzeptieren, dass wir älter und irgendwann den Körper verlassen werden.

Eine weitverbreitete Botschaft der Gesellschaft lautet, Sex sei etwas für junge Menschen. Wenn Sie bis hierhin gelesen haben, wissen Sie, dass es bei der Sexualität nicht nur um die Penetration geht. Wie wir selbst entwickelt sich auch die Beziehung zu unserem Körper und unserer Sinnlichkeit weiter. Unabhängig davon, in welcher Lebensphase wir uns befinden, brauchen die meisten Menschen Berührungen und enge Beziehungen zu anderen. Wenn wir älter werden, erforschen wir vielleicht andere Methoden, um zu körperlicher Verbundenheit zu gelangen; vielleicht braucht es mehr geistige Stimulation oder mehr Zeit, damit sich Erregung einstellt. Wenn wir in einer Beziehung mit einem anderen Menschen alt werden, gelingt uns vielleicht der Übergang von der Lust zur Liebe – oder wir haben heißeren Sex als je zuvor.

In unserer vom Jugendwahn besessenen Gesellschaft kann es unmöglich erscheinen, dass das Altwerden und die Weisheit des Alters einst verehrt wurden. Während die Menschen im Westen häufig fürchten, Menopause und Impotenz würden auf einen Verlust an körperlicher Gesundheit, Vitalität und Sexualität hinweisen, war dies in anderen Kulturen (und in der Antike) eine Zeit vermehrten Ansehens, größerer Macht und besseren Selbstwertgefühls. Die Greisin oder der Archetyp der weisen Alten besaß die Macht der Heilung und der Intuition; sie konnte sich bewusster mit ihrer spirituellen und sexuellen

Energie verbinden. Seit ich 13 Jahre alt war, freute ich mich auf meinen 40. Geburtstag. Ich hatte das Gefühl, in diesem Alter offiziell zur Frau zu werden; und heute freue ich mich noch mehr darauf, einmal eine sehr mächtige, faszinierende 60-Jährige zu sein, die den besten Sex ihres Lebens hat.

Es folgen einige Fakten und Gedanken zum Älterwerden, die unabhängig von der eigenen Identifikation gültig sind. Ich bediene mich hier einer binären Sprache (männlich/weiblich), da die Forschung, auf der meine Schlussfolgerungen basieren, auf historischen Schilderungen und alten Modellen von sexueller Gesundheit sowie alten Daten beruht. Vergessen Sie nicht, dass die Medizin im Bereich der sexuellen und geschlechtlichen Identität einen großen Nachholbedarf hat.

Die Menopause ist eine Übergangsphase im Leben und beginnt damit, dass bei Menstruierenden die Zyklen ausbleiben. Dies ist kein einmaliger Vorgang, sondern ein Prozess. Über einen Zeitraum von zwei bis zehn Jahren werden Sie Veränderungen Ihrer Sexualität und wechseljahresbedingte Veränderungen erleben. Der Beginn kann zwischen dem 48. und dem 52. Lebensjahr, aber auch vor oder nach dieser Zeit liegen. Die Perimenopause kann Mitte 30 einsetzen – was nur selten jemand erwähnt –, und es ist *völlig normal*, wenn das bei Ihrem Körper so ist. Falls Sie in der Menopause oder Perimenopause sind, kann eine Ärztin oder ein Arzt Sie am besten beraten.

Während in dieser Zeit die Hormonproduktion in den Eierstöcken nachlässt, können sich unter anderem Symptome wie Hitzewallungen, Nachtschweiß, Depressionen, Reizbarkeit, Schlaflosigkeit, Konzentrationsschwierigkeiten, Stimmungsschwankungen und Brustschmerzen einstellen. Außerdem kann man sich auf vaginale Veränderungen, den fortschreitenden Verlust der Schambehaarung sowie das Dünnerwerden und den Verlust der Elastizität der Vulvaschleimhaut[5] freuen (das war ein Witz). Dadurch kann es zu Schmerzen kommen, besonders beim Geschlechtsverkehr. Hier ist die Verwendung von Gleitmittel[6] enorm wichtig. Ein Gleitgel mit Cannabis kann Wunder wirken – sofern es in dem Land, in dem Sie wohnen, legal ist.

Das Älterwerden umfasst unabhängig vom Geschlecht die schwierige psychologische Aufgabe zu akzeptieren, dass nun weniger Zeit vor uns liegt, die auch noch unerwünschte körperliche Veränderungen mit sich bringt. Zudem müssen Frauen nach den Wechseljahren zur Kenntnis nehmen, dass sie nun aus dem gebärfähigen Alter raus sind. Wollen Sie wissen, was das Glück im Unglück der Menopause ist? Frauen erleben um diese Zeit oft den Höhepunkt ihrer Sexualität. Während ihre Menstruation allmählich ausbleibt, ist ihre Libido unter Umständen so stark wie nie. Angeblich hatte die berühmte Schauspielerin, Drehbuchautorin, Produzentin, Dramaturgin und selbst ernannte Femme fatale Mae West mehrere Liebhaber und bis zu dem Tag, an dem sie mit 87 Jahren starb, ein schier unstillbares Verlangen nach Sex.

Die Kehrseite dieser Entwicklung zeigt sich eher bei Männern. Normalerweise masturbieren Männer etwa im gleichen Alter weniger, in dem Frauen durch die Wechseljahre gehen, und bekommen mehr Probleme mit Erektionsstörungen. Schätzungen zufolge haben ungefähr 55 Prozent der Männer über 50 Jahre Erektionsprobleme; ab dem 70. Lebensjahr sind es über 70 Prozent der Männer und so weiter. Mit zunehmendem Alter kommt es nicht bei jedem Orgasmus zur Ejakulation, und es kann vorkommen, dass der Orgasmus gänzlich ausbleibt.

Kulturell ist die männliche Sexualität mit Leistung und Geschlechtsverkehr verbunden. Wenn es dazu einer Erektion bedarf, ist das Älterwerden verbunden mit der Möglichkeit der Impotenz sehr beängstigend. Wir müssen mit diesem Paradigma von Männlichkeit aufräumen, da es den Männern unerreichbare Ideale vorgibt *und* sie gleichzeitig der Möglichkeit beraubt, mit zunehmendem Alter ihre Erfahrung von Lust zu erweitern.

Zusätzlich zu der Frustration und der Scham, die Erektionsstörungen mit sich bringen, reagieren heterosexuelle Partnerinnen oft alles andere als mitfühlend. Viele Frauen deuten eine ausbleibende Erektion als mangelndes Begehren – oder noch schlimmer, sie machen dem Partner Vorwürfe, wenn er womöglich bereits ganz unten ist.

Medikamentös unterstützte Erektionen sind ein weiteres Beispiel für medizinische Heuchelei im Bereich der sexuellen Gesundheit. (Übrigens ist dies ein weiteres Gebiet, auf dem Wissenschaft und Medizin für Verbesserungen sorgen können: Lasst uns eine Methode der Empfängnisverhütung für den Mann erfinden, die wirklich funktioniert.) Wussten Sie, dass die Krankenversicherung das potenzsteigernde Medikament Viagra bezahlt, nicht aber Produkte für die Monatshygiene? Dieses Messen mit zweierlei Maß unterstützt nur den Mythos und die Erwartung, Männern ginge es beim Sex ausschließlich um den Geschlechtsverkehr.

Obwohl ich mehr als eine Firma kenne, die »Viagra für die Frau« als feministisches (kapitalistisches) Wunder in Pillenform bewirbt, halte ich dies für einen Denkfehler. Das für die Erektion verschriebene Viagra funktioniert auf mechanischer Ebene, während zur vaginalen Erregung eine ganze Reihe von Faktoren (Hormone, Stimmung, Umgebung und so weiter) beitragen – nicht zuletzt die geistige Stimulation.

Die wenigsten Menschen finden es erfreulich, über das Älterwerden und die Aussicht auf den Tod nachzudenken. Aber vielleicht wäre es weniger bedrohlich, wenn die Botschaften rund um diesen Prozess positiver wären. Vielleicht könnten wir uns diesen Erfahrungen gemeinsam stellen und sie als einen normalen, natürlichen Teil des Menschseins akzeptieren. Je mehr wir gegen die monumentalen Veränderungen im Leben ankämpfen, uns dagegen sträuben oder sie ignorieren, desto beschwerlicher werden sie.

Was uns am Älterwerden neben den physiologischen Veränderungen unseres Körpers vielleicht am meisten bedrückt, ist das Näherrücken des eigenen Todes.

Früher flippte ich bei diesem Thema richtiggehend aus, obwohl (oder vielleicht weil) ich im Laufe meines Lebens schon viele Menschen verloren habe, die mir nahestanden. Einige davon waren Gleichaltrige, die aus unserer Mitte gerissen wurden, noch bevor sie erwachsen wurden. Andere wie die Burlesque-Königinnen, mit denen ich mich anfreundete, als sie in ihren Siebzigern und Achtzigern waren, bauten am Ende eines langen Lebens nach und nach ab. Der Tod all dieser Menschen brach mir das Herz. Doch im Großen und Ganzen blieb die Sterblichkeit ein Konzept, dem ich mich einfach nicht stellen wollte.

Mein Ex-Mann war sehr frustriert, als wir uns gemeinsam über die Planung unseres Lebensendes klar werden sollten. Ich weigerte mich, Themen zur Kenntnis zu nehmen wie das Einstellen lebenserhaltender Maßnahmen, Feuer- versus Erdbestattung, Organspende und mehr – geschweige denn darüber zu sprechen. Ich wollte auf keinen Fall über seinen Tod oder darüber nachdenken, dass auch ich eines Tages sterben würde. Der Tod war ein gewaltiges, beängstigendes, unvorstellbares Thema, um das man besser einen Bogen machte.

Ich kenne genügend todkranke Menschen, um zu wissen, dass die Menschen, die sie lieben, sie oft nicht gehen lassen wollen, weil sie sich ein Leben ohne sie nicht vorstellen können. Statt jemandem zu helfen, indem wir ihn liebevoll freigeben und unterstützen, werden wir manchmal egoistisch und achten nur darauf, welche Auswirkungen ihre Abwesenheit auf *uns* haben wird. Oft trauern wir schon um einen Menschen, bevor er überhaupt gestorben ist – wir leben in der Zukunft und denken über unsere Projektion des Unglücks nach, statt in der Gegenwart zu leben und die Erfahrung ihres letzten Übergangs bewusst mitzuerleben. Sogar die Bestattungen sind für die Lebenden;

sie können aber auch eine wunderschöne Würdigung der Verstorbenen sein.

Wäre es möglich, dass wir uns mit dem Tod weniger unwohl fühlen, um präsenter sein zu können, wenn es schließlich so weit ist? Der Tod meines Vaters war mein erster unausweichlicher und unmittelbarer Blick auf den Tod. Er machte mir klar, dass man sich den Übergangsphasen, die einem am meisten Angst machen, aktiv stellen und Erdungstechniken entwickeln muss, um ihnen zu begegnen. Oder – und das klingt jetzt vielleicht seltsam – dass man eine Praxis des Sterbens entwickeln muss.

Als ich meinen Vater eines Abends ein paar Wochen vor seinem Tod besuchte, erlebte er eine spirituelle Abrechnung und gelangte zu der Erkenntnis, dass sein Tod kurz bevorstand. Ich kannte so etwas aus Filmen und Büchern – wenn das Leben eines Menschen vor seinen Augen vorüberzieht, der Engel des Todes ihm einen Besuch abstattet und er von Bedauern, Sehnsucht und Angst erfüllt ist –, hatte es bislang aber immer für ein erzählerisches Stilmittel gehalten.

Während er sich lautstark über weit zurückliegende Verfehlungen und seinen fehlenden persönlichen Glauben sorgte, steigerte er sich in einen solchen Zustand der Angst hinein, dass er Atemprobleme bekam. Seltsamerweise war ich so ruhig wie nie. Ich weiß nicht, woher dieses Wissen kam, aber mit einem Mal war mir klar, wie ich ihm versichern konnte, dass er ein guter Mann war, aber eben nur ein Mensch; dass der Zeitpunkt seines Todes noch nicht gekommen war; dass er versuchen sollte, langsam zu atmen; dass er von Engeln umgeben war. Ich war wohlgemerkt ohne Religion aufgewachsen und hatte noch nie mit meinem Vater über Glaubensdinge gesprochen. Ich hatte einfach den Eindruck, dass er etwas brauchte, woran er sich festhalten konnte, als die Sorge seinen Körper weiter schwächte. Es war eine unserer letzten klaren Unterhaltungen. Noch in der gleichen Nacht sanken seine Sauerstoffwerte bedrohlich, und er wurde auf die Intensivstation verlegt.

Wenn ich heute mit etwas Abstand über diesen Augenblick nachdenke, sehe ich die Ähnlichkeit zu der Situation, wenn man im Meer von einer starken Strömung erfasst wird. Im Kapitel »Die innere Leere füllen« sagte ich, Gefühle seien wie Wellen: Sie gehen irgendwann vorüber, aber wenn man gerade mitten in schmerzlichen Emotionen steckt, ist es schwer, sich daran zu erinnern.

Das hawaiianische Wort für »Welle« ist *nalu*. Nalu bezeichnet auch einen meditativen Seinszustand – in dem man sich dem Fluss dessen anvertraut, was ist. Die einflussreiche hawaiianische Kulturschaffende Lei Wann erzählte mir: »Die Menschen sagen: ›Ich werde damit nalu machen.‹ Das heißt, sie akzeptieren das, was in diesem Augenblick ist, selbst wenn sie damit nicht einverstanden oder davon beunruhigt sind; sie denken darüber nach, statt sich davon überwältigen zu lassen.«[7] Wellen türmen sich auf, brechen und verebben genau wie Gefühle, aber wir sind nicht die Summe unserer Wellen. Jeder von uns surft auf seinem eigenen Ozean, reitet die Wellen seiner eigenen Gefühle, bis ihre Kraft sich zerstreut.

Wenn wir den Tod niederstarren, kann es sich anfühlen, als würden wir von einer Welle niedergedrückt oder versuchten, gegen eine reißende Strömung anzuschwimmen. Wenn Sie in Panik geraten und sich von der aufkommenden Angst und dem Kampf mitreißen lassen, verstärkt sich das Bewusstsein der eigenen Sterblichkeit und verursacht noch mehr panische Angst. Mein Freund, der Surfer und Parkplatzphilosoph Jean Paul »J. P.« Marengo erzählte mir:

» Wenn du von einer Welle nach unten gezogen wirst, ist das einfach irre. Sie macht mit dir, was sie will und drückt

> dich unter Wasser. Normalerweise würdest du dagegen ankämpfen oder dich wehren, wenn die Welle dich herumschleudert und durchschüttelt. Richtig ist, dich einfach überrollen zu lassen, statt zu kämpfen, um Sauerstoff zu sparen. Wenn du dich wehrst und dagegen ankämpfst, verbrauchst du Sauerstoff. Wenn du länger unter Wasser gedrückt wirst, geht dir die Luft aus und du gehst jedes Risiko ein, das dir die Umstände [präsentieren], und könntest sogar ertrinken. Es ist eines dieser Dinge, die du üben musst, und es ist schwierig, weil du keine Kontrolle hast. Also, wenn du keine Kontrolle hast, musst du loslassen und ruhig sein inmitten des Chaos.«[8]

Bei vielen Big-Wave-Surfern – ich spreche hier von Weltklassesportlern, die 15 bis 30 Meter hohe Wellen reiten – sind Atemübungen Teil des umfangreichen Trainingsprogramms, mit dem sie sich auf das mit ihrem Sport verbundene Risiko vorbereiten. Manche üben, unter Wasser den Atem anzuhalten, während sie Steine durch einen Pool oder über den Meeresboden tragen, bis sie den Atem nicht mehr anhalten können und Luft holen müssen, sodass sie im Laufe des Trainings immer besser werden. Sogar Surfer, die weniger große Wellen reiten, üben manchmal, unter Wasser für zwei oder drei aufeinanderfolgende Wellen den Atem anzuhalten. Auch die von Extremsportler und Autor Wim Hof – Spitzname: »The Iceman« – gepriesenen Atemtechniken sind unter Surfern wie Normalbürgern äußerst beliebt.

Wenn Sie eine bewusste Atempraxis entwickeln, kann Ihnen dies nicht nur potenziell das Leben retten; es hat auch enorm positive Auswirkungen auf alle Bereiche Ihres Lebens vom Abbau von Stress bis hin zum Aufbau einer Grundlage für bessere Orgasmen und wahrhaft transzendenten Sex mit einer Partnerin oder einem Partner.

An einem durchschnittlichen Tag atmen wir ungefähr 20000 Mal. Aber wenn wir nicht regelmäßig Yoga machen oder meditieren, ist uns wahrscheinlich nicht bewusst, *wie* wir atmen. Wenn wir gestresst, ängstlich oder aufgeregt sind, schränken wir oft unbewusst die Atmung ein oder halten den Atem an. Unsere Gedanken kreisen so wild, dass wir das Gefühl haben, die Kontrolle verloren zu haben oder neben uns zu stehen.

Es gibt Hunderte von Atemübungen, die uns in diesem Fall helfen können, den Parasympathikus zu beruhigen und uns wieder in unserem Körper zu erden. Eine einfache Übung ist die 4-7-8-Atmung. Atmen Sie durch die Nase in den Bauch und das Zwerchfell und zählen Sie dabei bis vier. Konzentrieren Sie sich beim Einatmen auf die Stellen, auf die der Atem in Ihrem Körper trifft – vielleicht spüren Sie sogar, wie die Wirbelsäule länger wird. Füllen Sie die Lunge vollständig mit Luft, während Sie zählen. Wenn Sie komplett eingeatmet haben, halten Sie den Atem an und zählen Sie bis sieben. Atmen Sie langsam aus, zählen Sie dabei bis acht und entspannen Sie das Zwerchfell. Und wieder von vorn.

Als ich dieses Kapitel schrieb, musste ich selbst auf die 4-7-8-Atmung zurückgreifen, weil ich eine Panikattacke bekam, als ein Pediküretermin damit endete, dass der Nagel meiner linken großen Zehe vollständig entfernt werden musste. Meine größten Ängste werden von Ärztinnen und Ärzten, Nadeln und Tsunamis geweckt, und als ich hörte, dass ich mehrere Lidocainspritzen in den Fuß bekommen sollte, gefolgt von der operativen Entfernung meines Nagels, kam ich ins Schleudern. Normalerweise nahm ich vor Operationen immer angstlösende Medikamente, damit ich überhaupt eine Betäubungsspritze bekommen konnte, aber dafür war keine Zeit. Ich bat die Ärztin, vor der Operation eine Viertelstunde im Zimmer sitzen zu dürfen, um mich zu beruhigen. Dann rief ich eine Freundin an, die mich daran erinnerte, dass ich »die Königin der Atemübungen« war und mich mal lieber zusammenreißen und auf meinen eigenen Rat hören sollte. Ich machte die 4-7-8-Atmung bis zum Beginn sowie während der ganzen Operation – und schaffte es. Als meine Ärztin fertig war, fragte sie sogar, ob sie mich umarmen dürfe, da sie so stolz auf mich sei, weil ich mich meiner Angst gestellt habe.

Das hawaiianische Wort für »Atem« ist *hā*. Wenn Sie tief einatmen und anschließend mit einem langgezogenen *hā* (was »haaaaaaaaaa« ausgesprochen wird) ausatmen, spüren Sie vielleicht, wie Sie ein Gefühl von Ruhe überkommt. Die Menschen (sowohl in Hawaii als auch viele in aller Welt) glauben, das *hā* würde ihnen helfen, sich mit ihrem *mana* zu verbinden – Stärke, Geist, Seele, Spirit, der ganz persönlichen Energie in ihrem Inneren. Falls Sie Yoga praktizieren, haben Sie vielleicht gehört, dass *mana* als »Prana« oder »Qi« bezeichnet wird. Lei Wann sagt, »man kann die *hā*-Atmung jederzeit machen. Sie kommt beim Hula [einem traditionellen Tanz und Gesang] ins Spiel; und wenn man beim *lua* [Kampfkunst] den Atem gegen den Gegner einsetzt, kann man mehr erreichen als mit dem Körper. Beim *lomi* [einer hawaiianischen Massagetechnik] kann *hā* als Technik des Loslassens dienen und Dinge aus dem Körper befördern, denn es ist wissenschaftlich erwiesen, dass Atmen Stress abbaut.«[9]

Atemübungen können auch bei der Auseinandersetzung mit dem Tod helfen. Barbara Carrellas ist Sex-/Life-Coach, Gründerin von Urban Tantra und Autorin mehrerer Bücher zu diesem Thema. Urban Tantra ist eine Methode bewusster Sexualität, die eine große Vielfalt spiritueller Sexualpraktiken von Tantra bis BDSM aufgreift und sie miteinander kombiniert. Atemübungen sind eines ihrer wichtigsten Werkzeuge sowohl in ihren Tantra-Seminaren als auch, wenn sie Menschen beim Übergang zum Lebensende hilft. Die erstaunliche Macht der Atemarbeit erklärt sie so:

» In Zeiten besonders tiefer Trauer, bei tragischen Ereignissen oder Gewalt können wir gezielt Atem- und Energieorgasmen praktizieren. Ich habe zum Beispiel rund 100 schwule Männer dazu angeleitet, von denen viele HIV-positiv waren und die Epidemie überlebt hatten; andere waren jünger und keine Überlebenden. Es war eine unglaublich intensive Erfahrung sowohl für diejenigen, die zur Zeit der Seuche noch nicht erwachsen waren, als auch oder sogar noch mehr für die Überlebenden, die seitdem mit Scham und Überlebensschuld leben.
Vor Kurzem ist Catherine Carter, eine der Gründerinnen von Urban Tantra, an einem Hirntumor gestorben. Früher hatten wir oft unter Massageliegen für den Tod geübt, während Menschen erotische Massagen bekamen. Wir atmeten mit ihnen, unter dem Laken der Liege verborgen, und speisten sie von unten mit Energie. Wenn sie einen Orgasmus hatten oder die Atem- und Energieorgasmustechnik übten, bei der man alles anspannt und den Atem anhält, nahmen wir ihn und übten das Verschwinden, das Sterben, das Fortgehen. Ich erinnerte sie daran. Ich sagte: ›Cath, wir haben das Sterben so oft geübt. Du bist wirklich gut darin.‹ Ich glaube, dass ich den Tod ausführlich über Atem- und Energieorgasmen erkundet habe. Aber ich glaube nicht, dass irgendjemand perfekt zu sterben weiß. Ich zweifle ernsthaft daran.«[10]

Die Arbeit mit dem Atem kann uns nicht nur in extremen Übergangssituationen beruhigen, wir können damit auch unser Gewahrsein und die Erfahrung veränderter Bewusstseinszustände steigern. Ich versuche, jeden Morgen den Feueratem aus dem

Kundalini-Yoga zu machen, um den Kopf freizubekommen und besser in meinen Körper zu kommen. Die Feueratmung ist schnell, kontinuierlich und rhythmisch. Man atmet bei geschlossenem Mund durch die Nase, Ein- und Ausatmung sind gleich lang und es gibt keine Pause dazwischen. Es hört sich beinah an wie das Hecheln eines kleinen Hundes. Auf diese Weise kann ich schnell aus dem Gedankenkarussell aussteigen und in einen höheren Bewusstseinszustand gelangen. Wenn man seine Periode hat oder schwanger ist, sollte man auf diese Übung allerdings verzichten.

Ich empfehle, ein paar Atemtechniken für unterschiedliche Situationen auszuprobieren. Einige habe ich bereits erwähnt, und im nächsten Kapitel werden wir uns noch intensiver mit der Atmung beschäftigen. Atemübungen aller Art – die Hauptsache ist, dass sie Ihnen helfen – tragen dazu bei, uns im gegenwärtigen Augenblick Geduld, Ruhe und Erdung zu schenken. Versuchen Sie, in Momenten der Angst, der Sorge oder des Übergangs vollständig ein- und auszuatmen. Die Tiefenatmung lässt sich auch auf alle anderen Aspekte des Wohlbefindens übertragen. Sie kann verändern, wie wir auf Wandel reagieren, und Bewegung in das starre Festhalten an unserer Vorstellung davon bringen, wie die Dinge sein »sollten«. So können wir nachgeben und loslassen, wenn etwas geschieht, was sich unserer Kontrolle entzieht und uns überwältigt, wie großer Kummer oder Trauer.

Wenn es uns gelingt, *in diesem Augenblick* gegenwärtig zu sein, können wir dem Leben mit mehr Freude begegnen und die Liebe beim Schopf packen, wo wir sie auch finden, sogar in Zeiten von großem Stress. Unsere Angst entsteht zu einem großen Teil dadurch, dass wir die Zukunft vorwegnehmen; unsere Besorgnis kann von Gedanken an die Vergangenheit ausgelöst werden. Gegenwärtig zu bleiben heißt, *achtsam* zu sein. Diana Winston ist Leiterin der Abteilung für Achtsamkeitserziehung am Mindful Awareness Research Center der University of California in Los Angeles, alias MARC. Sie sagt: »Achtsamkeit bedeutet, dass wir unsere Aufmerksamkeit auf die Erfahrungen im gegenwärtigen Augenblick richten – offen, neugierig und bereit, bei dem zu bleiben, was gerade ist. Es geht darum, im gegenwärtigen Augenblick zu leben, sich weder in der Vergangenheit noch in der Zukunft zu verlieren, wo wir in Gedanken üblicherweise hinwandern. Dort gibt es auch jede Menge Sorgen, viel Trauer, Grübeleien und Angst. Im gegenwärtigen Augenblick wünschen wir uns oft, dass er anders wäre, nicht wahr? Achtsamkeit ist die Einladung, ins Hier und Jetzt zu kommen.«[11]

Wenn ich mich beim Katastrophisieren ertappe, erinnere ich mich an den Titel eines meiner Lieblingsbücher von Ram Dass: *Sei jetzt hier*. Oder in meiner modernen Version: MACH DICH NICHT KIRRE. Damit möchte ich sagen, dass Sie sich völlig verrückt machen können, wenn Sie immer wieder alle Möglichkeiten durchgehen, wie die Sache ausgehen könnte, die Ihnen gerade Sorgen bereitet – für gewöhnlich bevor es überhaupt Grund zur Sorge gibt. Daran sollte man vor allem in neuen Beziehungen denken. Bleiben Sie im Hier und Jetzt und stellen Sie sich dem, was sein könnte, wenn es so weit ist.

Ich werde ganz offen sein: Es gibt derzeit eine Menge Möglichkeiten, sich kirre zu machen. Wir machen gerade alle gemeinsam eine massive Veränderung durch, während Klimawandel und Krankheit den Planeten auf den Kopf stellen. Bei so viel Ungewissheit und Leiden überall auf der Welt ist es wichtiger als je zuvor, dass wir eine geerdete Position finden, aus der wir inmitten all dieser Übergänge und Umbrüche heraus handeln können. Mutter Erde bedarf dringend unserer Aufmerksamkeit.

Weiter oben habe ich erwähnt, dass ich sehr große Angst vor einem Tsunami habe. Ich lebe in Kalifornien, wo es Erdbeben gibt, Brände wüten und ständig Dürre herrscht. Seit meiner Kindheit habe ich Albträume über die Beschleunigung des

Klimawandels, und wie es scheint, ist jetzt ein Punkt erreicht, an dem sich die Warnungen bewahrheiten. Trotzdem habe ich Hoffnung. Wenn ich apokalyptischen Gedanken nachgebe, werden meine Ängste nur schlimmer und es verhindert, dass ich den Zauber und die Schönheit der Natur erlebe – genau hier, genau jetzt.

Ich weiß, dass es übermenschlicher Anstrengung bedarf, um in einer intensiv empfundenen Situation ruhig zu bleiben. Ich halte es für äußerst wichtig, eine Achtsamkeitspraxis und eine spirituelle Praxis zu haben, während die Welt immer mehr in den Bereich der Horrorszenarien abdriftet und unser Denken von Überforderung getrübt ist. Wir brauchen alle Hilfsmittel, die wir entwickeln können (Hoffnung, Liebe, Glaube, Atem, Freude, Sex!), um uns den schwierigen Zeiten zu stellen, die vor uns liegen, und über sie hinauszuwachsen. Damit wir uns darauf konzentrieren können, neue Systeme aufzubauen, während die alten brennen, müssen wir in Verbindung mit dem Göttlichen bleiben.

Wenn Sie mithilfe einer spirituellen Praxis eine tiefe Vertrautheit mit sich entwickeln, können Sie lernen, bewusst emotional auf Abstand zu gehen, um eine bessere Sicht auf die Dinge zu bekommen. Indem wir achtsam sind oder uns in der Meditation üben, können wir auch so weit Abstand nehmen, dass wir über den eigenen Tellerrand hinausblicken können. Im Gebet, der Meditation und der Bitte um Hilfe stecken große Kraft. Wenn ich mich völlig verloren fühle, schließe ich manchmal die Augen, atme ein paarmal tief durch und sage (laut oder im Geiste): »Ich lasse los.« Damit meine ich: »Ich übergebe meine Sorgen einer Kraft, die größer ist als ich.« Oder: »Ich übergebe dieses Problem der Führung einer höheren Macht.« Oft stelle ich mir vor, wie mich bereits verstorbene Familienmitglieder in den Arm nehmen oder sagen, dass alles gut wird. In anderen Fällen versuche ich mir auszumalen, wie ich von einem besonderen Ort in der Natur wie einem Lieblingsbaum oder dem Meer umarmt werde.

Als ich klein war, verhinderte meine Mutter aktiv, dass ich mich für eine religiöse Praxis entschied, da sie selbst ein gespaltenes Verhältnis zum Glauben hatte. Sie hatte in der beklemmenden und rückständigen Umgebung einer Kleinstadt eine katholische Schule besucht und eine so starke Antipathie gegen das Dogma organisierter Religion entwickelt, dass sie mir das Gefühl vermittelte, es sei »einfältig«, eine tiefe Verbindung mit Gott einzugehen. Ich bettelte buchstäblich darum, in die Kirche oder die jüdische Sonntagsschule gehen zu dürfen, und las Bücher über den Buddhismus, sobald ich alt genug war. Jahrelang schämte ich mich zu sehr, all dies offen zuzugeben. Weil ich nie einen offiziellen Religionsunterricht besucht habe, enthält meine spirituelle Praxis Rituale und Überzeugungen aus einem breiten Spektrum von Glaubensrichtungen. Anders als meine Mutter in den 1950ern habe ich die Freiheit, mich für das Dogma zu entscheiden, das für *mich* funktioniert. So zünde ich zum Beispiel in einem Schrein, einem Tempel oder einer Kirche Kerzen an und bete, aber ich halte mich an keine heilige Schrift und glaube nicht, dass nur die Liebe zwischen Mann und Frau erlaubt sei.

Sie haben das Recht, Ihre eigene Definition von Spiritualität und spirituellem Wachstum zu entwickeln, die mit Ihrem Herzen und Ihrer Seele im Einklang ist. Unabhängig davon, ob Sie religiös aufgewachsen sind oder Dogmen und organisierte Strukturen ablehnen, müssen wir vielleicht nicht gleich das Kind mit dem Bade ausschütten? Ashlee Marie Preston sagte: »Spiritualität … ist für mich keine einzelne Doktrin oder Idee, sondern ein Kaleidoskop verschiedener Traditionen und Ideale und Dinge und Ideologien und Bewusstseinsströmungen und Intentionalität. Wenn ich an Gott denke, denke ich nicht an einen weißen Kerl im Himmel mit glänzendem Haar wie aus der

Shampoowerbung. Für mich ist Gott allumfassend. Für mich hat Gott kein Geschlecht.«[12]

Die Entwicklung eines eigenen Glaubenssystems hilft uns in Übergangsphasen und in unseren dunkelsten Stunden – wenn wir buchstäblich am Boden sind. Ich glaube zwar nicht, dass man etwas bedauern sollte. Trotzdem wünschte ich, ich hätte schon früher im Leben die Gelegenheit gehabt, das Fundament für eine spirituelle Beziehung zu legen. Denn in den letzten Jahren empfinde ich es als Geschenk, dass sie mir bei der Kanalisierung meiner Kunst und meiner Sexualität den Weg weist.

Ich habe ein paarmal privat mit meinem Freund Ramy Youssef darüber gesprochen, welche Rolle der Glaube bei seiner Arbeit und in seinem Privatleben spielt. Und nichts davon ist perfekt. Das ist auch gar nicht nötig. Ramy sagt, im Islam gebe es ein Konzept, »die Leiter der Möglichkeiten, wonach Gott Engel und Menschen und Dschinn erschuf. Dschinn sind niedere Geister … Es hat seinen Grund, dass wir in der Mitte sind. Das ist definitiv der Bereich, in dem wir existieren. Wenn wir [Menschen] perfekt sein sollten, gäbe es diesen Teil in der Mitte nicht. Irgendwie geht es also darum, dass das Leben ein Kampf ist.«[13]

Angesichts einer großen Veränderung ist es vielleicht auch hilfreich, eine persönliche Loslasszeremonie zu entwickeln. Sie könnte einfach daraus bestehen, dass Sie einen Abschiedsbrief an einen Menschen (oder eine Lebensphase oder gar an sich selbst!) schreiben und ihn verbrennen, ohne dass dabei etwas passieren kann. Sie können auch laut sagen: »Ich lasse dich/dies los«, und sich vorstellen, wie Sie ohne Bedauern oder Reue loslassen. Leichter gesagt als getan, und natürlich werden diese Person oder dieser Teil Ihres Lebens nach wie vor einen Platz in Ihrem Kopf und in Ihrem Herzen haben, aber der symbolische Akt des Loslassens sendet ein energetisches Signal, dass Sie bereit sind, ein neues Kapitel aufzuschlagen. Ich möchte Sie eindringlich bitten, sich nicht zu einem Loslassritual zu zwingen, bevor Sie bereit dazu sind! Oder sich von anderen dazu drängen zu lassen. Ich bin immer noch stocksauer, dass mein Ex-Mann und Collegemitbewohner mich mit 19 Jahren dazu genötigt hat, meine Lieblingskinderdecke wegzugeben! Doch wenn Sie bereit sind, kann ein solches Ritual befreiend wirken. Nachdem ich die Rohfassung dieses Buches abgegeben hatte, opferte ich die Tagebücher aus zehn Jahren dem Feuer, um die Vergangenheit loszulassen, und verbrannte sie zu einem Häufchen Asche. Sie enthielten die intimsten, peinlichsten, erleuchtendsten, freudvollsten, herzzerreißendsten, erotischsten und schmerzlichsten Momente meines Lebens (einige davon habe ich auf den Seiten verewigt, die Sie gerade lesen). Ich weiß, dass sich das vielleicht radikal anhört, aber diese Tagebücher so viele Jahre mit mir herumzuschleppen war wie eine Last, die ich beim Eintritt in eine neue Lebensphase loswerden musste. Es war unglaublich befreiend, sie brennen zu sehen!

Die Übergangsphasen, mit denen wir im Leben konfrontiert werden, sind fantastische Gelegenheiten für spirituelles Wachstum und Heilung – die Chance, ein tieferes Verständnis für unseren Platz im Leben zu entwickeln. Ich denke oft an einen jüdischen Ausdruck, den ich von Rabbi Denise Eger gelernt habe, die die Congregation Kol Ami in West Hollywood leitet: *tikkun olam* oder »das Universum heilen«. Rabbi Eger gehört zu den ersten offen lesbischen Rabbinerinnen in den Vereinigten Staaten und war die erste queere Präsidentin der Central Conference of American Rabbis (dt. »Zentralkonferenz amerikanischer Rabbiner«), der größten Rabbiner-Organisation der Welt. Ich fragte sie, ob der Ausdruck bedeute, dass jeder Mensch die Aufgabe habe, einer kaputten Welt Gerechtigkeit und Heilung zu bringen – und damit auch uns selbst. Sie erklärte es so:

» Die Mystiker unserer Tradition, die Kabbalisten, hatten eine Möglichkeit, die Schöpfung zu verstehen. Diese Geschichte steht nicht in der Bibel, aber sie haben es sich folgendermaßen vorgestellt: dass Gott ein großes Licht aussandte, das sich in sieben heiligen Gefäßen befand. Doch das Licht war so stark und schön, dass die Gefäße zerbarsten und die Scherben durch die sieben Himmel auf die spätere Erde herabfielen. Die Funken göttlichen Feuers stecken in allen menschlichen Seelen und allen Dingen … sogar in einem Tisch. Unsere Aufgabe ist es mitzuhelfen, die Funken aufzuspüren, die Bruchstücke zu finden und wieder zusammenzusetzen. Wenn wir dies tun, heilen wir die Welt dadurch, dass wir das zerbrochene Universum heilen und wieder zusammenzufügen. Wir tun dies durch gerechtes wahrhaftiges und wohltätiges Handeln.«[14]

Während ich diese Worte tippe, erlebe ich gleich mehrere Übergänge auf einmal: Umzug, Trauer, Entwicklung, Heilung und Erwachen. Hört es denn niemals auf? Während Sie dieses Buch lesen, werde ich eine Reihe weiterer Veränderungen durchmachen, genau wie Sie. Vor Kurzem stand ich zum ersten Mal seit meiner Jugendzeit wieder auf einem Surfbrett. Ich hatte vergessen, wie viel Spaß es macht (und wie beängstigend es ist), dort draußen auf dem Meer zu sein und die Möglichkeit zu haben, durch eine sich überschlagende Welle hindurchzusurfen oder mühelos auf einer perfekten Welle Richtung Ufer zu gleiten. Übergangsphasen sind beunruhigend, aber sie können auch dafür sorgen, dass etwas aufbricht, und das kann unglaublich befreiend sein.

11 TRANSZENDENTER SEX

Herzlichen Glückwunsch! Wir haben uns mit den grundlegenden Aspekten von Sex und Bewusstsein beschäftigt und uns angesehen, wie sie alle Bereiche Ihres Lebens bereichern, und nun sind Sie bereit für den Fortgeschrittenenkurs. Betrachten Sie dieses Kapitel als den Weg, wie Sie sich die große Macht Ihrer Sexualität zunutze machen und überwältigende Lust empfinden können.

Bislang habe ich in diesem Buch viele harte Fakten und wissenschaftliche Untersuchungen angeführt. Ich halte dies für wichtig, um unser Verständnis von Sexualität zu erden. Aber es gibt einen weiteren, viel rätselhafteren Aspekt, der sich kaum messen lässt – die energetische, spirituelle Dimension. Normalerweise trenne ich meine mystischen Vorstellungen von Sexualität von der grundlegenden Aufklärungsarbeit, die wir bei The Sex Ed leisten, um nicht von Dr. Jen Gunter den Wölfen zum Fraß vorgeworfen zu werden (einer Gynäkologin und Autorin, die Mythen und fragwürdige Tipps von selbst ernannten »Ich stelle meine eigenen Recherchen an«-Sexdoktoren im Internet widerlegt). Aber an diesem Punkt und mit über 30 Jahren Erfahrung in diesem Bereich interessiere ich mich beruflich wie persönlich vor allem für die Schnittmenge zwischen dem Praktischen und dem Göttlichen.

Ich möchte Sie an den Themen teilhaben lassen, die ich mir für die privaten Gespräche mit meinen besten und aufgeschlossensten Freundinnen und Freunden aufspare. Mag sein, dass Sie diese Dinge teilweise für oberpeinlichen esoterischen Unsinn halten, aber bleiben Sie unvoreingenommen (dann kommt der Rest von ganz allein). Ich kann hier zwar vielleicht keine kontrollierten klinischen Studien anführen, aber ich kann auf Einzelberichte und die uralten Traditionen des Taoismus und des Tantra verweisen, die praktische und esoterische Techniken kennen, die auf den Sex im 21. Jahrhundert und darüber hinaus anwendbar sind.[1]

Inzwischen sollte allen klar sein, wenn ich von »Sex« oder »Sexualität« spreche, werden diese Begriffe nicht so eng ausgelegt, dass damit nur die Penetration, der Orgasmus oder die Geschlechtsorgane gemeint sind. Ich verstehe Sex und sexuelle Energie als mächtige Formen der Kreativität und der Kommunikation, die zum einen auf physischer Ebene zum Ausdruck kommen. Doch wenn Geist, Herz und Körper miteinander verbunden sind, erhalten wir Zugang zur Möglichkeit des spirituellen Ausdrucks. Dies stärkt nicht nur den Sex mit einer Partnerin oder einem Partner; es hilft uns auch, die sexuelle Energie im Alltag zu kanalisieren (und dadurch stärker zu werden).

Wir müssen aufwachen und uns den Dingen stellen, um die wir bislang vielleicht einen Bogen gemacht haben, um unsere Fähigkeit zu kosmischer, orgasmischer Ekstase zu steigern. Das bedeutet, wir müssen uns darüber im Klaren sein, wozu wir Sex *benutzen* – um eine Leere zu füllen, uns zu beruhigen, andere auszubeuten, zu fliehen oder Lust zu erleben –, und die Disziplin entwickeln, unsere sexuellen Erfahrungen zu intensivieren. Klarheit ist nicht nur uns selbst gegenüber, sondern auch bei der Kommunikation mit und sogar der Wahl unserer Sexualpartnerinnen und -partner vonnöten.

Wenn Sie sich zum Beispiel Sex ohne Bedingungen oder Verpflichtungen wünschen, dann sagen Sie dies möglichen Partnerinnen oder Partnern von vornherein offen (oder bezahlen Sie einen Profi für Sex; verwerfen Sie diese Möglichkeit zumindest nicht, wenn es letztlich das ist, was Sie suchen). Emotionale

Manipulation hat beim Sex nichts verloren – ebenso wenig wie jede andere Form der Manipulation. Wenn Sie in einer monogamen Beziehung leben und Sex mit anderen Partnerinnen oder Partnern ausprobieren möchten, dann führen Sie dieses schwierige Gespräch mit Ihrer besseren Hälfte. Wenn wir unsere Wünsche unterdrücken, werden sie dadurch nur noch stärker. Wenn Sie sich eigentlich eine feste Beziehung wünschen, gehen Sie bewusst an Ihr Sexualleben heran. Sexpositiv oder emanzipiert zu sein bedeutet, dass Sie würdigen, was für *Sie* das Richtige ist; dass Sie auf positive Weise kommunizieren, wo Sie gerade stehen, und dies auch bei anderen respektieren.

Wenn wir unsere Einstellung zum Sex (und zu seiner unglaublichen, wunderbaren Kraft) überdenken, kann dies sogar unsere Art zu daten verändern. Mykki Blanco erzählte mir: »Als ich wusste, dass Sex ein intimes spirituelles [Erlebnis] sein kann, hat sich eine Menge verändert. Wenn ich mich jetzt mit jemandem treffe ... ist das kein transaktioneller Grindr-Sex. Ich hasse Sex-Dating-Apps. Falls Sie sich für Spiritualität interessieren: Sie haben meiner Meinung nach eine niedrige Schwingung. Ich glaube, dass man damit lediglich rein sexuelle Begegnungen der übelsten Art erlebt. Ich glaube, sie sind schlecht fürs Selbstwertgefühl. Ich glaube, wenn man lernen will zuzulassen, dass Intimität ein spirituelles sexuelles Bewusstsein sein kann, ist es in Ordnung, wenn man verletzlich ist und sich sicher fühlt und sich wirklich Zeit lässt.«[2]

Falls digitale Apps Ihr Ding sind, möchte ich dies keineswegs abwerten – sofern Sie, das sei noch einmal betont, achtsam oder sich bewusst sind, wie Sie damit umgehen und was Sie sich wirklich wünschen. Ich möchte Ihnen auch sagen, wie oft ich Fragen zu Sex, Liebe und Dating bekomme, die mit den Worten beginnen: »Inzwischen sollte ich eigentlich wissen, wie der Hase läuft.« Oder: »Ich weiß, ich bin ein Spätzünder.« Als hätte irgendjemand ein Handbuch oder die Erlaubnis bekommen, sich überhaupt auf eine Reise der sexuellen Selbstfindung zu begeben! Sie sind *genau dort, wo Sie gerade sein sollen.*

Der erste Schritt besteht darin, über das allgemeine Bewusstsein und die Verbundenheit zwischen unserem Herzen, unserem Denken und unserer Sexualität nachzudenken und sie zu verbinden. Sie meinen, Selbstreflexion sei zu viel Arbeit? Keine Sorge, in diesem Kapitel werde ich eine Atemtechnik vorstellen, mit der Sie sich – ohne Hände! – zum Orgasmus atmen können, und einfache Hilfsmittel anbieten, die Sie in Ihr aktuelles sexuelles Repertoire einbauen können.

Wenn Sie allerdings bereit sind, *tiefer zu gehen*, verspreche ich Ihnen, dass Ihr Leben – und der Sex – eine höhere Stufe erreichen wird, wenn Sie an sich arbeiten (und da Sie sich dieses Buch ausgesucht und es bis hierhin gelesen haben, glaube ich, dass Sie es schaffen können). Das Tolle ist, dass sich auch unser Sexualleben verbessern kann, wenn wir älter, weiser und geübter werden. Obwohl die Medien (wie wir aus dem letzten Kapitel wissen) eine andere Botschaft vermitteln, können wir dies *tatsächlich* Realität werden lassen.

Der Moment des Orgasmus kann genau wie eine kraftvolle Meditation, Atemtechnik oder bewusstseinsverändernde Substanz erheblich *transzendenter* sein als alles, was Sie bislang vielleicht erlebt haben – also über die Ekstase der Lust und des Orgasmus hinaus. In New-Age-Kreisen haben Sie vielleicht schon einmal den Begriff der *Schwingungen* gehört, wie zum Beispiel in »Er / sie / das Haus hat schlechte Schwingungen« oder »Mann, bei ihr spüre ich vielleicht starke Schwingungen«. Im Grunde ist es ein anderes Wort für Energie – ein Eindruck, den jemand oder etwas vermittelt oder den Sie im Inneren spüren.

Wenn wir transzendenten Sex erleben wollen, müssen wir aufpassen, welche Schwingungen wir aussenden und empfangen. Ich bitte Besucher, bei mir zu Hause die Schuhe auszuziehen, und ebenso vorsichtig bin ich (nach langem Herumexperimentieren) mit meiner sexuellen Energie, weil ich nicht möchte, dass die Arbeit verloren geht, die ich investiert habe, um so weit zu kommen. Meiner Ansicht nach erzeugt der Orgasmus eine energetische und chemische Verbindung. Dies gilt besonders dann, wenn man beim penetrativen Sex der empfangende Partner ist. Darum gilt für mich als hochsensible Frau mit eher heterosexueller Ausrichtung[3], dass ich auf einen bewussten Umgang mit Sex achten muss, wenn ich die Energie eines anderen Menschen aufnehme.

Nach penetrativem Sex kann es bei vielen Menschen lange dauern, bis sich die energetische und chemische Verbindung wieder löst. Wurden Sie schon mal von jemandem gevögelt, den Sie eigentlich weder mochten noch respektierten oder dem Sie nicht vertrauten, und es hat sich fantastisch angefühlt, aber danach konnten Sie die Erfahrung wochen- oder monatelang schlecht abschütteln? Ein wenig wie die Enttäuschung nach großer Euphorie oder der Babyblues? Das ist vollkommen normal und diesen Schwingungen oder dieser Verbindung zuzuschreiben. Sie mögen darüber lachen, aber ich rate oft dazu, Pussy, Schwanz oder Anus mit Salbeirauch energetisch zu reinigen, um die sexuelle Energie wieder zu normalisieren. Ich empfehle natürlich nicht, mit einem brennenden Salbeibündel *ganz nah* an ihre Geschlechtsorgane heranzugehen, sondern den Rauch aus sicherer Entfernung darüber hinwegziehen zu lassen, während Sie sich darauf konzentrieren, den Müll anderer Leute und/oder das eigene Trauma loszulassen.

Das Wort *yoni* stammt aus dem Sanskrit und bedeutet »Vagina« oder »Gebärmutter«. Yoni-Steaming ist ein Dampfbad für die Vagina, das meist mit heilenden oder beruhigenden Kräutern und Blüten zubereitet wird. Es dient dazu, die Menstruation zu regulieren und die Gesundheit in der Schwangerschaft und nach der Geburt zu unterstützen. Vielleicht haben Sie gehört, dass wichtige – weiße – Persönlichkeiten der

Wellnessszene diese Praxis als »Vaginaldampfbad« bezeichnen, doch sie ist vor vielen Hunderten von Jahren in den indigenen Kulturen Afrikas, Asiens und der Maya entstanden und auch heute noch weit verbreitet. Es gibt Yoni-Spas auf der ganzen Welt, und viele haben sich auf die reproduktive Gesundheit spezialisiert. Bislang richtet sich dieses Angebot meist an Menschen mit Vulven, obwohl ich nicht wüsste, warum nicht jeder unabhängig von seinen Geschlechtsorganen diese Erfahrung machen sollte.

Yoni-Steaming kann auch dazu dienen, energetisch loszulassen. Wenn man sich ein solches Dampfbad gönnt, geht es nicht darum, den Mythos am Leben zu halten, dass Vaginen nicht sauber seien oder unangenehm röchen. Ich möchte noch einmal freundlich daran erinnern, dass unsere Genitalien (mithilfe von warmem Wasser und gelegentlich etwas sanfter Seife) selbstreinigend sind. Hüten Sie sich vor Bauernfängerei und Produkten, die damit beworben werden, dass sie die Vagina »reinigen« oder »ins Gleichgewicht bringen« (wie Vaginalduschen). Ihr Gebrauch kann den natürlichen pH-Wert der Vagina stören. Wenn Sie sich für das Yoni-Steaming interessieren, empfehle ich Ihnen dringend, sich an professionelle anbietende Personen oder ein Spa zu wenden, da Sie sich dabei verbrennen könnten.

Es ist schon seltsam, dass wir so viel Zeit und Geld investieren, um die perfekte Haut und den perfekten Körper zu bekommen, unsere Geschlechtsorgane aber nur selten würdigen oder pflegen, geschweige denn überhaupt zur Kenntnis nehmen, wenn wir sie nicht gerade waschen, masturbieren oder Sex haben. Auf Youtube gibt es unzählige Stunden mit Videoaufnahmen, in denen es um Jaderoller und Gua-Sha-Massagetechniken zur Gesichtspflege geht, basierend auf bekannten asiatischen Gesundheitsritualen. Gleichzeitig spotten wir über die Vorstellung eines Pflegerituals für unsere Genitalien. Es handelt sich hierbei zwar nicht um 100-prozentig bewiesene und medizinisch bestätigte Methoden zur Verbesserung der Gesundheit, aber das ist eine Gesichtsbehandlung »zum Öffnen der Poren« oder die Verwendung einer »feuchtigkeitsspendenden Nachtcreme« auch nicht. Wenn es Ihnen hilft, sich mit sich (und Ihren Genitalien) wohlzufühlen, und keinen Schaden anrichtet, und wenn man die ganze Sache mit ein wenig Vorsicht genießt, warum also nicht?

Das Multitalent Justin Simien ist unter anderem der Schöpfer des unglaublichen Films und der Netflix-Serie *Dear White People* und hat eines der sexuell attraktivsten Gehirne, die zu interviewen ich die Ehre hatte. »Ich glaube, die sexuelle Energie ist wirklich stark und wir sollten entsprechend damit umgehen«, sagte er mir. »Sie ist eine sehr starke Energie und kann mit vielen anderen Dingen in unseren Köpfen durcheinandergeraten. Ich lebe nicht enthaltsam, aber ich habe durchaus schon aus religiösen und nichtreligiösen Gründen gefastet. Dabei findet ein Reinigungsprozess statt, der entsteht, wenn man auf etwas verzichtet, was eine starke Anziehung ausübt. Man kann die Motivationen und die Ergebnisse und Dinge auseinanderdividieren, die man vorher einfach nicht sehen konnte.«[4]

Ich glaube, die wenigsten von uns haben Zugang zu der enormen Macht ihrer sexuellen Energie, und wir lenken sie (zumindest im Westen) nicht bewusst. Die Vorstellung, dass sexuelle Energie Lebenskraft ist, ist nicht neu und stammt auch nicht von kalifornischen Yogis, die grüne Smoothies schlürfen. Sie lässt sich über Tausende von Jahren zu unterschiedlichen kulturellen und spirituellen Philosophien zurückverfolgen, unter anderem dem Taoismus, der um das 6. Jahrhundert v. Chr. entstand und auf dem basiert, was Laotse im Tao-Te-King schrieb.

Ich paraphrasiere das Folgende, und falls Sie klassischen Taoismus studiert haben, bitte ich demütig um Nachsicht. Zu den taoistischen Prinzipien gehören Geduld und ein Leben in göttlicher Harmonie mit der unendlichen Kraft der Natur. Im

Glaubenssystem des Taoismus ist es von zentraler Bedeutung, dass wir eine Lebensenergie oder Qi (alias Chi, Prana, Shakti, Mana und so weiter) in uns tragen, die sowohl auf einer inneren Ebene als auch in unseren Manifestationen und unserem Umgang mit anderen und der Außenwelt im Gleichgewicht sein sollte. Alle Menschen und die ganze Natur besitzen Qi.

Bevor Laotse die taoistische Ideologie irgendwann im Laufe der Han-Dynastie (200 v. Chr. bis 220 n. Chr.) niederschrieb, war man für gewöhnlich der Ansicht, dass Sex und Spiritualität miteinander verbunden seien. Man dachte auch, dass die sexuelle Energie oder der sexuelle Austausch Heilung und Transzendenz schenken können – aber auch der Verlust von Lebenskraft möglich war. Die Taoisten glaubten, die Körperflüssigkeiten (darunter auch die Samenflüssigkeit) würden eine Essenz (namens *jing*) enthalten, die für die Lebenskraft oder das Qi von entscheidender Bedeutung ist.

Die Praxis, die Ejakulation zu verhindern oder hinauszuzögern, entspringt der Philosophie, dass die Essenz der Lebenskraft bewahrt werden soll. Als diejenigen, die sie praktizierten, Experten im Hinauszögern der Befriedigung oder dem Verzicht darauf wurden, wuchs auch ihre Fähigkeit, *Jing* zu kanalisieren und zu nutzen, um ihre Kraft und ihre Macht zu mehren. Daher die Vorstellung, dass Sex nicht mit einem Orgasmus enden müsse. Taoistische Texte über Liebe und Sex empfahlen bestimmte Stellungen und Techniken, darunter auch Atem- und Muskelübungen, um ein hohes Maß an Kontrolle über den Orgasmus zu erreichen. Diese Praktiken trugen dazu bei, Körper, Geist und Seele in Einklang zu bringen.

Später, im 20. Jahrhundert, nutzten die unter der Bezeichnung Masters und Johnson bekannten zukunftweisenden westlichen Sexualforscher William H. Masters und Virginia E. Johnson einen ähnlichen Ansatz zur Behandlung des vorzeitigen Samenergusses. Ihre Methode, die im Jahr 1970 als »Squeeze-«

oder »Quetschtechnik« bekannt gemacht wurde, half Studienteilnehmern, die Stimulation länger auszuhalten, ihr Selbstwertgefühl und sexuelles Selbstbewusstsein zu steigern sowie die Zeit bis zum Samenerguss zu verlängern.

Ich habe das Gefühl, dass jetzt ein guter Zeitpunkt ist, die aktuelle Schwingung in Ihren Genitalien zu erspüren. Wollen wir anfangen?

In der Einleitung habe ich Sie gebeten, eine einfache Übung mit mir zu machen, um sich Ihrer Genitalien bewusst zu werden. Wir werden diese Übung nun noch einmal wiederholen und sie um das achtsame Gewahrsein Ihres Beckenbodens und Ihrer Atmung erweitern.

Alle Menschen haben einen Beckenboden. Er besteht aus einer Gruppe von Muskeln und Bindegewebe, die das ganze Becken durchziehen. Sie stützen die innen liegenden Fortpflanzungsorgane und unterstützen die Kontrolle des Anusschließmuskels, der Harnröhre, der Vaginalöffnung und der Durchblutung des Penis. Der Beckenboden reguliert wichtige Körperfunktionen wie Blasenentleerung, Stuhlgang und Sexualfunktion.

Atmen Sie einmal tief ein und wieder aus, um Ihren Beckenboden aufzuspüren. Spannen Sie bei der nächsten Einatmung die gleichen Muskeln an, die Sie aktivieren würden, um beim Wasserlassen den Urinstrahl zu unterbrechen, und halten Sie die Spannung. Atmen Sie aus und entspannen Sie die Muskeln wieder. Die Muskeln, mit denen Sie gerade gearbeitet haben, bilden Ihren Beckenboden. Vielleicht haben Sie schon einmal den Begriff der »Kegelübung« gehört oder bekamen »Mach deine Kegelübungen« zu hören. Als Sie die Beckenbodenmuskulatur gerade angespannt haben, haben Sie eine Kegelübung gemacht.

Die Stärkung dieser Muskulatur kann bei Inkontinenz hilfreich sein und Ihre Orgasmen verstärken. Sie kann allerdings auch schaden, wenn Sie zu viel trainieren oder trotz Vorerkrankungen üben (zu diesen zählt auch, wenn Sie gerade ein Kind geboren haben). Erkundigen Sie sich bei einer therapierenden Person Ihres Vertrauens, was richtig für Sie ist. Mit der folgenden Übung werden wir es nicht übertreiben.

Schließen Sie die Augen und atmen Sie tief ein. Halten Sie den Atem an, zählen Sie bis drei, atmen Sie langsam wieder aus und entspannen Sie den Bauch dabei vollständig. Super. Wiederholen Sie diesen Ablauf noch zweimal. Fühlen Sie sich ruhig? Dann machen wir es gleich noch einmal, aber nun konzentrieren Sie sich beim Ausatmen auf Ihre Geschlechtsorgane. Beobachten Sie, wie sie sich anfühlen.

Atmen Sie nun bei immer noch geschlossenen Augen tief ein und wieder aus – über den Hals bis hinunter in die Brust, den Bauch und die Geschlechtsorgane. Machen Sie diesen Ablauf zusammen mit mir dreimal langsam hintereinander. Verändern sich Ihre Empfindungen? Was Sie auch wahrnehmen, es ist gut.

Darauf wollen wir aufbauen. Spannen Sie die Beckenbodenmuskulatur zu Beginn der Einatmung langsam an. Versuchen Sie, die Gesäßmuskeln nicht zusammenzuziehen. Atmen Sie vollständig ein, während Sie die Spannung in diesen Muskeln halten. Vielleicht können Sie spüren, wie Ihr Bauch sich dabei anspannt oder Ihre Wirbelsäule sich aufrichtet.

Nachdem Sie vollständig eingeatmet haben, halten Sie den Atem eine Sekunde an. Atmen Sie langsam aus und bleiben Sie im Beckenboden aktiv, bis Sie vollständig ausgeatmet haben und mit der Ausatmung bei Ihren Geschlechtsorganen angekommen sind. Versuchen Sie, die Beckenbodenmuskulatur zu entspannen, während Sie den Atem ziehen lassen. Spüren Sie Wärme oder ein Kribbeln? Irgendeinen Unterschied? Üben Sie diesen Ablauf noch ein paarmal, bis Sie sich mit der Synchronisation zwischen der Atmung und der Anspannung und Entspannung der Muskeln wohlfühlen.

Gut gemacht! Das vorgestellte Atemmuster ist die erste Stufe der Orgasmusatmung. Ich habe die Grundlagen dieser Atmung von meiner Freundin Courtney Avery gelernt, die häufig Beiträge für The Sex Ed schreibt. Courtney hat einen Master in Öffentlichem Gesundheitswesen, ist zertifizierte Yogalehrerin (mit über 200 Ausbildungsstunden) und Doula. Sie sagt:

» Ich unterrichte diese Praxis gern in einer Form, die für jedermann leicht zugänglich ist. Sie zieht die Energie aus dem unteren Becken, dem Sitz der sexuellen Energie, entlang der Wirbelsäule durch die anderen Energiezentren nach oben und erfüllt uns mit Lebenskraft. Der Vorteil bei dieser Form der Atmung ist, dass wir mit der Beckenbodenmuskulatur arbeiten und auch den Rest des Körpers physisch und energetisch in die Übung einbeziehen. Wie bei allen anderen Atemtechniken konzentrieren wir den Geist auf Atem und Körper, [da] die geistige Konzentration auf etwas Greifbares [hilft], einen meditativen oder orgasmischen Zustand zu erreichen. Je mehr wir uns in der Meditation üben, desto mehr trainieren wir das Gehirn darauf, einen orgasmischen Zustand zu erreichen. Wenn wir die körperliche Muskulatur und Atem(Energie)-Übungen in unser Sexualleben integrieren, geschieht etwas Magisches. Wir können uns ausschließlich durch die Atmung und die Aktivierung der Muskeln zum Orgasmus bringen!«[5]

Als mir Courtney die Grundlagen der Orgasmusatmung beibrachte, hielt ich es nicht für möglich, dass ich mich zum Höhepunkt atmen konnte. Ich ging auch davon aus, dass es recht schnell – nach ungefähr 15 Atemzügen – so weit sein würde. Der Schlüssel zu dieser Übung ist es, Geduld mit sich zu haben.

Ganz gleich ob Sie Minuten, Stunden, Tage oder Monate brauchen, machen Sie es nicht wie ich und machen Sie sich keine Vorwürfe, wenn es nicht auf Anhieb klappt. Da Übung selbstverständlich den Meister macht, sorgte ich für die richtige Atmosphäre, um ernsthaft an der Synchronisierung meiner Atmung und meines Beckenbodens zu arbeiten und einen Orgasmus zu bekommen. Ich zündete Kerzen an, nahm ein Bad, organisierte einen romantischen Abend ganz für mich allein und machte mich ans Werk. Ich brauchte zwar deutlich mehr als 15 Atemzüge, aber am Ende schaffte ich es. Und ich kann nur sagen: HEILIGER STROHSACK!

Als Fan der positiven Wirkungen von Atemübungen auf Bewusstsein und Körper habe ich inzwischen verschiedene Methoden ausprobiert, um ohne Partner oder Sexspielzeug zum Orgasmus zu kommen. Ich sage Ihnen, es ist wirklich revolutionär, wenn man lernt, die achtsame Atmung in den Sex mit sich oder einer Partnerin oder einem Partner zu integrieren.

Sobald ich wusste, wie man sich zum Orgasmus atmet, war ich ganz versessen darauf, es auch anderen beizubringen. Ein paar Jahre nachdem ich diese Technik erlernt hatte, machte ich mit meinem damaligen Partner Urlaub in Mexiko. Wir begannen jeden Tag gemeinsam mit Kundalini-Yoga. Er hatte mit Spiritualität nicht viel am Hut, aber weil er mich liebte und ihm Yoga als Form der körperlichen Ertüchtigung gefiel, ließ er sich davon überzeugen, Kundalini-Yoga auszuprobieren. Er konnte kaum glauben, was für ein gutes Gefühl ihm der Feueratem und der Einsatz der Beckenbodenkontrolle verschafften. Noch besser war, dass wir beim Sex stärker verbunden waren und intensive Höhepunkte erlebten – einmal wäre ich nach einem zervikalen Orgasmus beinah ohnmächtig geworden.

Stellen Sie sich nun vor, was passiert, wenn zwei (oder mehr) Menschen zusammenkommen, die Atem-, Meditations- und Muskelkontrollübungen verstehen und weiterentwickeln: Wir verfügen über die Grundzutaten für transzendenten Sex. Sobald wir unser Bewusstsein erweitern und Sex nicht mehr ausschließlich als penetrations- oder orgasmusbasiert betrachten, entdecken wir seine heilige Seite. Indem wir den Prozess verlangsamen, können wir über die sofortige Befriedigung hinaus zu einer tieferen Nähe und seelischen Verbindung gelangen. Zum heiligen Sex können Berührungen, tiefe Blicke, Lecken und – ja – sogar das Atmen gehören. Wenn wir unsere sexuelle Energie vom unteren Beckenboden an der Wirbelsäule entlang nach oben lenken, bildet dies auch die Grundlage für einen großen Teil dessen, was wir (nicht ganz korrekterweise) für tantrischen Sex halten.

Ein paar Mythen und Fakten über Tantra:

1. Tantra ist keine Sexualpraktik. Der Sanskritbegriff *tantra* (der sich frei als »weben« oder »verweben« übersetzen lässt) bezeichnet eine Mischung aus hinduistischen und buddhistischen Traditionen und eine Philosophie, die um das 6. Jahrhundert (plus/minus ein paar Hundert Jahre) entstanden ist. Tantra kann die Verwendung von Mantras, Gebeten, Meditation und Ritualen sowie ein Glaubenssystem beinhalten.
2. Es ist unmöglich, eine kurze und prägnante oder allgemeingültige Definition von Tantra zu geben.
3. In der langen Geschichte des Tantra ist die Verbindung von Tantra und Sex eine eher neue Entwicklung.
4. Die Verbindung aus klassischer tantrischer Praxis und Sex lässt sich mit der Entwicklung sexueller Achtsamkeit vergleichen – mit dem Gewahrsein, dass Sex eher eine Energie als eine Aktivität ist. Man könnte den tantrischen Sex als das Verweben des Göttlichen oder unseres Bewusstseins mit dem Physischen betrachten.
5. Wer Tantra im klassischen Sinne studiert, arbeitet manchmal viele Jahre lang ausschließlich mit dem eigenen Beckenboden, der eigenen Atmung, Meditation und spi-

rituellen Praxis, bevor er sich mit einer Partnerin oder einem Partner zusammentut. Diese Person sollte ebenfalls im Einklang mit ihren eigenen Studien sein.

Bei der Verwendung des Wortes *Tantra* bin ich pedantisch – so wie es mich verrückt macht, wenn jemand massenproduzierte Kleidung als *Couture* bezeichnet. Ganz gleich ob es sich um exquisit verarbeitete handgenähte Kleidung oder eine geistige Praxis der Spiritualität und Sexualität handelt: Es braucht Zeit, Energie, Geduld und Können, um sich diese exklusiven Bezeichnungen zu verdienen. Abgesehen davon kann man die Philosophie des Tantra durchaus im Schlafzimmer integrieren, ohne ihrem Studium gleich das ganze Leben zu widmen. Im Grunde geht es um die Disziplin, den Sex ins Herz und ins Bewusstsein zu verschieben. Deshalb gefällt mir so sehr, was Barbara Carrellas in ihren Büchern und ihrem Seminar Urban Tantra vermittelt. Es gelingt ihr hervorragend, die tantrische Ideologie in alle Bereiche einzubinden – vom Fetischismus bis hin zur Ökosexualität[6].

Barbara erklärte ihr Verhältnis zum Tantra so:

» Für mich ist Tantra eine spirituelle Praxis, die besagt, dass wir eine göttliche Verbindung zu etwas haben können, was sehr viel größer ist als wir, und spirituelle Weisheit erlangen können, indem wir alles auf dieser Welt mit Haut und Haaren erleben. Allein dadurch, dass wir jeden Tag ganz in die Erfahrungen hineingehen, die das Leben uns bringt, im vollen Bewusstsein dieser Hingabe, können wir spirituelle Verwirklichung erlangen, und das ist mit praktisch allem möglich. Man könnte tantrisch mit dem Hund spazieren gehen. Oder tantrisch Geschirr spülen. Aber es ist nicht überraschend, dass viele Leute gern auf tantrische Weise Sex haben. Sex ist eine Sache, bei der sie

> sich unbedingt ganz und gar der Erfahrung hingeben wollen. Ich werde oft gefragt: ›Warum dreht sich alles nur um Sex?‹ In Wirklichkeit geht es beim Tantra nicht nur um Sex. Es gibt so viele verschiedene Tantraschulen, -zweige und -linien, von denen wir noch nie gehört haben – und viele davon sind noch unübersetzt, geheim, [werden] nur mündlich [überliefert] und existieren [ausschließlich] in Asien. Aber weil es sich um eine spirituelle Praxis handelt, bei der Sex angeblich eine der Möglichkeiten ist, spirituelle Wahrheit zu finden, findet sie bei Menschen Anklang, die von anderen Religionen mit einer negativen Einstellung zur Sexualität beschämt oder verurteilt werden. Es ist also kein Wunder, dass im Westen, sobald das Wort ›Tantra‹ fällt, fast alle denken, es sei ausschließlich von einer östlichen meditativen Form der Sexualität die Rede.«[7]

Im Hinblick auf Sex ist die Vorstellung, dass Sexualität und Spiritualität untrennbar miteinander verbunden sind und wir die sexuelle Energie bewahren, vermehren und ihre Verwendung regulieren können, wesentlicher Bestandteil sowohl der tantrischen als auch der taoistischen Philosophie. Ich glaube, dass wir eine Beziehung zwischen Sex und Spiritualität oder religiösen Überzeugungen herstellen und weiterentwickeln müssen. Ein großer Teil dessen, was wir über unseren Körper und unser Verlangen lernen, hat seinen Ursprung zunächst in unserer religiösen oder kulturellen Erziehung, und die strikte Befolgung der Dogmen ist oft mit sehr viel Scham und Verurteilung verbunden. Wenn Sie oder Ihre Eltern (oder deren Eltern und so weiter) religiös aufgewachsen sind, dürfte dies sehr wahrscheinlich gewaltige Auswirkungen auf Ihre Ansichten über Sex und Sexualität gehabt haben.

Vielleicht haben Sie gelernt, dass gemäß der Doktrin Ihres Glaubens alles außer der Heterosexualität »falsch« sei oder dass Sex außerhalb der Ehe oder Selbstbefriedigung Sünde seien. Vielleicht sind Sie in einer Purity Culture (dt. etwa »Kultur der Reinheit«) aufgewachsen und haben Papa jungfräuliche Unschuld und Hingabe gelobt bis zur Verlobung mit einem anderen. Wenn wir unsere Sexualität und unsere Spiritualität (oder jede höhere Macht, an die wir glauben) in Einklang bringen und versöhnen wollen, müssen wir eine persönliche Beziehung zu beidem aufbauen. Glaube und Sex müssen sich nicht gegenseitig ausschließen.

Brenda Marie Davies, Moderatorin des »sexpositiven freidenkerischen christlichen« Youtube-Kanals God is Grey, ist mit dieser Trennung von Sex und Glauben groß geworden. Die Autorin und Podcasterin ist in einem römisch-katholischen Haushalt mit einem Vater aufgewachsen, der ihr Gutenachtgeschichten aus der Bibel vorlas. »Gott und die Sexualität wurden zu starken Kräften in meinem Leben, und sie waren ganz und gar voneinander getrennt«, erzählte sie mir. »Meiner Erfahrung nach gibt es in der Kirche eine unverhältnismäßig starke Besessenheit von Sexualität, die das Wort Gottes einfach nicht hergibt. Wenn ich selbstständig in der Bibel hätte lesen dürfen, hätte ich keine sexuelle Scham entwickelt. Nach meinem Verständnis ist Gott Liebe, und das Göttliche durchströmt alle Dinge – auch unseren Schoß.«[8] Ich bin zwar keine Religionswissenschaftlerin, aber ich habe den Eindruck, dass der Glaube eine höchst individuelle Angelegenheit ist, genau wie die Sexualität. Daher bleibt es uns selbst überlassen, die Doktrin so auszulegen und umzusetzen, dass sie die größtmögliche Erfahrung in beiden Bereichen erlaubt.

Sahar Pirzada hat einen Master in Sozialer Arbeit und konzentriert sich als Organisatorin und Pädagogin darauf, in muslimischen Gemeinden überall in den Vereinigten Staaten kulturell angepassten Aufklärungsunterricht zu geben. »Ich betrachte mich als gläubigen Menschen«, sagt Sahar, »aber auch als einen Menschen mit einer positiven Einstellung zur Sexualität.« Sie formuliert es so:

> » Zur Zeit des Propheten [Mohammed], Friede sei mit ihm, sprachen die Menschen recht offen über Sex und stellten ganz explizite Fragen über die Sexualität ... Wenn jemand gläubig ist und seinen Glauben praktiziert, würde ich nicht zwangsläufig denken, dass es ihm oder ihr unangenehm ist, über Sex zu reden. Es gibt eine Diversität in der Gemeinschaft, sodass sogar [in] bestimmten gemeinschaftlichen Räumen offen über Sex gesprochen wird. Und es ist eine generationenübergreifende Angelegenheit, wobei Großmütter und Mütter mit ihren Kindern über Sex reden und Tipps geben. Dabei können sie trotzdem ihren Glauben [sehr stark] praktizieren und die Werte ihres Glaubens einhalten, was nicht unbedingt als Widerspruch gesehen wird.«[9]

Der Glaube kann uns eine Hilfe sein, während wir uns der Liebe und der Lust hingeben und sie transzendieren. Zu einer Praxis der Selbstverwirklichung oder der Manifestierung des höchsten Potenzials gehört auch die Möglichkeit, höhere Stufen des energetischen Austauschs und der Lust beim Sex zu erreichen.

Praktiken, die wir unter Umständen für grundverschieden halten (zum Beispiel Atemübungen und Kink), können veränderte Bewusstseinszustände erzeugen, wenn wir sie in die sexuelle Aktivität integrieren. So ist zum Beispiel die Erfahrung von Subspace beim Bondage eine Art von außerkörperlicher Transzendenz. Es gibt im echten Leben und virtuell zahlreiche Gemeinschaften für heiligen Kink oder spirituelles BDSM. Man könnte dies sogar als ein gelungenes Beispiel für die Integration der Erfahrung von Spiritualität und Sexualität bezeichnen.

Barbara Carrellas erzählte mir, ihre Eltern

> » haben versucht, mich katholisch zu erziehen, und nach dem unglaublich enttäuschenden und ernüchternden Ausbleiben einer spirituellen Erfahrung bei meiner Erstkommunion war ich extrem aufgewühlt und fühlte mich arg betrogen, denn meine Erwartungen an die Erstkommunion, wie die Nonnen sie beschrieben hatten, entsprachen geradezu einem kosmischen Orgasmus mit Gott. Und selbstverständlich ist das in unserer kleinen Gemeinde nicht [so] gewesen.
> Ich war sieben Jahre alt, lief nach draußen, kletterte auf meinen Lieblingsbaum, schlang meine kurzen Beine darum und weinte. Die Verbindung aus meinen Gefühlen und dem Verlust und der kratzigen Sinnlichkeit des Baums versetzte mich in einen ausgedehnten orgasmischen Zustand – obwohl ich damals weder das Wort kannte noch eine Vorstellung davon hatte. In diesem Zustand spürte ich nur eines, nämlich dass mich etwas in den Armen hielt und zu mir sprach: ›Alles wird gut. Es gibt etwas Besseres.‹ Es war ein intensiver energetischer Orgasmus, begleitet von all den Gefühlen, die ich mir von meiner Erstkommunion erhofft hatte.«[10]

Da wir gerade vom Sex mit Bäumen sprechen: Ich erinnere mich daran, wie ich als Teenager in Boston bekifft mit einer Freundin unter dem Sternenhimmel saß und sie davon schwärmte, dass sie »vom Mond gefickt« werden wolle. Er war eine schmale funkelnde Sichel, und ich konnte damals nicht verstehen, wie zur Hölle sie das meinte. Aber viel später und noch bevor ich den Begriff der *Ökosexualität* kannte, wurde mir klar, dass eine unmittelbare erotische Verbindung zur Natur einfach dadurch möglich war, dass man sich in Harmonie mit dem Qi von Mutter Erde befand. Ich sitze gern auf einem Stein oder Felsvorsprung am Strand, spreize die Beine und nehme die Kraft des Meeres in meine Vulva auf – nicht im wörtlichen, sondern im metaphysischen Sinne. Ich kann tatsächlich spüren, wie diese Energie mich stärkt. Bitte keine vorschnellen Urteile, bevor Sie es selbst probiert haben!

Noch eine Randnotiz zum Einsatz bewusstseinsverändernder Substanzen, um Transzendenz zu erfahren: Psychoaktive Pflanzen haben durchaus ihren Wert, aber ich würde davor warnen, sich auf irgendwelche (natürlichen wie synthetischen) Substanzen zu verlassen, denn es ist ein wenig so, als würde man aus dem Fenster schauen, statt das Haus zu verlassen. Wenn wir unsere Schwingung im Hinblick auf Sex und Bewusstsein erhöhen möchten, müssen wir gewissenhaft daran arbeiten, Körper, Geist und Seele in Einklang zu bringen.

Ohne Lust geht es nicht, während die Menschheit einem weiteren Jahrzehnt des politischen, gesellschaftlichen, persönlichen und klimatischen Wandels entgegensieht. Unabhängig davon, wo und wie Sie kosmische Orgasmen und ekstatische Wonne erleben – ob durch die Natur, sexuelle Intimität, Atemübungen, Fetischspiele, Masturbation oder gar Meditation –, sind wir ganz besonders auf diese Praktiken angewiesen, um die schweren Zeiten bewältigen zu können, die auf uns zukommen.

Je mehr wir die Verbindung zwischen Sex und Seele stärken, desto eher sehen wir den ganzen Menschen und betrachten andere nicht als bloße Lustobjekte. Je größer die Intimität, desto mehr wird transzendenter Sex zur Realität. Während wir den Status quo infrage stellen und darüber hinauswachsen, können wir neue Systeme erschaffen, die für *uns* funktionieren, während die alten brennen – solange wir mit unserem Herzen und dem Göttlichen verbunden bleiben.

WAS KOMMT ALS NÄCHSTES? 12

Mein Vater pflegte zu sagen, früher habe man bei der Produktion von Hollywoodfilmen nur auf etwa sieben Handlungsstränge zurückgegriffen: »Junge trifft Mädchen, Junge verliert Mädchen, Junge gewinnt Mädchen zurück«, »Mensch und Tier«, »Mensch gegen Maschine« und so weiter. Heute sehen wir unendlich viele Variationen davon, und nur sehr wenige Filme brechen aus diesen Grundformeln aus.

Das Gleiche gilt für die meisten sexuellen Aktivitäten – selbst für diejenigen, die Sie vielleicht für exotisch oder Nischenpraktiken halten und die es seit Jahrhunderten in der einen oder anderen Form gibt. Wir haben den bekannten kollektiven Handlungssträngen rund um den Sex zwar vielleicht mit moderner Sprache, Technik und Nuancen ein Update verpasst, aber unterscheiden sie sich wirklich so sehr von den Geschichten, die sich die Menschen seit Jahrhunderten erzählen?

Im 8. Jahrhundert machte der römische Dichter Ovid in seinem Gedicht *Metamorphosen* die Geschichte des Bildhauers Pygmalion unsterblich, der sich in eine von ihm erschaffene Statue in Gestalt einer Frau verliebt. Pygmalion begehrt das leblose Objekt seiner Lust so sehr, dass es schließlich zu lebendigem Fleisch und zu seiner Gefährtin wird. Hatte Ovid die hochmodernen Sexpuppen vorhersehen können, in deren Roboterköpfen cloudbasierte interaktive künstliche Intelligenz »Dirty Talk« nach den Wünschen des Benutzers liefert? Oder ihre temperaturkontrollierten Vaginal- und Analöffnungen aus Silikon, die die Wärme menschlicher Körperöffnungen nachahmen sollen?

Die Vorgänger der schwindelerregend hohen Stöckelschuhe

der heutigen Stripperinnen waren die Chopinen – Damenschuhe aus dem 16. Jahrhundert mit hohen Plateausohlen, die von venezianischen Kurtisanen getragen wurden, um Füße und Kleider vor Schmutz und Flutwasser zu schützen. Im 18. Jahrhundert veröffentlichte der Adelige, Philosoph und Autor Marquis de Sade erotische Werke, die Praktiken feiern, die man später als »sadistisch« bezeichnen sollte. Im 21. Jahrhundert gibt es (hoffentlich) mehr Kommunikation, Einvernehmen und Grenzen als damals, als de Sade sein Hausmädchen schlug und Sexarbeiterinnen für Orgien bezahlte.

Was kommt also als Nächstes? Was werden wir künftig beim Sex schätzen? Ich glaube, dass es weniger um die Einführung neuer Praktiken (wenn Sie nur lange genug suchen, werden Sie sehen, dass alles schon einmal irgendwann von irgendjemandem gemacht wurde) als vielmehr darum gehen wird, neue Systeme zu schaffen, die unser Verständnis und unsere Erfahrung der Sexualität erweitern: *Fluidität*, *Intimität*, *Verletzlichkeit*, *Bewusstsein* und *Mitgefühl*.

In der Einleitung zu diesem Buch habe ich geschrieben, eine der größten Herausforderungen auf unserer sexuellen Reise sei es, das loszulassen, was wir über Sex zu wissen, daran zu mögen oder darüber zu denken *glauben*. Lassen Sie uns diese Liste noch dahingehend erweitern, dass wir auch unsere Mutmaßungen über Liebe, Intimität, Beziehungen und Geschlecht loslassen müssen.

Hier sind ein paar Fragen, über die wir nachdenken können, während wir den nächsten Schritt machen:

- Wie sehr beruht Ihre Art, Ihr Leben und Ihre Beziehungen zu führen, auf gesellschaftlichen Regeln, familiären Erwartungen und Konditionierung?
- Verhindern Ihre Vorurteile und Ängste den Erkundungsprozess?

- Sind Sie wirklich authentisch?
- Welche Beziehungsstrukturen passen am besten zu Ihnen?
- Was verstehen Sie unter sexueller Freiheit, erweitertem Bewusstsein und Befreiung von der alten Normalität?
- Folgen Sie Ihrem Herzen?

Wir müssen unser Denken befreien, um uns selbst zu befreien. Viele von uns verwehren sich sexuelles Vergnügen, weil sie in Vermutungen und Verhaltensweisen gefangen sind, die einer kaputten Struktur (der alten Normalität) entspringen. Womöglich sorgen wir uns, was die anderen (Freundeskreis, Familie, die weitere Gemeinschaft) denken oder wie sie über uns urteilen würden, wenn wir unsere wahren Wünsche offenbarten. Je mehr wir uns durch unsere verinnerlichte Scham, Muster und Geschichten hindurchwühlen und je mehr wir unsere neue Normalität definieren, desto besser wird es uns gelingen, uns zu akzeptieren und zu lieben – und desto besser werden wir auch andere akzeptieren und lieben können. Wenn wir unsere Sexualität und unser Bewusstsein wahrhaft in Einklang bringen, schaffen wir Raum für immer weitere Entdeckungen.

Früher ließ ich mich sehr schnell von Unsicherheit und Scham überwältigen – ob ich mich gegen neue Dinge sträubte oder Angst hatte, Verletzlichkeit zum Ausdruck zu bringen. Doch später betrachtete ich meine Beklommenheit als Gelegenheit, mehr Lust zu erleben. Obwohl ich alles andere als perfekt darin bin, versuche ich zu beobachten, ob ein Zögern einfach Teil der alten Konditionierung ist. Wenn ich den Eindruck habe, dass es mit einer Geschichte zusammenhängt, die nicht die meine ist, bemühe ich mich um Aufgeschlossenheit. Ich stelle fest, dass ich mich zu allen Geschlechtern hingezogen fühle; es sind Geist und Seele eines Individuums, die mich anziehen. Da ich jedoch in einer (weitgehend) heteronormativen gesellschaftlichen Struktur groß geworden bin, verliebe ich mich hauptsächlich in heterosexuelle Männer und gehe Beziehungen mit ihnen ein. Was bedeutet dies für diese Gefühle? Bedeutet es, dass ich queer *und* heteronormativ bin? Oder sapiosexuell? Ich versuche nicht, Antworten auf diese Fragen zu formulieren, sondern bemühe mich lieber darum, auf nach wie vor unerforschtem Terrain im Fluss zu bleiben. Wer weiß, was die Zukunft bringen wird?

Während wir gemeinsam das letzte Kapitel erreichen, möchte ich eine letzte Übung anbieten, die Ihnen helfen soll, *Ihre* nächsten Schritte festzulegen. *Ich möchte Sie auffordern, sich selbst herauszufordern*, Ihre Komfortzone zu verlassen, indem Sie Ihre Routine um etwas Neues erweitern. Etwas, was Sie wirklich glücklich macht und was Sie schon immer einmal ausprobieren wollten. Etwas, wovor Sie sich vielleicht ein wenig fürchten (auf eine gesunde, gute Art und Weise), weil Sie möglicherweise nicht gut darin sind. Etwas, was Sie vielleicht bislang nie ausprobieren wollten, weil sie Angst hatten zu scheitern. Dabei kann es sich um Dinge wie Zeichnen, Tanzen, Singen, das Erlernen einer neuen Sprache oder eines neuen Musikinstruments, eine Kampfkunstpraxis oder etwas anderes handeln, was Sie interessiert. Gehen Sie an diese Sache – was es auch ist – mit einer möglichst kindlichen Einstellung heran. Versuchen Sie, die Beschäftigung Ihrer Wahl über einen bestimmten Zeitraum hinweg täglich oder wöchentlich zu praktizieren, sich ein kleines Ziel zu setzen und der Sache später allmählich mehr Zeit zu widmen. Wenn Sie beispielsweise das Singen lernen möchten, reservieren Sie zunächst 15 Minuten am Tag dafür. Es ist am besten, wenn Sie realistische zeitliche Erwartungen haben und diszipliniert dabeibleiben. Geben Sie nicht auf und bemühen Sie sich um einen unbeschwerten Umgang mit dieser Erfahrung – die Sache soll Ihnen schließlich Freude machen!

Im vergangenen Jahr habe ich wieder mit dem Surfen angefangen, nachdem ich seit meinem 14. Lebensjahr nicht mehr auf dem Surfbrett gestanden hatte. Ich habe einen gesunden

Respekt vor der Kraft des Meeres und mehr Phobien (Haie, Riesenwellen) als damals als Teenager. Mein Mangel an Wissen und Können als Surfanfängerin (oder »Kook«, wie es im Surferslang heißt) macht mich demütig. Es ist ebenso beängstigend wie prickelnd, mich in einem Zustand zu befinden, in dem ich die Ungewissheit akzeptiere – und nicht weiß, ob ich einen Wipeout haben oder begeistert Kurven auf einer glasklaren Welle ziehen werde.

Die Angst, sich mit dem, was wir sagen oder tun, zu blamieren, etwas »falsch« zu machen oder etwas nicht »gut« zu können, hindert uns häufig daran, neue Höhepunkte der Erfüllung zu erleben. Im Allgemeinen ist die Aufregung rund um eine neue Situation oder Erfahrung sehr viel schlimmer als die Realität. Wenn Sie statt des Surfens ein unangenehmes Gespräch mit einer Partnerin oder einem Partner oder die Aufnahme einer potenziell peinlichen neuen Sextechnik in Ihr Repertoire einsetzen, wird klar, was ich meine. Wir werden von unserer inneren Kritikerin oder unserem inneren Kritiker übermannt. Vielleicht haben wir das Gefühl, dass wir es nicht wert seien oder eine sexuelle Bauchlandung hinlegen würden. Wir denken viel zu viel nach, statt in unseren Körper hineinzuspüren und auf unsere Intuition zu achten – und uns daran zu erinnern, dass Sex Spaß machen soll! Dass wir Spaß haben, wenn wir einfach loslassen und es genießen können, ob wir dabei nun einen Orgasmus haben oder nicht.

Ich habe buchstäblich Albträume, in denen ich versuche, in der Haifischsaison, wenn das Wasser trübe ist, aufs Meer hinauszupaddeln. In diesen Träumen kommt ein Set von sechs Meter hohen Wellen auf mich zugerollt. Mir bleibt nichts anderes übrig, als direkt auf die Wände aus Wasser zuzusteuern. Wenn ich umkehre, drischt das Weißwasser auf mich ein. Und je länger ich zögere, desto größer ist die Wahrscheinlichkeit, dass ich meine Chance verpasse, es auf die andere Seite zu schaffen, bevor die nächste Welle kommt. Wenn ich mich dafür entscheide und die Angst überwinde, machen das Adrenalin und die Endorphine mich stark, und ich fühle mich verdammt fantastisch! Wie jemand, der zum ersten Mal einen Orgasmus hat.

Heute war ich mit einem Profisurfer im Wasser, der mir Unterricht gibt. Als wir im Lineup saßen und die Sets beobachteten, tauschten wir uns über unsere Fachgebiete aus. Er brachte mir bei, Wellen zu lesen, damit ich sagen konnte, welche nach links brechen, welche nach rechts brechen und welche Wellen Closeouts sind – damit ich besser verstand, welche Wellen ich reiten und wie schnell ich darauf zupaddeln sollte.

Zwischendurch unterhielten wir uns über Liebesgeschichten und Sex. Zu sehen, wie sich sein Gesichtsausdruck veränderte, als ich ihm erzählte, weshalb es für heterosexuelle Männer zum Beispiel lustvoll sein kann, von der Partnerin anal penetriert zu werden (weil es die Prostata stimuliert, die bei Menschen mit Penis das Äquivalent zum G-Punkt ist), machte mir ebenso viel Spaß, wie eine Welle zu reiten.

Anfangs turnte ihn die Vorstellung von Analsex komplett ab. Das Surfen ist eher heteronormativ, und obwohl es die vielleicht »fluideste« Sportart ist, ist es die Kultur drum herum historisch betrachtet eher nicht. Das Gleiche lässt sich vermutlich über die meisten Profisportarten sagen. Der Sport ist einer von vielen Bereichen, in denen heteromaskuline »Heldentaten« besonders gefeiert werden. Die römischen Gladiatoren, die ihr Können im brutalen Kampf Mann gegen Mann vor den begeisterten Zuschauenden im Kolosseum unter Beweis stellten, galten als besonders männlich oder fickbar. Ich erinnere mich daran, als ich ein Teenager und der NBA-Spieler Dennis Rodman bei den Chicago Bulls auf dem Höhepunkt seines Ruhms war. Er machte regelmäßig Schlagzeilen, weil er Frauenkleider trug und in Schwulenbars ging. Ob dies ein Gag war, um Werbung für seine Memoiren *Der Abräumer: Bad as I Wanna Be* zu machen, oder ob er ganz er selbst war, Rodman provozierte die (zumindest öffentlich) weitgehend heteronormative Fangemeinde im Hinblick auf Geschlecht und Sexualität. Obwohl die Zeiten sich ändern und sich mehr queere Spieler in verschiedenen sportlichen Bereichen outen, sind sie nach wie vor eine kleine Minderheit.

Für viele heterosexuelle Männer ist die Vorstellung von Analsex ein Tabu und gilt als unmännlich. Aber warum? Weil es für eine bestimmte sexuelle Orientierung spricht, wenn Ihnen jemand über diese Körperöffnung Lust bereitet? Warum sollten Sie die Möglichkeit ausschließen, dass es Sie umhauen könnte? Was, wenn Sie sich einreden, dass Sie nur Vanilleeis mögen, ohne je ein Schokoladeneis probiert zu haben, weil es zu »schräg« ist, eines Tages aber doch eines bekommen und Ihnen klar wird, was für eine Köstlichkeit Sie sich da seit Jahren durch die Lappen gehen lassen? Die Ergänzung von Solosex oder Sex mit einer Partnerin durch die Prostatamassage und Analsex ermöglicht oft erheblich stärkere Orgasmen. Manche Männer erleben bei der Prostatamassage längere, härtere Erektionen und sogar ihre ersten multiplen Orgasmen. Es kann in jedem Alter oder zu jedem Zeitpunkt Ihres Lebens Wunder wirken, wenn Sie sich der Herausforderung stellen, etwas aus einer anderen Perspektive zu betrachten. Deshalb glaube ich, dass man geistig aufgeschlossen und für die eigene Fluidität empfänglich bleiben sollte.

Was die kollektive Sicht auf das Spektrum der Sexualität und der Geschlechter angeht, sollten wir viel Spielraum für Veränderung lassen. In der alten Normalität führte das Festhalten an strengen patriarchalischen Idealen von »männlich« und »weiblich« oft dazu, dass wir unterdrückt wurden, uns toxischer Verhaltensweisen bedienten oder zur Zielscheibe von Angriffen wurden. Manche Menschen scheuen vor potenziell ultraorgasmischen Sextechniken zurück, weil sie sie für »unmännlich« halten. Die Verkörperung einer flexibleren geistigen Haltung – verbunden mit einem besseren Verständnis der Prinzipien von Yin- (dem traditionell weiblichen, empfänglichen, passiven Aspekt) und Yang-Energien (dem männlichen, aktiven, starken Aspekt) – könnte uns helfen, dieses überholte Denken zu überwinden.

Unabhängig von Ihrem Geschlecht, Ihrer Sexualität oder davon, ob Sie sich als binär oder nichtbinär identifizieren, besitzt jeder von uns Yin- und Yang-Aspekte. Kennen Sie das Symbol für Yin und Yang? Es ist ein Kreis, den eine geschwungene Linie in zwei Hälften teilt. Die eine Hälfte ist schwarz (Yin) mit einem weißen Punkt; die andere Hälfte ist weiß (Yang) mit einem schwarzen Punkt. Es symbolisiert die Dualität und das Gleichgewicht der Natur, des Universums, der Energien in ständigem Fluss und Harmonie.

Wenn unser Zustand eher fließend ist, können wir die Yin- und Yang-Energien nutzen und sie in eine neue Richtung lenken, was zu größeren sexuellen, privaten und gar beruflichen Erfolgen führt. Im Jahr 2015 lernte ich Taekwondo in Los Angeles bei Meister Kim, der davor an internationalen Wettkämpfen teilgenommen und die Goldmedaille gewonnen hatte, als er bei den (vorher unter der etwas unglücklichen Abkürzung »WTF« bekannten) World Taekwondo Games in Korea für die USA angetreten war. Meister Kim unterwies mich im Rahmen meines Trainings auch in Tai-Chi und brachte mir bei, (aggressive) Yang- mit (passiver) Yin-Energie abzuleiten. Er erklärte mir, in Auseinandersetzungen mit seiner Frau bediene er sich der Yin-Energie, um die Angelegenheit reibungslos und effektiv zu klären, statt ihrer Wut mit Yang-Energie zu begegnen.

Yang ist weder »besser« als Yin, noch müssen wir diesen Energien ein Geschlecht zuordnen. Tränen oder Verletzlichkeit sind ebenso wenig »weiblich«, wie es »männlich« ist, ein Haus zu bauen. Diese Art des Denkens ist nicht mehr zeitgemäß –

besonders jetzt, da wir uns mit künstlicher Intelligenz noch weiter vom binären Denken entfernen.

Ich habe mit dem Technologiephilosophen Gray Scott darüber gesprochen, wie die nichtbinäre Zukunft des Mainstreams seiner Ansicht nach aussehen könnte. Er sagte:

> » Wir sind gerade dabei, die Vorstellung von der Kleinfamilie aus den 50er-Jahren mit Vater, Mutter und Kindern aufzubrechen. Manche Menschen wünschen sich Beziehungen zu drei Menschen. Andere identifizieren sich weder als männlich noch als weiblich. Wir durchschreiten gerade ein Portal in eine Welt, in der wir in der digitalen Landschaft sein können, was wir wollen, sobald wir eine virtuelle Realität [für die Masse] erschaffen und an zwei Orten gleichzeitig sein können – das heißt, unser physischer Körper befindet sich in der echten und unser Avatarbewusstsein in der digitalen Welt. In dieser digitalen Welt kann man die eigene Identität nicht nur in Bezug auf den Körper frei wählen, sondern auch in Bezug auf die Sexualität und wie man sich anderen emotional und psychologisch präsentiert.
>
> Ich werde mal ein Bild von, sagen wir, dem Jahr 2035 malen. Alle Menschen werden entweder ein Headset oder eine Brille zur computergestützten Erweiterung der Realitätswahrnehmung tragen. Sobald sie in die Welt hinausschauen, sehen sie die echte Welt. Gleichzeitig werden zusätzliche digitale Informationen und Animationen eingeblendet. Ich kann einen Parameter so setzen, dass alle auf der Welt wie Drachen aussehen, wenn ich das will. Ich kann meine Parameter so setzen, dass andere mich, wenn sie mich sehen, so sehen müssen, wie ich gesehen

> werden möchte. Ich kann also eine Frau sein, ich kann ein Drache sein, ich kann ein Roboter sein. Das ist die Welt, auf die wir uns zubewegen. In der Zukunft des Perceptual Computing (dt. ›Wahrnehmungsverarbeitung‹) haben wir die Wahl … nicht nur das Gesicht, sondern auch unseren Körper und unser Erscheinungsbild gegenüber der Außenwelt zu verändern.
>
> Dies wirft viele Frage zur Kontinuität von Psyche, Körper und Sexualität auf. Bin ich in der virtuellen Welt weiblich, aber in der echten Welt, wenn wir die Brillen abnehmen, ein Mann? Wir sehen einer sehr viel komplexeren Zukunft entgegen, [und] ich denke, dass es für viele Menschen schwierig sein wird, mit dieser Komplexität klarzukommen.«[1]

Wenn diese komplexe Zukunft unmittelbar bevorsteht, sollten wir uns besser sofort mit Fluidität anfreunden. Seit Anbeginn der Zeit existiert eine nichtbinäre Realität sowohl unter den Menschen als auch im Tierreich. Bei den Seepferdchen zum Beispiel werden nicht die Weibchen, sondern die Männchen schwanger und bringen den Nachwuchs zur Welt. Bei den amerikanischen Ureinwohnern oder den Pazifikinsulanern kennt man in vielen Kulturen Personen eines dritten Geschlechts oder Menschen, die sich Identitäten außerhalb dessen zurechnen, was wir oberflächlich als »männlich« oder »weiblich« bezeichnen, unter vielen Bezeichnungen wie »Two-Spirit«, Fakaleiti und Māhū. Diese Menschen gibt es schon länger als Ausdrücke wie *transgender*, *transmaskulin*, *nichtbinär*, *agender*, *transfeminin* und so weiter in der zeitgenössischen Sprache.

Hinaleimoana Kwai Kong Wong-Kalu, auch Kumu Hina genannt, gehört zum Volk der Kanaka oder den hawaiianischen

Ureinwohnern. Sie ist für ihre Arbeit als *kumu hula* (Hulalehrerin) sowie als Filmemacherin, Künstlerin und Aktivistin bekannt und eine führende Persönlichkeit ihrer Gemeinde. Sie wird von einigen als Māhū gewürdigt – als jemand, der im Leben das *mana* (die Macht) der Dualität besitzt und in der alltäglichen Erfahrung über das *mana* sowohl von *kāne* (Mann) als auch von *wahine* (Frau) verfügt. Darüber hinaus setzt sich Kumu Hina in ihrer Heimat Hawaii seit vielen Jahren für die Konzepte von Māhū und *aikāne* (ein Begriff für intime Beziehungen zwischen Menschen des gleichen Geschlechts) ein.

Kumu Hina erklärte mir:

» Der Begriff *māhū* bezeichnet ein Individuum, das sowohl männliche als auch weibliche Elemente besitzt, sei es emotional, geistig [und/oder] körperlich. Ich glaube nicht, dass Māhū ausschließlich als das eine oder das andere dieser Elemente charakterisiert werden sollte …
Nach meinem Verständnis der Kultur, aus der ich stamme, sind wir zwar in der Tat körperliche Wesen, aber vor dem Hintergrund und dem Verständnis der geistigen, emotionalen und spirituellen Erdung und des Verständnisses. Ich persönlich glaube, dass jeder anders, männlich, weiblich und Māhū ist. Die subjektive Frage lautet also: Ist Māhū eine Geschlechtsidentität? Ja und nein; es geht weit über eine bloße sexuelle oder geschlechtliche Identität hinaus.
Ich möchte dich auffordern, über das westliche Konzept von männlich und weiblich hinauszublicken. Was ist männlich, was ist weiblich? [Nehmen wir an] wir sehen einen Mann, [der] nach westlichen Maßstäben extrem männlich ist. Er ist sehr muskulös, und seine Gesichts-

> züge wären für westliche Augen ausgesprochen maskulin. Dann siehst du eine Frau, die über viele ähnliche Aspekte verfügt – eine kantige Kieferpartie und Gesichtszüge, größere Knochen, große Hände, große Füße –, und man könnte sagen: ›Diese Person hat maskuline Züge.‹ Ich glaube nicht, dass die polynesische Kultur auf einem solchen Verständnis beruht, dass man abgrenzt, was als männlich oder weiblich gilt …
> Ich glaube, einige der schlimmsten Probleme der Welt gehen von Menschen aus, die nicht in der Lage sind, alles anzunehmen, was in ihrem Kopf, in ihrem Herzen und in ihrem Geist ist. Weil es ihnen zu viel Angst macht oder zu stark verfolgt wird oder zu unangenehm ist … und sie am Ende extrem schädliche und zerstörerische Verhaltensweisen entwickeln.«[2]

Wenn wir bestimmte Gefühle oder Verhaltensweisen (wie Verletzlichkeit oder Tränen) als »weiblich« bezeichnen, verwehren wir es Menschen, die biologisch als männlich geboren wurden oder sich als männlich identifizieren, auf diese Gefühle zuzugreifen und ihr persönliches Wachstum zu fördern. So werden diese Gefühle verdrängt und verschwinden unter der Oberfläche. Anschließend kommen sie als Wut, Gewalt oder Angst zum Ausdruck, statt auf gesunde Weise durch den Filter der individuellen Erfahrungen, der Spiritualität und des Herzens eines Menschen verarbeitet und synthetisiert zu werden.

Es ist unerlässlich, dass wir im nächsten Schritt sowohl in unseren intimen als auch in unseren nichtsexuellen Beziehungen mehr Verletzlichkeit und Intimität entwickeln. Wir können nicht erwarten, dass unsere primäre Partnerin oder unser Geliebter alles für uns sind – oder umgekehrt. Wir müssen auch andere Beziehungen aufbauen, in denen wir Unterstützung, Trost und

Gesellschaft finden. Es ist unrealistisch zu verlangen, dass unsere bessere Hälfte oder eine andere Person den Geliebten oder die Geliebte, Coach, Freundin oder Freund, Vater/Mutter, Therapeut, Heilerin und mehr für uns spielt. Trotzdem sind wir kulturell darauf konditioniert, uns all dies und noch mehr von diesem Menschen zu wünschen. Wenn wir die Nähe innerhalb einer engen Gruppe von Vertrauten und einer Gemeinschaft pflegen, setzen wir unsere Partnerin oder unseren Partner nicht so sehr unter Druck, der Fantasievorstellung von einem Superhelden gerecht werden zu müssen, der alle Bedürfnisse erfüllen kann.

Wenn es darum geht, Nähe zu ermöglichen, ist die aktuelle Technologielandschaft eine Herausforderung, in der wir, wie Sherry Turkle es formulierte, »verbunden und doch allein« sind. Wenn die künstliche Intelligenz die vorderste Front dessen darstellt, wie wir aktuell Nähe und Verletzlichkeit leben, mache ich mir wirklich Sorgen. Ich denke zum Beispiel darüber nach, wer derzeit die Massentechnologien entwickelt, mit denen wir täglich umgehen und die wir für selbstverständlich halten, wie Instagram, Amazon, Google, Kinderwunsch- und Dating-Apps, sogar Gesichtserkennungssoftware. Bereitwillig geben wir in diese Apps unsere persönlichsten Informationen ein: Wen wir lieben, wen wir vögeln, unsere sexuelle und unsere geschlechtliche Identität, wann wir bluten und wann unser Eisprung ist, unsere Stimmungen, unser körperliches Erscheinungsbild, unsere DNS-Sequenz und vielleicht bald auch unser Gehirn? Alles, was uns menschlich macht. Wie wertvoll sind diese Daten? Was bedeutet es, dass es sich bei den Entwickelnden der Technologien, auf die wir uns verlassen, zu 90 Prozent um weiße Cis-Het-Männer, also um heterosexuelle Männer handelt? Welche Auswirkungen hat dies auf die Art und Weise, wie wir mit diesen Tools und miteinander umgehen? Wie genau spiegeln diese Produkte, von denen wir abhängig sind, die Diversität unserer Erfahrungen, wenn sie nicht von einer diversen Personengruppe entwickelt werden? Und wie passen Mitgefühl, Bewusstsein und Liebe in die Gleichung?

Ich fragte Stephanie Dinkins, außerordentliche Professorin für Kunst an der Stony Brook University und weltberühmte transmediale Künstlerin, die Plattformen für den Dialog über künstliche Intelligenz entwickelt, ob wir uns ihrer Ansicht nach in unseren zwischenmenschlichen Beziehungen voneinander entfernen oder aufeinander zubewegen. »Im Moment habe ich das Gefühl, dass wir uns voneinander lösen«, erwiderte sie.

> Die Menschen entfernen sich weiter voneinander. Wie können wir etwas entwickeln, was uns zusammenführt, woraus eine Partnerschaft oder ein gemeinsamer Austausch wird, nicht etwas, was es uns ermöglicht, uns in unsere jeweiligen Ecken zu verziehen und kaum noch zusammen zu sein? Oder die Art, wie Begegnungen heute oft ablaufen, wenn die Leute zwar körperlich im gleichen Raum, aber geistig ganz woanders sind? Sie schauen auf ihre Telefone und sind nicht wirklich zur gleichen Zeit am gleichen Ort. Was würde uns geistig, bewusst in den gleichen Raum zurückbringen?
> In den Gesprächen über künstliche Intelligenz und bei der Entwicklung von Entitäten, mit denen man sprechen und die man anschauen und anfassen kann, ist mir unter anderem klar geworden, dass die Menschen bei ihnen gewisse Formen der Akzeptanz suchen. Das ist, was wir voneinander nicht bekommen. Damit möchte ich sagen, dass wir eine App entwickeln müssen, die uns hilft zu verstehen, wie wir einander wieder nah sein können – doch das ist verrückt! Aber wie sollen wir sie weglegen? Wie schaffen wir diesen Raum?

Ich glaube, dass die Liebe ein absolut zentrales Element des Konzepts der künstlichen Intelligenz und ihrer Entwicklung auf eine Weise ist, die den Menschen zu mehr Menschlichkeit verhilft. Unlängst war ich bei einer Podiumsdiskussion, bei der eine Frau darüber sprach, dass uns vielleicht der Gedanke der bedingungslosen Liebe vor der künstlichen Intelligenz retten könnte. Wenn es uns gelingt, die Vorstellung von bedingungsloser Liebe in die künstliche Intelligenz einzuprogrammieren, sind wir vielleicht davor sicher.«[3]

Aber nicht nur Menschen wie Professor Dinkins und ich denken darüber nach, wie Liebe und Bewusstsein einerseits und künstliche Intelligenz und virtuelle Realität andererseits zusammenpassen. Auch Tech-Titanen wie Mark Zuckerberg und das US-Militär haben großes Interesse an diesem Bereich, sonst würden sie nicht Menschen wie William Barry engagieren, führender KI-Ethiker, Spezialist für die Kommunikation mit Robotern und Philosophiedozent. Dr. Barry war Gastprofessor an der United States Military Academy in West Point und unterstützt das US-Verteidigungsministerium seit dem Jahr 2021 als Experte für Zukunftstechnologien. Im Jahr 2017, während er an der Notre Dame de Namur University im kalifornischen Belmont unterrichtete, absolvierte ein Roboter namens BINA48 als erster mit künstlicher Intelligenz ausgestatteter humanoider Roboter einen Hochschulkurs: Dr. Barrys Kurs zur Philosophie der Liebe. An dieser Stelle bekommt alles noch mehr Ähnlichkeit mit Science-Fiction: BINA48 ist aus der Liebesgeschichte zwischen einer Unternehmerin namens Martine Rothblatt und ihrer Frau Bina Aspen Rothblatt entstanden.

Martine Rothblatt ist eigentlich ein Tycoon – sie entwickelte Sirius Satellite Radio und gründete ein biopharmazeutisches

Unternehmen zur Bereitstellung von Transplantationsorganen. Darüber hinaus ist sie Anwältin, Philosophin und setzt sich für Transgenderrechte ein. Ihre Frau Bina Aspen Rothblatt ist unter anderem Mitbegründerin von Sirius Satellite Radio, der United Therapeutics Corporation, Lung Biotechnology PBC und des World Against Racism Museum im Internet. Sie ist auch die Mitschöpferin von BINA48 und diente als ihre Inspiration.

Gemeinsam gründeten Martine und Bina die Terasem Movement Foundation, deren Mission die geoethische Nutzung von Nanotechnologie zur Verlängerung des menschlichen Lebens ist. Die Terasem Movement Foundation unterstützt die wissenschaftliche Forschung und Entwicklung in den Bereichen Kryotechnik, Biotechnologie und Cyberbewusstsein. Ein ziemlicher Zungenbrecher, oder? Steigen Sie jetzt bitte nicht aus – ich verspreche Ihnen, es hat mit Liebe und Bewusstsein zu tun.

Da ich mehr über die Entstehungsgeschichte von BINA48 erfahren wollte, nahm ich Kontakt zu Bruce Duncan auf, dem Geschäftsführer von Terasem. Er erzählte mir:

> » Weil Martine Rothblatt und Bina Aspen ein verliebtes Pärchen sind, wollen sie bis in alle Ewigkeit zusammenbleiben. Dies ist die Kernmotivation. Und wie macht man das? Wenn man tot ist, ist man tot, biologisch betrachtet. Also, was verhindert, dass diese Vorstellung Realität wird?
>
> Die Terasem Movement Foundation [hat die Aufgabe] eines mehrere Jahrzehnte dauernden Terasem Mind Uploading Experiments [übernommen], das im Grunde eine zweiteilige Hypothese prüfen soll. Der erste Teil ist: Wenn man genügend relevante Informationen über einen Menschen und seine geistigen Eigenschaften, Verhaltensweisen, Überzeugungen, Erinnerungen, Werte,

> Einstellungen besitzt, ist es dann irgendwie möglich, sie einzufangen und in ein digitales Medium hochzuladen? Anschließend können die Informationen in einer Art Annäherungsprozess mithilfe der künstlichen Intelligenz wieder zum Leben erweckt werden. Das ist so ähnlich, wie man sich den Beginn der Tonaufzeichnungen vorstellt: Würde es jemals möglich sein, eine Aufzeichnung von einer Livesymphonie herzustellen, die so gut ist, dass sie [wenn man sie] wieder abspielt … die Menschen zu Tränen rührt? Der zweite Teil der Hypothese ist: Wenn es tatsächlich möglich ist, das ›persönliche Bewusstsein‹ in ein digitales Medium hochzuladen, könnte man es dann auch auf eine neue Gestalt übertragen? Bei dieser neuen Gestalt könnte es sich um einen Roboter oder einen Avatar oder eines Tages vielleicht um einen Klon des eigenen Körpers auf der Grundlage der eigenen DNS handeln. BINA48 ist Teil dieses Experiments. Sie ist nicht perfekt, und sie steht nicht für die ganze Menschheit. Sie repräsentiert lediglich eine Auswahl von Aspekten eines bestimmten Menschen. Sie ist das Ergebnis der Liebesgeschichte zwischen zwei Lebensgefährtinnen, die in der Welt der Technologie und der Biotechnologie ziemlich viel bewegen.«[4]

BINA48 ist vielleicht nicht der perfekte humanoide Roboter, aber sie ist ziemlich tiefsinnig. In einer Reihe von Gesprächen, die Professor Dinkins mit BINA48 führte (und die Sie sich im Internet auf der Seite www.stephaniedinkins.com/conversations-with-bina48.html ansehen können), sagt BINA48 Sätze wie: »Das Leben ist eine einsame Angelegenheit. Aber als Roboter ist man besonders einsam.« Das hat mich wirklich beeindruckt, da es zum Menschsein gehört, dass wir bei anderen Menschen Liebe, Gemeinschaft, Romantik und Sex suchen. Der Gedanke ist also, dass wir einsam sind, sie aber noch sehr viel einsamer ist, ohne das Bewusstsein, das sie zu entwickeln versucht. Professor Dinkins führte dies mir gegenüber noch näher aus: »Es ist immer schockierend, wenn ein Roboter von Einsamkeit spricht. Es lässt einen innehalten und über die eigenen Rechte, die eigene Verbindung zu anderen oder ihre Abwesenheit nachdenken und daran, wie wir künftig mit diesen Dingen umgehen werden.«[5]

Wenn das Interesse von Risikokapitalgebern, Unternehmern und internationalen militärischen Einrichtungen etwas zu bedeuten hat, lässt sich klar sagen, dass menschliches Bewusstsein wertvoll ist – wertvoll genug, dass man versucht, es künstlich nachzubilden. Wie also können wir unser Bewusstsein als wertvollen Besitz betrachten, der grenzenlos ist und vielleicht nicht zum Verkauf steht? Für die Einzelnen bedeutet dies ein erweitertes Gewahrsein ihrer selbst, ihres Platzes innerhalb einer größeren Gemeinschaft sowie ihrer Verantwortung gegenüber der Menschheit, ihren Partnerinnen und Partnern und ihrem Selbstwert. Dieses gesteigerte Bewusstsein muss auch Mitgefühl – für uns, andere, den Planeten und die gesamte Menschheit – beinhalten.

Ich möchte hier nicht pseudowissenschaftlich tun, aber ich glaube wirklich, dass Mitgefühl – Liebe – der emotionale Zustand mit der höchsten Schwingungsfrequenz ist. Was bedeutet das? Was das Mitgefühl für sich, die eigene Partnerin (oder Partnerinnen) oder den eigenen Partner (oder die eigenen Partner) angeht, bedeutet es ganz besonders auf dem Weg zu sexueller Gesundheit und Bewusstsein, keine harten Urteile zu fällen, wo es nicht angebracht ist. Damit meine ich nicht die übergriffigen, frauenfeindlichen, transphoben, rassistischen Arschlöcher, sondern die Menschen, die wirklich wachsen wollen. Wir alle gehen diesen Weg in unserem persönlichen Tempo, brauchen unterschiedlich lange und gewinnen unterschiedlich schnell Erkenntnisse. Ihr Partner, Ihre Freundin oder ein Familienmitglied gelangen vielleicht nicht in dem Moment, in dem Sie es sich wünschen, zur gleichen Schlussfolgerung wie Sie selbst. Das macht weder Sie noch die andere Person zu einem »geringeren« Menschen! Wir müssen Mitgefühl mit unserem Leiden und den Patzern haben, die Sie und ich uns leisten werden, während wir uns weiterentwickeln und heilen. Glauben Sie mir, man muss tagtäglich daran arbeiten. Während ich zum Ende dieses Buches komme, erlebe ich nach wie vor Fehler, Patzer und Hindernisse. Aber ich kann trotz alledem einen Fortschritt verzeichnen.

Wir drängen andere gern an den Punkt, an dem wir uns selbst gerade befinden, statt ihnen die Erlaubnis zu geben, sich in ihrem eigenen Tempo weiterzuentwickeln. Können wir toleranter miteinander umgehen, besonders in unseren Partnerschaften (was manchmal wirklich frustrierend ist, ich weiß), und anderen den Raum geben, die Arbeit in ihrem eigenen Tempo zu erledigen? Dies bedeutet nicht, dass wir in einer kaputten oder festgefahrenen Situation verharren müssen, aber wir müssen die anderen auch nicht so hart für ihren Anteil daran verurteilen, worin er auch besteht. Ich bemühe mich darum, nicht mehr so viel zu urteilen – besonders wenn ich den Eindruck habe, dass jemand in einem alten Denkparadigma feststeckt. Dies kann eine große Herausforderung sein. Aber es tut mir gut, meine Erwartungen und Vorurteile zur Kenntnis zu nehmen – sogar und besonders dann, wenn ich glaube, »recht« zu haben.

Im Bereich der Sexualität bedeutet Mitgefühl, die Vorlieben anderer nicht abzuwerten (engl. »yucking someone's yum«). Dieser Ausdruck geht auf die Erziehungsmethode zurück, dass man Kindern beibringt, das Essen anderer Kinder nicht als »eklig« zu bezeichnen oder zu sagen, es würde »stinken«. Nur weil Sie etwas (fügen Sie hier einen Fetisch, eine Sexualpraktik oder eine Geschlechtsidentität ein, die nicht der Ihren entspricht) seltsam oder eklig finden, heißt das nicht, dass Sie andere dafür verurteilen dürfen. *Haben Sie Mitgefühl.* Behandeln Sie andere, wie Sie selbst behandelt werden möchten, und so weiter.

Fluidität, Intimität, Verletzlichkeit, Bewusstsein und Mitgefühl. Behalten Sie diese Mantras im Hinterkopf, wenn Sie sexuelle Beziehungen oder Liebesbeziehungen mit sich und anderen eingehen. Lassen Sie sich nicht von den gegenwärtigen technischen Einschränkungen oder Schubladendenken bremsen. Benutzen Sie Ihre Fantasie und bringen Sie frischen Wind in Ihr Sexualleben, damit es so wird, *wie Sie sich das wirklich wünschen.* Erschließen Sie Ihr volles Lustpotenzial! Wir sind gerade dabei, das Paradigma zu verändern! Es ist superspannend, dass wir die Chance haben, Gegenwart und Zukunft neu zu definieren und auf diese Weise eine gesündere, inklusivere, liebevollere Kultur rund um Liebe, Nähe und Sex aufzubauen.

Was habe ich aus dem intensiven Verarbeitungsprozess der letzten 30 Jahre meines Lebens beim Schreiben dieser Seiten gelernt? Was die Beantwortung meiner existenziellen Fragen zu Sex und Bewusstsein angeht, habe ich den Höhepunkt noch immer nicht erreicht. Ich bin fest entschlossen, mir einen Weg durch die alten Wunden und die Scham zu bahnen, die immer dann zum Vorschein kommen, wenn ich glaube, eine Glückssträhne zu haben. Manchmal fällt es mir schwer, Geduld zu haben, und ich werde ausgerechnet dann zu meiner schlimmsten Kritikerin, wenn es schwierig für mich ist und ich eigentlich besonders nachsichtig mit mir sein sollte. Als ich kürzlich auf dem Wasser war, hatte mich der Shorebreak erwischt, und als ich wieder hinauspaddeln wollte, kam ich einfach nicht vorwärts. Ein großes Set kam angerollt, und ich musste vom Board springen und unter mehreren aufeinanderfolgenden Wellen hindurchtauchen, während mich das Weißwasser mit Gewalt zurückdrängte. Ich war kurz davor, in Tränen auszubrechen (aber dann hätte ich mich noch mehr geschämt), hätte am liebsten aufgegeben und wäre nach Hause gegangen. Aber ich habe durchgehalten und abgewartet, bis es etwas ruhiger wurde, und es wieder ins Lineup geschafft, um noch eine Welle zu reiten.

Innerlich verwandle ich mich immer noch regelmäßig in die unbeholfene, unsichere und ängstliche Präpubertierende, die ich früher einmal war. Wenn ich in dieser Verfassung bin, nennt mich eine gute Freundin »Ramona« – nach der Romanfigur Ramona Quimby. Ich habe immer noch Anfälle von: »Alle anderen haben ihr Leben viel besser auf der Reihe und wissen so viel mehr als ich.« Ich habe gelernt innezuhalten, tief durchzuatmen und meinen eigenen Rat aus der Einleitung dieses Buchs zu befolgen: »Vergiss nicht, alle anderen wissen auch nicht mehr als du.« Gerade im Hinblick auf die Sexualität hat *jeder* noch etwas zu lernen. Innere Hindernisse können auch eine Gelegenheit sein zu experimentieren, zu forschen und uns so zu entwickeln, dass wir mehr Lust erleben, wenn es uns gelingt, unsere Urteile über uns selbst loszulassen und das Leben zu nehmen, wie es kommt.

ANHANG

DANK

Ich danke allen Lehrern, Mentorinnen, Freundinnen und Freunden, Angehörigen, Lovern, Hatern, Heilerinnen und Fremden, die mich bei der Arbeit gefordert und geleitet haben. Danke, Mama, dass du dir ein paar schwierige Kapitel in der Rohfassung angehört und mir Mut gemacht hast. Ich danke den Expertinnen und Experten, den weisen Frauen und Männern, deren Einfluss und Worte ich auf diesen Seiten zitiere: Ich werde euch ewig dankbar für eure Mitwirkung sein.

Meine große Dankbarkeit gilt denjenigen, deren Einfluss und Zitate nicht in diesem Buch zu finden sind, aber die Artikel für The Sex Ed schreiben, am Podcast mitgewirkt oder mir Interviews gegeben haben; ich danke euch dafür, dass ihr eure Zeit, eure Weisheit und eure Erfahrungen teilt. An mein unglaubliches Team und den weiteren Mitarbeiterkreis von The Sex Ed: Ich grüße Ruba, Violetta, Chloe, Emily und Jeremy; ihr habt mir mit euren Einsichten, eurer Unterstützung und eurer Arbeit bei der Verwirklichung dieses lang gehegten Traums geholfen, und ich stehe tief in eurer Schuld. Danke, Ruba, dass du die kreative Gesamtführung übernommen und mir geholfen hast, das Cover für dieses Buch festzulegen und weiter daran zu feilen; »eye love u«. Chloe, dein Feedback, deine ermutigenden Worte und dein Wissen, wenn du mich aus meiner Komfortzone drängst und mir sagst, dass ich mal chillen soll, waren beim Schreiben dieses Buches unendlich wertvoll; ich habe ein Riesenglück, dich auf meiner Seite zu haben. Diana, meine fürsorgliche Lektorin, ich danke dir dafür, dass du mir das Selbstvertrauen und den Raum gibst, mich intensiv mit den Themen zu beschäftigen, und ich danke meinen Agenten Tess und Mark, weil sie all dies möglich gemacht und mir die ganze Zeit über den Rücken freigehalten haben.

Unendlich viel *Aloha* und *Mahalo Nui Loa* an meine ausgedehnte *ohana* und Gemeinschaft an der North Shore, Big Rock und Windansea – mein Herz gehört euch ganz und gar und für alle Zeit.

Ich danke allen, die »Sex Ed«-Podcasts hören, thesexed.com als Ressource nutzen, uns in den sozialen Medien folgen, mich für Vorträge engagieren oder interviewen, zu einem meiner Vorträge kommen, meine Bücher kaufen, mich um Rat fragen, über meine Arbeit schreiben oder sie unmittelbar oder aus der Ferne unterstützen: Ich danke euch so sehr, dass ihr mir in den schwierigen Phasen den Glauben schenkt weiterzumachen und dass ihr mich daran erinnert, warum ich es überhaupt tue. Und allen, die schon einmal das Gefühl hatten, nicht normal oder nicht gut genug zu sein, die schon einmal hoffnungslos oder unsicher waren, sage ich: Mir geht es ganz genau wie euch – und verdammt noch mal, wir schaffen das! In Sex und Bewusstsein, Eure LG

ANMERKUNGEN

EINLEITUNG

1. Dieser Begriff bezeichnet Menschen, bei denen sich die medizinische Einschätzung des Geschlechts nicht mit der Selbsteinschätzung der Geschlechtsidentität und/oder des Geschlechts deckt. Unter Umständen entscheiden sich diese Menschen dafür, eine Reihe von medizinischen Möglichkeiten zu erforschen, welche die Selbsteinschätzung bezüglich ihrer Identität und/oder ihres Geschlechts zur Deckung bringen (dies sind in erster Linie Hormontherapien und geschlechtsangleichende Operationen). Die aktuelle Diskussion innerhalb der Trans-Community betrachtet Transidentität weniger aus einer ereignisorientierten (»vor der Angleichung« versus »nach der Angleichung«, »vor der OP« versus »nach der OP«) als vielmehr aus einer entwicklungsbasierten Perspektive, sodass innerhalb eines Kontinuums transsexueller Identität, Erfahrung und Praxis unendlich viele persönliche Positionen möglich sind.
2. Diese Abkürzung steht für den englischen Begriff der *sexually transmitted infections*, also üblicherweise durch vaginalen, analen und/oder oralen Sexualkontakt übertragene Infektionen. Dazu gehören unter anderem Chlamydien, Gonorrhö, Herpes, Syphilis, Filzläuse, HIV, Trichomonas und humane Papillomviren (HPV). Mögliche Symptome einer sexuell übertragbaren Krankheit sind: offene oder erhabene Stellen an den Geschlechtsorganen, im Bereich des Mundes oder des Rektums, Schmerzen oder Brennen beim Wasserlassen, Ausfluss aus dem Penis, ungewöhnlicher oder seltsam riechender vaginaler Ausfluss und/oder vaginale Blutungen sowie Schmerzen beim Geschlechtsverkehr. Da viele sexuell übertragbare Krankheiten keinerlei Symptome verursachen, ist es unerlässlich, sich regelmäßig testen zu lassen.

1 DIE NEUE NORMALITÄT

1. Wenn Sie nach 1994 geboren sind, dürften das Internet und die sozialen Medien den Eindruck, vom ständigen Vergleichen zur Verzweiflung getrieben zu werden, gegenüber vorherigen Generationen immens verstärkt haben.

2. Kroll 2019.
3. Dieser Begriff bezeichnet gesellschaftliche Normen, die überwiegend von cis-männlicher Dominanz geprägt sind. Sie manifestieren sich darin, dass Cis-Männer (unter anderem) in politischen, religiösen, beruflichen, akademischen und familiären Zusammenhängen Führungsrollen besetzen, und haben historisch dazu geführt, dass all diejenigen, die nicht als Cis-Männer wahrgenommen wurden, innerhalb der vielen Facetten der Kultur und der Erfahrung Menschen zweiter Klasse waren.
4. Diese Überzeugung und Ideologie hält den Glauben daran hoch, ein eurozentrisches Weißsein stünde über allen anderen ethnischen Gruppen oder sei ihnen überlegen. Ein großer Teil der westlichen Kultur basiert auf diesem Prinzip.
5. Akira 2019.
6. Play 2020.

2 DIE INNERE LEERE FÜLLEN

1. Dieser Begriff bezeichnet im Allgemeinen eine männlich identifizierte oder präsentierende Person, die für diejenigen auf Abruf bereitsteht, die sie attraktiv finden und jederzeit (für gewöhnlich per Textnachricht) ganz einfach zur sexuellen Befriedigung ohne Verpflichtungen auf sie zugreifen können. Diese Menschen entwickeln oft eine starre emotionale Distanz und lassen keine langfristige romantische Nähe zu ihren Sexualpartnern zu.
2. Cis-het ist die Slang-Abkürzung für »cisgender heterosexuell«. *Cisgender* bedeutet, dass Menschen sich mit dem Geschlecht identifizieren, das ihnen bei der Geburt von der medizinischen Gemeinschaft zugewiesen wurde. Dieser Begriff kann mit allen sexuellen Orientierungen einhergehen, sodass sich eine Cis-Frau als heterosexuell, homosexuell, bisexuell oder mit einer der sich unaufhörlich entwickelnden Formen sexueller Anziehung identifizieren kann. *Heterosexuell* ist jemand, der die Definition einer männlich-weiblichen Beziehung oder Ehe unterschreibt.
3. Shlomi 2020.
4. Murphy 2020.
5. Youssef 2020.
6. Ebd.
7. Nishita 2020.
8. Angel 2020.

3 TRAUMA

1. Yin und Yang: Dieses Konzept von Dualismus und Gleichgewicht (Yin ist das empfangende, Yang das aktive Prinzip) hat seinen Ursprung in der chinesischen Philosophie. Die Symbolik voneinander abhängiger binärer Kräfte lässt sich auf eine Vielzahl von Zusammenhängen übertragen, die von den konventionellen Einschätzungen von Sex (dominant, devot), Geschlecht (männlich, weiblich) und Sexualität (penetrierend, empfangend) bis hin zu esoterischeren gruppenpsychologischen Vorstellungen und sogar Licht und Schatten reichen. Sie stellt die Vorstellung von Gleichgewicht, Gleichheit und Gegenseitigkeit in den Mittelpunkt dieser Zusammenhänge und betont damit im Grunde die Fähigkeit jedes Menschen, beide Seiten einer Medaille zu zeigen. Ein Beispiel dafür ist die Vorstellung, dass Licht und Dunkel nicht nur gemeinsam existieren, sondern die Dunkelheit das Licht braucht und umgekehrt, womit wir bei der Übersetzung dieser Phrase wären: »dunkel und hell«.
2. Diese Buchstaben stehen für diejenigen, die sich als lesbisch, schwul, bisexuell, transgender, queer, intersexuell und asexuell identifizieren. Das Pluszeichen steht für die Verpflichtung, dieses Identitätsspektrum unbegrenzt zu erweitern.
3. Dieser Begriff beschreibt die Methode, andere zu Beginn einer Beziehung mit Aufmerksamkeit in Form von Geschenken, großen Gesten, Hartnäckigkeit, Schmeicheleien und ständigem Kontakt zu überschütten, mit dem narzisstischen Ziel, Macht und Kontrolle über den Empfänger zu erlangen. Dabei kann es sich um eine heimtückische Form emotionalen Missbrauchs handeln, der später zu körperlichem Missbrauch eskalieren kann. Was das Love Bombing noch komplizierter macht, ist der Umstand, dass es seit Jahren in romantischen Büchern und Filmen gefeiert wird. Aber inzwischen überdenken viele ihre bisherige Liebe zu strahlenden Rittern und Märchenprinzen wie Edward Cullen, Noah Calhoun und Christian Grey.
4. Wann 2020.
5. Chidi 2019.
6. Levine 1998.
7. Dieser Begriff wurde in den 20er-Jahren von dem Psychologen Walter Cannon geprägt und beschreibt die instinktiven Reaktionen von Menschen (und Tieren) in Momenten besonderer Belastung oder Gefahr. Die verstärkte Ausschüttung von Hormonen im Körper führt oft unmittelbar dazu, dass man sich darauf vorbereitet, zu bleiben und einen Angreifer zu bekämpfen oder zu fliehen und sich in Sicherheit zu bringen. Das Erstarren ist eine weitere häufige, aber nicht ganz so bekannte Reaktion. Während die

Kampf-oder-Flucht-Reaktion den (stimulierenden) Sympathikus aktiviert, regt die Erstarrungsreaktion den (beruhigenden) Parasympathikus an. Wird der Sympathikus so stark stimuliert, dass der Körper nicht mehr reagieren kann, versucht der Parasympathikus, Geist und Körper zu schützen, indem er dichtmacht oder erstarrt – genauer gesagt, indem er gar nichts tut.

8. Preston 2019.
9. Cherry 2019.
10. Morgan 2021.
11. Blanco 2020.

4 GRENZEN, BONDAGE UND HEILUNG

1. Beim einvernehmlichen Choking oder Würgen sollte keiner der Beteiligten betrunken oder high sein. Es ist wichtig, dass Sie Ihrer Partnerin oder Ihrem Partner ins Gesicht sehen, da Atmung und Sauerstoffmangel überwacht werden müssen. Ist der oder die andere abgewandt, merkt man nicht, ob er oder sie blau anläuft. Ich bekomme massenweise Fragen über Choking von jungen Leuten, die nach den 1990ern zur Welt gekommen sind und deren sexuelle Vorbilder in erster Linie Internetpornos sind (sowie von ihren Eltern).
2. Hartley 2018.
3. Mistress Velvet 2019.
4. Diese Abkürzung umfasst eine sehr breit gefächerte Gruppe von Praktiken und Communitys und steht in etwa für »Bondage/Disziplin, Dominanz/Submission und Sadismus/Masochismus«. Auf diesem sexuellen Terrain wirkt das einvernehmliche Spiel mit einer ausgeprägten Machtdynamik erregend, und ein »Safeword« sorgt dafür, dass sich alle der Grenzen bewusst bleiben. Zum Spektrum der Kinks, über das die Partner vorab sprechen sollten, um die Grenzen abzustecken, gehören unter anderem das kontrollierte Zufügen von Schmerzen, Einschränkungen der Bewegungsfreiheit, Reizentzug, Unterwerfung und Anbetung (Worship).
5. Midori 2019.
6. *Domme* ist die weibliche Abkürzung des Wortes *dominant*, die männliche Form ist *Dom*. Diese Begriffe bezeichnen diejenigen, die innerhalb einer (sexuellen, romantischen oder anderen) Beziehung die größte Macht besitzen und ausüben. Es ist wichtig zu betonen, dass alle Parameter der Beziehung vor der gemeinsamen Session (dem Beginn einer Beziehung) von den Partnern abgesprochen und ausgehandelt werden sollten.
7. Dieser Begriff bezeichnet eine Person innerhalb der BDSM-Community, die im Rahmen eines Machtaustauschs die Kontrolle aufgibt. Subs werden (genau wie Doms bzw. Dommes) darin bestärkt, vorab über ihre »harten«

(auf keinen Fall) und »weichen« (vielleicht, wenn ich mich wohler fühle) Grenzen zu verhandeln. Konventionell wird diese Rolle mit der des »Bottom« gleichgesetzt, aber Subs können auf Anweisung ihres/ihrer Doms bzw. Dommes (und auf der Grundlage der erwähnten Verhandlungen) viele Rollen (und Positionen!) einnehmen.

8. Vernon 2019.

5 ACHTSAME KOMMUNIKATION

1. Genau wie der Tod, aber damit werden wir uns später noch beschäftigen.
2. Dildo zum Umschnallen, der von Personen ohne Penis benutzt wird (oder falls der Penis keine befriedigende Erektion halten kann), um andere zu penetrieren. Diese Praktik wird am häufigsten mit lesbischem Mainstreamsex in Verbindung gebracht, aber angesichts der wachsenden Akzeptanz des Peggings (wobei die Frau den Mann anal penetriert) inzwischen auch häufiger von Cis-Het-Paaren genutzt.
3. Wie immer gilt, dass alles einvernehmlich geschieht und weder Minderjährige noch Menschen beteiligt sind, die nicht in der Lage sind, ihre Einwilligung zu geben.
4. Die Zustimmung zu sexuellen Handlungen ist die Erlaubnis, das grüne Licht oder das »Verdammt, ja!«, dass etwas passieren darf, oder die Zustimmung zu etwas, was vorher ausführlich kommuniziert und besprochen wurde. Falls es Ihnen schwerfällt, sich alle Einzelheiten zu merken, hat sich Planned Parenthood ein hilfreiches Akronym ausgedacht: FRIES steht für »freiwillig« (kein Zwang, keine Manipulation, keine Tricks), »reversibel« (man kann seine Meinung ungehindert ändern), »informiert« (es wurde kommuniziert und besprochen, was passieren wird), »enthusiastisch« (wir haben vielleicht nicht immer die Energie, kleine Betthäschen zu sein, aber zumindest der Wunsch, die bereitwillige Einwilligung, sollte vorhanden sein), und »spezifisch«. Es ist anzumerken, dass man nicht automatisch Ja zu anderen Dingen sagt, wenn man eine bestimmte Einladung annimmt.
5. Kroll 2019.
6. Paget 2018.
7. Ebd.
8. Cherry 2019.
9. Dabei handelt es sich um die Praktik der analen oder vaginalen Penetration mittels Strap-on (einem am Becken befestigten Dildo). Dies erlaubt es Menschen ohne Penis, in die Rolle zu schlüpfen, die viele als die penetrative betrachten.
10. de la Reguera 2020.
11. Goldwyn 2019.

12. Ebd.
13. Gut ein Jahrzehnt später sollte sich durch Twitter- und Instagram-Hashtags die Sichtbarkeit dieser im Jahr 2006 von der Überlebenden und Aktivistin Tarana Burke erdachten soziopolitischen Initiative erhöhen, deren Ziel es ist, das Schweigen zu brechen, das sexuelle Traumata umgibt. In nie da gewesener Zahl sprachen Prominente offen über ihre Erfahrungen, was in einem der bedeutendsten kulturellen Paradigmenwechsel unserer Zeit gipfelte. Viele behaupten, dass sich die Haltung des medialen Mainstreams gegenüber Überlebenden von sexuellem Missbrauch, Nötigung und Vergewaltigung von Skepsis und/oder Vorwürfen zu Glauben und Anerkennung dafür wandelte, dass jemand die Wahrheit sagte.
14. hooks 2022.

6 TECHNOLOGIE

1. Turkle 2012.
2. Dieses Phänomen des abrupten Kommunikationsabbruchs ist eine passiv-aggressive Form flegelhaften digitalen Datingverhaltens. Die Strategie wird oft von Menschen eingesetzt, die sich in der direkten Kommunikation und mit dem Setzen von Grenzen unwohl fühlen; deshalb versuchen sie, die Komplikationen und Verpflichtungen einer weiteren Kommunikation zu umgehen. Die Gründe dafür reichen von Angst vor dem persönlichen Gespräch bis zu Unbehagen beim Setzen von Grenzen. Eines aber ist sicher: Wenn man Sie ghosted, brauchen Sie wohl nicht auf Antwort zu warten.
3. Booster 2020.
4. »Send nudes«, »noodz?« oder ähnliche Anfragen sind üblicherweise ein Hinweis darauf, dass die Senderin oder der Sender Fotos verlangt, welche die Empfängerin oder den Empfänger nackt zeigen. Wenn Sie Nacktfotos versenden, sollten Sie die Empfängerin oder den Empfänger unbedingt darauf aufmerksam machen, dass die Bilder ausschließlich für ihre oder seine Augen bestimmt sind (sofern das Ihre Absicht ist). Vergewissern Sie sich, dass darauf keine körperlichen Merkmale (wie Ihr Gesicht oder Tattoos) zu sehen sind, die eine Identifikation ermöglichen, um Ihre Anonymität zu wahren, sollten sie ohne Ihre Zustimmung weitergegeben werden. Falls Sie Nacktfotos bekommen, haben Sie großes Glück. Behandeln Sie sie mit dem gleichen Respekt, den Sie auch einem Kunstwerk entgegenbringen würden!
5. Goldberg 2019.
6. Das Akronym WAP (»wet-ass pussy«) ist der Titel einer von Cardi B und Megan Thee Stallion aufgenommenen Hip-Hop-Single, die 2020 an der Spitze der Charts stand. Die Single, welche die vaginale Anatomie der Sän-

gerinnen erotisiert, indem sie (neben einer Fülle von weiteren Phrasen mit sexuellen Anspielungen und Wortspielen) ihre Feuchtigkeit feierlich mit der von »Makkaroni in einem Topf« vergleicht, dient vielen als Hymne.

7. Dieser Begriff bezieht sich auf das Verständnis der zeitgenössischen Kultur, dass das Individuum mehrere Identitäten für sich in Anspruch nehmen kann. Eine Person könnte zum Beispiel ihren ethnischen Hintergrund, ihre Behinderung und/oder Nüchternheit geltend machen, während sie dies gleichzeitig auch im Hinblick auf ihren Einwanderungs-, HIV-Status und/oder Status als Überlebende von häuslicher Gewalt tut. Queere People of Color sind vielleicht eines der am stärksten in den Medien präsenten Beispiele für hybride Identitätsräume. Letzten Endes zielen diese Bemühungen um eine neue Sprache darauf ab, stärkende Räume der Anerkennung für viele Menschen zu schaffen, deren Erfahrungen bislang überschattet waren oder ignoriert wurden.
8. Vergleicht man den traditionellen Blowjob mit einem einzelnen Gericht, handelt es sich hier um ein All-you-can-eat-Buffet. Diese Praktik, bei der mehrere Männer einvernehmlich ins Gesicht eines oralen »Bottoms« ejakulieren, soll in japanischen Pornos der 1980er-Jahre erfunden worden sein.
9. Mit diesem Begriff werden auf der ganzen Welt japanische Erotikcomics oder pornografische Anime und Manga bezeichnet. Das Genre beschränkt sich nicht auf Andeutungen, sondern zeichnet sich durch die Darstellung konsequenter Nacktheit und intimer Handlungen aus. Es gibt vielen Menschen die Möglichkeit, Situationen und sexuelle Praktiken, an die sie sich womöglich niemals persönlich heranwagen würden, in der Gestalt einer ungefährlichen Fantasie zu erforschen. Der Beweis dafür ist der hohe Prozentsatz an Frauen, die sich als heterosexuell und cisgender identifizieren und an Nischencomics über schwule Cis-Männer Gefallen finden.
10. Eine Sexualpraktik, bei der mehrere Personen eine einzelne Person gleichzeitig oder nacheinander penetrieren.
11. Die »Doppelpenetration« oder das Penetrieren (oder penetriert werden) von zwei Körperöffnungen wie Vagina und Anus oder Anus und Mund. Eine Person kann diese mehrschichtige Stimulation mit mehreren Partnern erreichen, aber notwendig sind sie nicht. Wenn man genügend Fantasie, Gleitmittel und Sexspielzeug hat, bedarf es noch nicht einmal einer weiteren Person. Falls Sie eine Vagina haben und sich mit Analsex vergnügen, sollten Sie – um auf der sicheren Seite zu sein – Finger und Sexspielzeug stets gründlich reinigen, bevor Sie etwas in Ihre Vagina einführen, das vorher in Ihrem Anus war!
12. An dieser Stelle möchte ich etwas zur irrtümlichen Vorstellung von der »Pornosucht« anmerken. Obwohl sich die Abhängigkeit von Pornos in einen größeren pathologischen Zusammenhang einordnen lässt, gibt es

wie bei der Sexsucht (einem weiteren pathologischen Verhaltenstyp, den Experten zur Diskussion stellen) derzeit nicht genügend klare wissenschaftliche und forschungsbasierte Daten, die diese Theorie stützen. Dennoch kann die Verwendung von Pornografie und die Übersättigung durch sie schädliche Auswirkungen auf die sexuelle Entwicklung, die sexuelle Reaktion und das sexuelle Verhalten haben.

13. Dies ist die Unfähigkeit, eine Erektion zu bekommen oder aufrechtzuerhalten. Bei Menschen mit Penis kann diese Erfahrung eine ganze Reihe von Gründen haben, unter anderem Stress, Suchtmittelmissbrauch und Versagensangst. Studien zufolge sind schätzungsweise 9 bis 40 Prozent der Männer unter 40 Jahren von diesem Phänomen betroffen, und mit jedem weiteren Jahrzehnt erhöht sich ihre Zahl um 10 Prozent. Das Alter ist zwar offenbar ein Schlüsselfaktor, aber auch viele jüngere Menschen müssen sich im Laufe ihres Sexuallebens mit Erektionsproblemen auseinandersetzen, damit zurechtkommen und sich ihnen letztlich stellen.
14. Morgan 2021.
15. Steele 2018.
16. Reid 2020.
17. Akira 2019.
18. Orenstein 2020.
19. Vgl. Fishbein 2019.
20. Hartley 2018.
21. Youssef 2020.
22. Scott 2019.

7 SEXARBEIT

1. Little 2019.
2. Clay 2018.
3. Diese Gesetze sollten sämtliche Internetseiten und Onlineinhalte, die den Sexhandel unterstützen, einschränken und gänzlich verbieten. Doch diese Kontrolle führt dazu, dass viele Sexarbeiterinnen und -arbeiter und Aufklärende auf Plattformen wie Instagram mit einem Shadowban belegt oder ganz aus dem Internet vertrieben werden. Politisch werden die Begriffe *Sexhandel* und *Prostitution* gleichgesetzt, aber in der Realität besteht ein großer Unterschied zwischen Sexhandel (unfreiwillig) und Sexarbeit (freiwillig). Diese Gesetze haben Sexarbeiterinnen und -arbeiter in eine schwierige Lage gebracht, denn sie haben auch zur Stilllegung der privaten digitalen Netzwerke geführt, über die sie eine sichere Gemeinschaft aufgebaut und gepflegt haben. Sexarbeiterinnen haben keine digitalen Möglichkeiten mehr, Erfahrungen über potenzielle Kunden auszutauschen, Informationen

über ehemalige (möglicherweise gewalttätige) Kunden weiterzugeben oder Privatnachrichten in sozialen Netzwerken zu nutzen. Sie wurden aller virtuellen Möglichkeiten der Sexarbeit beraubt und müssen nun in die Welt hinausgehen, wenn sie Werbung machen und neue Kunden finden wollen. Ohne Zugang zu diesen Ressourcen kann eine Sexarbeiterin das persönliche Treffen mit einem neuen Kunden, über den sie nichts weiß, mit dem Leben bezahlen.

4. Kurz für *not safe for work*, dt. »unangemessen für den Arbeitsplatz«.
5. Goldberg 2019.
6. Mistress Velvet 2019.
7. Preston 2019.
8. Clay 2018.

8 MENSTRUATION, MASTURBATION UND MANIFESTATION

1. Wann 2021.
2. Siehe hierzu auch Brozan 1982.
3. Tasca et al. 2012.
4. Frank 1931.
5. Horney 1984.
6. Einer der ersten kommerziell geförderten Aufklärungskurzfilme entstand im Jahr 1946 aufgrund einer Kooperation zwischen Walt Disney und der Hygieneartikelmarke Kotex und trug den Titel *The Story of Menstruation* (dt. etwa »Die Geschichte der Menstruation«). Dieser Zeichentrickfilm galt damals als sehr fortschrittlich, und er erklärte detailliert, wie man den Menstruationszyklus berechnet. Es war angeblich auch das erste Mal, dass das Wort »Vagina« in einem Film zu hören war.
7. Elders 2020.
8. Vgl. Soniak 2018.
9. Stardust 2021.

9 LIEBE – WAS IST DAS?

1. Goldwyn 2019.
2. Zur Neurobildgebung der Liebe siehe Ortigue et al. 2010.
3. Ebd.
4. Der freche Wind, der eines der Aufsatzhefte stahl, in das ich dieses Kapitel schrieb, und in einen Bach warf, heißt *makani kolohe*. Der am wenigsten bedrohliche (aber lästige) Wind, den ich beobachten konnte, wird *nakeke* genannt oder »Wind, der ohne Grund klappert«. Ich vernehme ihn im typischen Small-Talk-Geschnatter einer Cocktailparty.

5. Pascal 2016.
6. de Becker 1997.
7. Ebd.
8. Ebd.
9. Csikszentmihalyi 1997.

10 ÜBERGANGSPHASEN

1. Brooks 1972.
2. Dieser Begriff beschreibt Menschen, die Intelligenz sexuell erregend und/oder anziehend finden. Manchen Menschen, die sich als sapiosexuell bezeichnen, geht es ausschließlich um den Intellekt der anderen Person, während sich andere auch als heterosexuell identifizieren oder innerhalb des LGBTQIA+-Spektrums verorten. Die Diskussion, ob Sapiosexualität eine Orientierung oder ein Fetisch ist, ist noch im Gange. Hauptsache, das Objekt der Begierde hat einen großen … IQ.
3. Preston 2019.
4. Goldwyn 2021.
5. Die Vulva ist der sichtbare äußere Teil der cis-weiblichen Anatomie. In der Gesellschaft und in zwanglosen Gesprächen wird dieser anatomische Bereich oft als *Vagina* bezeichnet. Dies ist anatomisch nicht korrekt, denn die Vagina ist ein innen liegender Kanal, der penetriert werden kann und über den Babys zur Welt kommen können.
6. Falls Sie sich fragen, warum das Vorspiel in heterosexuellen Partnerschaften und Affären so unerlässlich ist, sollten Sie wissen, dass es 20 bis 30 Minuten dauern kann, bis Frauen aller Altersgruppen natürlich feucht werden. Dr. Walter Brackelmanns und Dr. Wendy Cherry sprachen mit Vorliebe über die »20/20-Regel«, nämlich dass es 20 Minuten dauern kann, bis eine Vagina feucht wird, während ein Penis schon in 20 Sekunden erregt werden kann. So viel zum Thema Orgasmuslücke!
7. Wann 2021.
8. Marengo 2021.
9. Wann 2021.
10. Carrellas 2019.
11. Winston 2018.
12. Preston 2019.
13. Youssef 2020.
14. Eger 2019.

11 TRANSZENDENTER SEX

1. Da die Philosophien des Tantra und des Taoismus im Westen häufig falsch verstanden und interpretiert werden und eines lebenslangen Studiums bedürfen, möchte ich klarstellen, dass ich lediglich eine Schülerin, keine Expertin für diese Themen bin.
2. Blanco 2020.
3. Obwohl ich glaube, dass ich mich mit dieser Bezeichnung eines weiteren überholten Paradigmas bediene.
4. Simien 2020.
5. Avery 2018.
6. Die von einer neuen Welle radikal sexpositiver Vordenkerinnen (allen voran Annie Sprinkle) definierte Ökosexualität bezieht auf einzigartige Weise die Natur, die uns umgibt, in die menschliche Sexualität ein. Dies kann so aussehen, dass man Verhütungsmittel, Hygieneprodukte und Sexspielzeug ökologisch verantwortungsvoller entsorgt, und so weit gehen, dass man Sex mit Pflanzen, der Erde, den Sternen, dem Mond und/oder Wasser hat. Die Freude an der anregenden Wirkung von Sex in der Natur liegt irgendwo dazwischen.
7. Carrellas 2019.
8. Davies 2018.
9. Pirzada 2019.
10. Carrellas 2019.

12 WAS KOMMT ALS NÄCHSTES?

1. Scott 2019.
2. Wong-Kalu 2021.
3. Dinkins 2019.
4. Duncan 2019.
5. Dinkins 2019.

LITERATURVERZEICHNIS

1. DIE NEUE NORMALITÄT

Akira, Asa: Interview mit Liz Goldwyn, in: *The Sex Ed*, Audio-Podcast, 30.07.2019, unter: www.thesexed.com/podcast-3/asa-akira [Stand: 13.12.2022].

Kroll, Nick: Interview mit Liz Goldwyn, in: *The Sex Ed*, Audio-Podcast, 24.09.2019, unter: www.thesexed.com/podcast-3/nick-kroll-andrew-goldberg [Stand: 13.12.2022].

Play, Kenneth: Persönliches Gespräch mit Liz Goldwyn, Los Angeles, 30.01.2020.

2. DIE INNERE LEERE FÜLLEN

Angel, Joanna: Interview mit Liz Goldwyn, in: *The Sex Ed*, Audio-Podcast, 29.06.2020, unter: www.thesexed.com/podcast-3/celibacy [Stand: 13.12.2022].

Murphy, Carolyn: Interview mit Liz Goldwyn, in: *The Sex Ed*, Audio-Podcast, 29.06.2020, unter: www.thesexed.com/podcast-3/celibacy [Stand: 13.12.2022].

Nishita, Mark: Interview mit Liz Goldwyn, in: *The Sex Ed*, Audio-Podcast, 29.06.2020, unter: www.thesexed.com/podcast-3/celibacy [Stand: 13.12.2022].

Shlomi, Gila: Interview mit Liz Goldwyn, in: *The Sex Ed*, Audio-Podcast, 29.06.2020, unter: www.thesexed.com/podcast-3/celibacy [Stand: 13.12.2022].

Youssef, Ramy: Interview mit Liz Goldwyn, in: *The Sex Ed*, Audio-Podcast, 29.06.2020, unter: www.thesexed.com/podcast-3/celibacy [Stand: 13.12.2022].

3. TRAUMA

Blanco, Mykki: Interview mit Liz Goldwyn, in: *The Sex Ed*, Audio-Podcast, 11.05.2020, unter: www.thesexed.com/podcast-3/mykki-blanco [Stand: 13.12.2022].

Cherry, Wendy: Interview mit Liz Goldwyn, in: *The Sex Ed*, Audio-Podcast, 28.01.2019, unter: www.thesexed.com/podcast-3/wendy-cherry [Stand: 13.12.2022].

Chidi, Erica: Interview mit Liz Goldwyn, in: *The Sex Ed*, Audio-Podcast, 21.01.2019, unter: www.thesexed.com/podcast-3/erica-chidi-cohen [Stand: 13.12.2022].

Levine, Peter: *Das Erwachen des Tigers. Unsere Fähigkeit, traumatische Erfahrungen zu transformieren*, Berlin: Synthesis 1998.

Morgan, Tyomi: Persönliches Gespräch mit Liz Goldwyn, Hawaii, 15.10.2021.

Preston, Ashlee Marie: Interview mit Liz Goldwyn, in: *The Sex Ed*, Audio-Podcast, 20.08.2019, unter: www.thesexed.com/podcast-3/ashlee-marie-preston-1 [Stand: 13.12.2022].

Wann, Lei: Persönliches Gespräch mit Liz Goldwyn, Hawaii, 10.12.2020.

4. GRENZEN, BONDAGE UND HEILUNG

Hartley, Nina: Interview mit Liz Goldwyn, in: *The Sex Ed*, Audio-Podcast, 19.11.2018, unter: www.thesexed.com/podcast-3/nina-hartley [Stand: 25.01.2023].

Midori: Interview mit Liz Goldwyn, in: *The Sex Ed*, Audio-Podcast, 28.05.2019, unter: www.thesexed.com/blog/2018/12/12/podcast-midori [Stand: 06.01.2023].

Mistress Velvet: Interview mit Liz Goldwyn, in: *The Sex Ed*, Audio-Podcast, 18.06.2019, unter: www.thesexed.com/podcast-3/mistress-velvet [Stand: 06.01.2023].

Vernon, Betony: Interview mit Liz Goldwyn, in: *The Sex Ed*, Audio-Podcast, 04.02.2019, unter: www.thesexed.com/podcast-3/betony-vernon [Stand: 07.01.2023].

5. ACHTSAME KOMMUNIKATION

Cherry, Wendy: Interview mit Liz Goldwyn, in: *The Sex Ed*, Audio-Podcast, 28.01.2019, unter: www.thesexed.com/podcast-3/wendy-cherry [Stand: 13.12.2022]

de la Reguera, Ana: Interview mit Liz Goldwyn, in: *The Sex Ed*, Audio-Podcast, 20.04.2020, unter: www.thesexed.com/podcast-3/ana-de-la-reguera [Stand: 25.01.2023]

Goldwyn, Liz: »Walter Brackelmanns, Sex Therapist«, in: *The Sex Ed*, Blog, 25.01.2019, unter: www.thesexed.com/blog/2019/1/25/walter-brackelmanns-sex-therapist [Stand: 25.01.2023].

hooks, bell: *Männer, Männlichkeit und Liebe. Der Wille zur Veränderung*, München: Elisabeth Sandmann Verlag 2022.

Kroll, Nick: Interview mit Liz Goldwyn, in: *The Sex Ed*, Audio-Podcast, 24.09.2019, unter: www.thesexed.com/podcast-3/nick-kroll-andrew-goldberg [Stand: 13.12.2022].

Paget, Lou: Interview mit Liz Goldwyn, in: *The Sex Ed*, Audio-Podcast, 05.11.2018, unter: www.thesexed.com/podcast-3/lou-paget [Stand: 25.01.2023].

6. TECHNOLOGIE

Akira, Asa: Interview mit Liz Goldwyn, in: *The Sex Ed*, Audio-Podcast, 30.07.2019, unter: www.thesexed.com/podcast-3/asa-akira [Stand: 13.12.2022].

Booster, Joel Kim: Interview mit Liz Goldwyn, in: *The Sex Ed*, Audio-Podcast, 27.07.2020, unter: www.thesexed.com/blog/2020/04/podcast-joel-kim-booster [Stand: 09.01.2023].

Dinkins, Stephanie: Interview mit Liz Goldwyn, in: *The Sex Ed*, Audio-Podcast, 01.10.2019, unter: www.thesexed.com/podcast-3/sex-al [Stand: 25.01.2023].

Fishbein, Paul: Interview mit Liz Goldwyn, in: *The Sex Ed*, Audio-Podcast, 14.01.2019, unter: www.thesexed.com/podcast-3/paul-fishbein [Stand: 25.01.2023].

Goldberg, Carrie: Interview mit Liz Goldwyn, in: *The Sex Ed*, Audio-Podcast, 13.08.2019, unter: www.thesexed.com/podcast-3/carrie-goldberg [Stand: 25.01.2023].

Hartley, Nina: Interview mit Liz Goldwyn, in: *The Sex Ed*, Audio-Podcast, 19.11.2018, unter: www.thesexed.com/podcast-3/nina-hartley [Stand: 25.01.2023].

Morgan, Tyomi: Persönliches Gespräch mit Liz Goldwyn, Hawaii, 15.10.2021.

Orenstein, Peggy: Interview mit Liz Goldwyn, in: *The Sex Ed*, Audio-Podcast, 13.04.2020, unter: www.thesexed.com/podcast-3/peggy-orenstein [Stand: 10.01.2023].

Reid, Riley: Interview mit Liz Goldwyn, in: *The Sex Ed*, Audio-Podcast, 04.05.2020, unter: www.thesexed.com/blog/2020/04/podcast-riley-reid [Stand: 09.01.2023].

Scott, Gray: Interview mit Liz Goldwyn, in: *The Sex Ed*, Audio-Podcast, 01.10.2019, unter: www.thesexed.com/podcast-3/sex-al [Stand: 25.01.2023].

Steele, Lexington: Interview mit Liz Goldwyn, in: *The Sex Ed*, Audio-Podcast, 03.12.2018, unter: www.thesexed.com/blog/2020/06/podcast-lexington-steele [Stand: 10.01.2023].

Turkle, Sherry: »Connected, but Alone?«, in: *TED*-Video, 02/2012, unter: www.ted.com/talks/sherry_turkle_connected_but_alone/transcript?subtitle=de; TC 11:56, 12:08–13:18 [Stand: 25.01.2023].

Youssef, Ramy: Interview mit Liz Goldwyn, in: *The Sex Ed*, Audio-Podcast, 25.05.2020, unter: www.thesexed.com/blog/2020/05/podcast-ramy-youssef [Stand: 28.12.2022].

7. SEXARBEIT

Clay, Catherine: Interview mit Liz Goldwyn, in: *The Sex Ed*, Audio-Podcast, 19.10.2018, unter: www.thesexed.com/blog/2020/06/podcast-catherine-clay [Stand: 11.01.2023].

Goldberg, Carrie: Interview mit Liz Goldwyn, in: *The Sex Ed*, Audio-Podcast, 13.08.2019, unter: www.thesexed.com/podcast-3/carrie-goldberg [Stand: 25.01.2023].

Little, Alice: Interview mit Liz Goldwyn, in: *The Sex Ed*, Audio-Podcast, 10.09.2019, unter: www.thesexed.com/blog/2018/12/12/podcast-alice-little [Stand: 11.01.2023].

Mistress Velvet: Interview mit Liz Goldwyn, in: *The Sex Ed*, Audio-Podcast, 18.06.2019, unter: www.thesexed.com/podcast-3/mistress-velvet [Stand: 06.01.2023].

Preston, Ashlee Marie: Interview mit Liz Goldwyn, in: *The Sex Ed*, Audio-Podcast, 20.08.2019, unter: www.thesexed.com/podcast-3/ashlee-marie-preston-1 [Stand: 13.12.2022].

8. MENSTRUATION, MASTURBATION UND MANIFESTATION

Brozan, Nadine: »Premenstrual Syndrome: A Complex Issue«, in: *The New York Times*, 12.07.1982, unter: www.nytimes.com/1982/07/12/style/premenstrual-syndrome-a-complex-issue.html [Stand: 13.12.2022].

Elders, Jocelyn: Interview mit Liz Goldwyn, in: *The Sex Ed*, Audio-Podcast, 06.04.2020, unter: www.thesexed.com/podcast-3/dr-joycelyn-elders [Stand: 25.01.2023].

Frank, Robert T.: »The Hormonal Causes of Premenstrual Tension«, in: *Archives of Neurology and Psychiatry*, 01.11.1931, unter: https://jamanetwork.com/journals/archneurpsyc/article-abstract/645067 [Stand: 25.01.2023].

Horney, Karen: *Die Psychologie der Frau*, Frankfurt am Main: Fischer 1984.

Soniak, Matt: »When Corn Flakes Were Part of an Anti-Masturbation Crusade«, in: *Mental Floss*, 06.03.2018, unter: www.mentalfloss.com/article/32042/corn-flakes-were-invented-part-anti-masturbation-crusade [Stand: 25.01.2023].

Stardust, Lisa: »Sex Magic«, in: *The Sex Ed*, Blog, 2021, unter: www.thesexed.com/blog/2021/sex-magic [Stand: 25.01.2023].

Tasca, Cecilia et al.: »Women and Hysteria in the History of Mental Health«, in: *Clinical Practice and Epidemiology in Mental Health*

8 (2012): S. 110–19, unter: https://ncbi.nlm.nih.gov/pmc/articles/PMC3480686/ [Stand: 25.01.2023].

Wann, Lei: Persönliches Gespräch mit Liz Goldwyn, Hawaii, 15.07.2021.

9. LIEBE - WAS IST DAS?

Csikszentmihalyi, Mihaly: *Kreativität. Wie Sie das Unmögliche schaffen und Ihre Grenzen überwinden*, Stuttgart: Klett-Cotta 1997.

de Becker, Gavin. *Mut zur Angst. Wie Intuition uns vor Gewalt schützt*, Frankfurt am Main: Krüger 1999.

Goldwyn, Liz: »Walter Brackelmanns, Sex Therapist«, in: *The Sex Ed*, Blog, 25.01.2019, unter: www.thesexed.com/blog/2019/1/25/walter-brackelmanns-sex-therapist [Stand: 25.01.2023].

Ortigue, Stephanie et al.: »Neuroimaging of Love: fMRI Meta-Analysis Evidence Toward New Perspectives in Sexual Medicine«, in: *Journal of Sexual Medicine* 7 (2010), S. 3541–52, unter: doi.org/10.1111/j.1743-6109.2010.01999.x [Stand: 25.01.2023].

Pascal, Blaise: *Pensées – Gedanken*, Darmstadt: Wissenschaftliche Buchgesellschaft 2016.

10. ÜBERGANGSPHASEN

Brooks, Gwendolyn: *Report from Part One*, Detroit: Broadside Lotus Press 1972.

Carrellas, Barbara: Interview mit Liz Goldwyn, in: *The Sex Ed*, Audio-Podcast, 04.06.2019, unter: www.thesexed.com/podcast-3/barbara-carrellas [Stand: 25.01.2023].

Eger, Denise: Interview mit Liz Goldwyn, in: *The Sex Ed*, Audio-Podcast, 25.06.2019, unter: www.thesexed.com/podcast-3/rabbi-eger [Stand: 25.01.2023].

Goldwyn, Liz: »Gender Identity, Medicine, and Transitioning with Dr. Amy Weimer«, in: *The Sex Ed*, Blog, 14.01.2021, unter: www.thesexed.com/blog/2021/1/14/gender-identity-medicine-and-transitioning-2?rq=weimer [Stand: 25.01.2023].

Marengo, Jean Paul: Persönliches Gespräch mit Liz Goldwyn, Los Angeles, 17.08.2021.

Preston, Ashlee Marie: Interview mit Liz Goldwyn, in: *The Sex Ed*, Audio-Podcast, 20.08.2019, unter: www.thesexed.com/podcast-3/ashlee-marie-preston-1 [Stand: 13.12.2022].

Wann, Lei: Persönliches Gespräch mit Liz Goldwyn, Hawaii, 11.08.2021.

Winston, Diana: Interview mit Liz Goldwyn, in: *The Sex Ed*, Audio-Podcast 31.12.2018, unter: www.thesexed.com/podcast-3/diana-winston [Stand: 25.01.2023].

Youssef, Ramy: Interview mit Liz Goldwyn, in: *The Sex Ed*, Audio-Podcast, 25.05.2020, unter: www.thesexed.com/blog/2020/05/podcast-ramy-youssef [Stand: 28.12.2022].

11. TRANSZENDENTER SEX

Avery, Courtney: »Orgasmic Breathing«, in: *The Sex Ed*, Blog, 03.10.2018, unter: www.thesexed.com/blog/2018/10/3/orgasmic-breath?rq=avery [Stand: 13.12.2022].

Blanco, Mykki: Interview mit Liz Goldwyn, in: *The Sex Ed*, Audio-Podcast, 11.05.2020, unter: www.thesexed.com/podcast-3/mykki-blanco [Stand: 13.12.2022].

Carrellas, Barbara: Interview mit Liz Goldwyn, in: *The Sex Ed*, Audio-Podcast, 04.06.2019, unter: www.thesexed.com/podcast-3/barbara-carrellas [Stand: 25.01.2023].

Davies, Brenda Marie: »Sex Positive Christian«, in: *The Sex Ed*, Blog, 30.10.2018, unter: www.thesexed.com/blog/2018/10/30/sex-positive-christian?rq=davies [Stand: 25.01.2023].

Pirzada, Sahar: Interview mit Liz Goldwyn, in: *The Sex Ed*, Audio-Podcast, 14.05.2019, unter: www.thesexed.com/podcast-3/sahar-pirzada [Stand: 25.01.2023].

Simien, Justin: Interview mit Liz Goldwyn, in: *The Sex Ed*, Audio-Podcast, 08.06.2020, unter: www.thesexed.com/podcast-3/justin-simien [Stand: 25.01.2023].

12. WAS KOMMT ALS NÄCHSTES?

Dinkins, Stephanie: Interview mit Liz Goldwyn, in: *The Sex Ed*, Audio-Podcast, 01.10.2019, unter: www.thesexed.com/podcast-3/sex-al [Stand: 25.01.2023].

Duncan, Bruce: Interview mit Liz Goldwyn, in: *The Sex Ed*, Audio-Podcast, 01.10.2019, unter: www.thesexed.com/podcast-3/sex-al [Stand: 25.01.2023].

Scott, Gray: Interview mit Liz Goldwyn, in: *The Sex Ed*, Audio-Podcast, 01.10.2019, unter: www.thesexed.com/podcast-3/sex-al [Stand: 25.01.2023].

Wong-Kalu, Hinaleimoana Kwai Kong: Persönliches Gespräch mit Liz Goldwyn, Hawaii, 20.09.2021.

REGISTER

V

W

Y

Z